PATRÍCIA DEPS

HANSENÍASE
NA PRÁTICA CLÍNICA

PATRÍCIA DEPS

HANSENÍASE
NA PRÁTICA CLÍNICA

 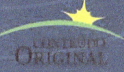

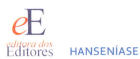

HANSENÍASE

Produção editorial: ASA Produção Gráfica e Editorial

Diagramação: ASA Produção Gráfica e Editoral

Fechamento: Catia Soderi

© 2021 Editora dos Editores

Todos os direitos reservados. Nenhuma parte deste livro poderá ser reproduzida, sejam quais forem os meios empregados, sem a permissão, por escrito, das editoras. Aos infratores aplicam-se as sanções previstas nos artigos 102, 104, 106 e 107 da Lei nº 9.610, de 19 de fevereiro de 1998.

Editora dos Editores

São Paulo: Rua Marquês de Itu, 408 - sala 104 – Centro.
(11) 2538-3117

Rio de Janeiro: Rua Visconde de Pirajá, 547 - sala 1121 – Ipanema.
www.editoradoseditores.com.br

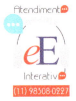

Impresso no Brasil
Printed in Brazil
1ª impressão – 2021

Este livro foi criteriosamente selecionado e aprovado por um Editor científico da área em que se inclui. A Editora dos Editores assume o compromisso de delegar a decisão da publicação de seus livros a professores e formadores de opinião com notório saber em suas respectivas áreas de atuação profissional e acadêmica, sem a interferência de seus controladores e gestores, cujo objetivo é lhe entregar o melhor conteúdo para sua formação e atualização profissional.
Desejamos-lhe uma boa leitura!

Dados Internacionais de Catalogação na Publicação (CIP)
(Câmara Brasileira do Livro, SP, Brasil)

Hanseníase na prática clínica / [Marcos Cesar Florian, Marcos da Cunha Lopes Virmond ; editora Patricia Deps]. -- São Paulo : Editora dos Editores Eireli, 2022.

Vários colaboradores.
ISBN 978-65-86098-65-5

1. Hanseníase 2. Hanseníase - Diagnóstico 3. Hanseníase - Etiologia I. Florian, Marcos Cesar. II. Virmond, Marcos da Cunha Lopes. III. Deps,.

22-101539   CDD 616.9

Índices para catálogo sistemático:

1. Hanseníase : Ciências médicas 616.9

Cibele Maria Dias - Bibliotecária - CRB-8/9427

Editora

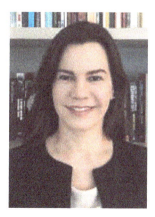

Patricia Duarte Deps

Graduada em Medicina pela Universidade Federal do Espírito Santo (UFES), Dermatologia pela Escola Paulista de Medicina/Universidade Federal de São Paulo (EPM/UNIFESP), Mestrado em Doenças Infecciosas pela UFES, Doutorado em Dermatologia pela UNIFESP, Pós-doutorado na London School of Hygiene & Tropical Medicine no Reino Unido, e Pós-doutorado e Diplôme Universitaire em Techniques Osteo-Arqueologiques na Université de Versailles Saint Quentin en Yvelines, na França. Dermatologista e Hansenologista. Professora Titular do Departamento de Medicina Social e do Programa de Pós-Graduação em Doenças Infecciosas da UFES.

Autores

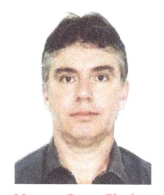

Marcos Cesar Florian

Graduado em Medicina pela Escola Paulista de Medicina/Universidade Federal de São Paulo (EPM/UNIFESP). Dermatologia pela EPM/UNIFESP. Dermatologista e hansenologista. Mestrado e Doutorado em Dermatologia pela EPM/UNIFESP. Professor Afiliado e Médico do Departamento de Dermatologia da EPM/UNIFESP. Professor do Curso de Medicina da Universidade Nove de Julho (UNINOVE). Diretor Clínico e Professor Responsável pelo Amb Med da Associação Educacional Nove de Julho.

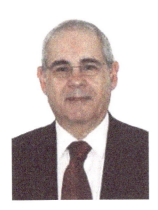

Marcos da Cunha Lopes Virmond
Graduado em Medicina pela Universidade Federal do Rio Grande do Sul. Residência em Cirurgia Geral, e Cirurgia Plástica. Doutorado em Cirurgia pela Universidade Estadual Paulista Júlio de Mesquita Filho (UNESP). Professor da Faculdade de Medicina da UNINOVE, Bauru (São Paulo), Ex-Professor do Programa de Pós-Graduação em Biologia Oral da Universidade do Sagrado Coração, Bauru. Pesquisador (Nível VI) no Instituto Lauro de Souza Lima, Bauru (São Paulo), Brasil. Professor do Curso de Medicina da USP – Bauru.

Colaboradores

Adriana Vieira Cardozo
Graduada em Medicina pela Universidade Federal do Espírito Santo (UFES), Residência em Oftalmologia no Hospital Federal Servidores do Estado do Rio de Janeiro, Mestre em Doenças Infecciosas pela UFES. Titular da Sociedade Brasileira de Oftalmologia e do Conselho Brasileiro de Oftalmologia, e membro da Sociedade Pan Americana de Oftalmologia. Médica oftalmologista da Secretaria Estadual de Saúde - ES.

Ana Luisa Santos
Licenciada em Biologia e Doutora em Antropologia pela Universidade de Coimbra. Investigadora integrada do Centro de Investigação em Antropologia e Saúde (CIAS) e colaboradora do Centro de Ecologia Funcional (CEF). Professora auxiliar com agregação no Departamento de Ciências da Vida da Faculdade de Ciências e Tecnologia da Universidade de Coimbra.

Ana Paula Vieira

Graduada em Biomedicina pelo Centro Universitário Ingá (UNINGÁ), Especialização pela Escola de Educação Permanente do Hospital das Clínicas da Faculdade de Medicina da Universidade de São Paulo (EEP-FMUSP), Doutorado pela Universidade de São Paulo (USP). Docente no Centro Universitário Dante (UNIDANTE).

Andrea Maia Fernandes de Araújo Fonseca

Graduada em Medicina pela Universidade de Pernambuco. Residência em Cirurgia Vascular no Hospital Restauração em Recife. Pós-graduação em dermatologia. Médica do Serviço de Referência Municipal de Hanseníase (SEINPE), Secretaria de Saúde da Prefeitura de Petrolina, Pernambuco.

Andressa Mayra dos Santos

Graduada em Farmácia pela Pontifícia Universidade Católica do Paraná. Doutoranda do Programa de Pós-Graduação em Ciências da Saúde, Escola de Medicina, Pontifícia Universidade Católica do Paraná.

Bernardo Faria Ramos

Graduado em Medicina pela Escola Superior de Ciências da Santa Casa de Misericórdia de Vitória (EMESCAM), Residência Médica em Otorrinolaringologia pela Faculdade de Medicina da Universidade de São Paulo (FMUSP), Doutorado pela Faculdade de Medicina da Universidade de São Paulo (FMUSP). Professor Adjunto de Otorrinolaringologia e Chefe do Departamento de Medicina Especializada da Universidade Federal do Espírito Santo (UFES).

Ciro Martins Gomes

Graduado em Medicina pela Universidade Católica de Brasília. Residência e Doutorado em Dermatologia pela Universidade de Brasília (UnB). Pós-doutorado na Universidade de São Paulo. Professor Efetivo de Dermatologia da UnB, Programa de Pós-Graduação em Medicina Tropical da UnB, e Programa de Pós-Graduação em Ciências Médicas da UnB. Brasília-DF.

Francisco Marcos Bezerra da Cunha

Graduado em Medicina pela Faculdade de Ciências Médica de Pernambuco, Mestrado e Doutorado em Medicina Interna (neurologia) pela Universidade Federal do Paraná. Professor Adjunto de Neurologia da Faculdade de Medicina da Universidade Federal do Cariri. Médico da Secretaria de Saúde do Estado do Ceará. Neurologista consultor do Centro de Referência Nacional em Dermatologia Dona Libânia, Fortaleza-Ceará.

Glauber Voltan

Graduado em Medicina pela Universidade de Ribeirão Preto – UNAERP, Aperfeiçoamento em ultrassonografia geral e intervenção guiada - Escola de Ultrassonografia de Ribeirão Preto – EURP/FATESA, Especialista em diagnóstico por imagem pelo Colégio Brasileiro de Radiologia, Doutorando em Clínica Médica Faculdade de Medicina de Ribeirão Preto/USP.

Henrique Antônio Valadares Costa

Graduado com Licenciatura e Bacharelado em História pela Universidade Federal do Espírito Santo (UFES), Mestrado e Doutorado em arqueologia pelo Museu de Arqueologia e Etnologia da Universidade de São Paulo (MAE-USP). Diretor Técnico Científico do Instituto de Pesquisas Arqueológicas e Etnográficas – Adam Orssich (IPAE)

José Antônio Garbino

Graduado em Medicina pela Faculdade de Ciências Médicas e Biológicas de Botucatu – SP. Especialista em Hansenologia, Neurofisiologia Clinica e Medicina de Reabilitação. Doutor em Ciências na área de Infectologia em Saúde Pública pela Coordenadoria de Controle de Doenças da SES-SP. Coordenador do Programa de Ensino em Neurofisiologia Clinica do Instituto Lauro de Souza Lima.

João Carlos Regazzi Avelleira

Graduado em Medicina pela Universidade Federal do Rio de Janeiro (UFRJ), Doutorado em Dermatologia pela UFRJ, Dermatologista e hansenologista. Coordenador do Serviço de Dermatologia do Hospital Federal da Lagoa - Rio de Janeiro, Sub-chefe do Instituto de Dermatologia Professor Rubem David Azulay da Santa Casa da Misericórdia do Rio de Janeiro.

Josafá Gonçalves Barreto

Graduado em Fisioterapia pela Universidade do Estado do Pará (UEPA), Mestrado e Doutorado em Doenças Tropicais pela Universidade Federal do Pará (UFPA), com estágio de doutorado "sanduíche" na Emory University (Atlanta, GA, USA). Professor Adjunto IV da UFPA e coordenador do Laboratório de Epidemiologia Espacial (LabEE-UFPA).

Jovana Gobbi Marchesi Ciríaco

Graduada em Medicina pela Universidade Federal do Espírito Santo. Residência em Neurologia pela Universidade de São Paulo. Preceptora da Residência em Neurologia pela Universidade de São Paulo. Doutorado em Ciências da Saúde - Neurologia - Doenças Cerebrovasculares pela Universidade de São Paulo. Professora Adjunta do Departamento de Clínica Médica da Universidade Federal do Espírito Santo.

Luiz Arthur Barros

Graduado em História pela Universidade Federal do Espírito Santo (UFES), Especialista em Gestão de Políticas Públicas em Gênero e Raça pela UFES, Mestrado em História Social das Relações Políticas pela UFES, Doutorando em História Política pela Universidade do Estado do Rio de Janeiro (UERJ).

Magda Levantezi

Graduada em Enfermagem pela Pontifícia Universidade Católica de Campinas; Especialista em Enfermagem Obstétrica pela Universidade Federal de São Paulo, Especialista em Saúde Pública pela Universidade de Campinas, Mestrado em Doenças Tropicais e Infecciosas Universidade Estadual do Amazonas e Doutorado em Bioética pela Universidade de Brasília. Consultora Técnica na Coordenação Geral de Doenças em Eliminação, Departamento de Doenças Crônicas e Infecções Sexualmente Transmissíveis, Secretaria de Vigilância em Saúde, Ministério da Saúde (2004-2020).

Marcelo Távora Mira

Graduado em Farmácia e Bioquímica pela Universidade Federal do Paraná. Doutorado em Bioquímica/Genética Molecular pela McGill University, Montreal, Canadá. Professor Titular do Programa de Pós-Graduação em Ciências da Saúde, Escola de Medicina, Pontifícia Universidade Católica do Paraná.

Marco Andrey Cipriani Frade

Graduado em Medicina pela Universidade Federal de Juiz de Fora (UFJF), Dermatologia pela Universidade Federal de Juiz de Fora, Doutorado pelo Programa de Pós-Graduação em Clínica Médica da Faculdade de Medicina de Ribeirão Preto da Universidade de São Paulo (FMRP-USP), Pós-doutorado no Academic Medical Center - University of Amsterdam. Professor Associado de Dermatologia do Departamento de Clínica Médica da FMRP-USP.

Marcos Túlio Raposo

Graduado em Fisioterapia pela Universidade Estadual da Paraíba (UEPB). Mestrado em Saúde Coletiva pela UEPB. Doutorado em Ciências (Medicina Preventiva) pela Faculdade de Medicina da Universidade de São Paulo (FMUSP). Pós-Doutorado na Facultad de Medicina de la Universidad Complutense de Madrid. Pós-Doutorado no Departamento de Medicina Preventiva da FMUSP. Professor Titular da Universidade Estadual do Sudoeste da Bahia (UESB). Professor do Programa de Residência Multiprofissional em Urgência e Emergência (UESB).

Maria Angela Bianconcini Trindade

Graduada em Medicina pela Faculdade de Medicina de Botucatu, Residência em Dermatologia, Mestrado e Doutorado em Dermatologia pela UNIFESP. Atua como pesquisador científico VI no Laboratório de Investigação Médica 56, HCFMUSP e Professora da Pós-graduação em Saúde Coletiva do Instituto de Saúde, SES-SP.

Maria Angélica Carvalho Andrade

Graduada em Medicina pela Universidade Federal do Espírito Santo (UFES), Mestrado em Psicologia Social pela UFES, Doutorado em Saúde Pública pela Escola Nacional de Saúde Pública (ENSP/FIOCRUZ), Professora Adjunta do Departamento de Medicina Social da UFES, Professora Permanente do Programa de Pós Graduação em Saúde Coletiva (PPGSC/ UFES).

Marilda Aparecida Milanez Morgado de Abreu

Graduada em Medicina pela Faculdade de Ciências Médicas Dr. José Antonio Garcia Coutinho de Pouso Alegre – UNIVAS. Residência em Dermatologia pelo Hospital das Clínicas da Faculdade de Medicina da USP. Dermatologista e Hansenologista. Mestrado e Doutorado em Ciências pela UNIFESP. Pós-doutorado na Divisão de Dermatologia do Departamento de Clínica Médica da Faculdade de Medicina de Ribeirão Preto/USP. Docente do Programa de Mestrado em Ciências da Saúde e da Graduação em Medicina da UNOESTE. Chefe do Serviço de Dermatologia do Hospital Regional de Presidente Prudente/UNOESTE.

Patrícia Sammarco Rosa

Graduada em Medicina Veterinária pela Universidade Estadual de Londrina, Mestrado pela Louisiana State University, Doutorado em Doenças Tropicais pela UNESP (SP). Pesquisadora científica VI e Diretora da Divisão de Pesquisa e Ensino do Instituto Lauro de Souza Lima.

Patricia Grativol Costa Saraiva

Graduada em Medicina pela Universidade Federal do Espírito Santo. Residência Médica e Doutorado em Ciências pela Universidade São Paulo (USP). Professora Adjunta do Despertamento de Medicina Especializada da UFES.

Rachel Bertolani do Espírito Santo

Graduada em Medicina pela Universidade Federal do Espírito Santo (UFES), Residência em Clínica Médica pela Casa de Saúde Santa Marcelina, São Paulo, Residência em Dermatologia pelo Hospital dos Servidores do Estado do Rio de Janeiro. Dermatologista. Mestrado no Programa de Pós-Graduação em Doenças Infecciosas (PPGDI) pela UFES. Doutoranda pela PPGDI/UFES. Dermatologista da Secretaria de Estado da Saúde do Espírito Santo (SESA), Professora de Dermatologia da Faculdade Brasileira de Vitória – Multivix Vitória, ES.

Raquel Baroni de Carvalho

Graduada em Odontologia pela Universidade Federal do Espírito Santo (UFES), Mestrado pela Universidade Federal de Santa Catarina (UFSC), Doutorado em Odontologia pela Universidade Federal do Rio de Janeiro (UFRJ) e Pós-Doutorado na LSUHSC New Orleans, EUA. Professora Titular do Departamento de Medicina Social e dos Programas de Pós-Graduação em Clínica Odontológica e Saúde Coletiva da UFES.

Simon Collin

Graduado em Física pela University of Bristol. Epidemiologista, Doutorado em Epidemiologia pela University of Bristol. Epidemiologista do National Infection Service, Public Health England, Londres, Reino Unido. Professor Visitante Estrangeiro do Programa de Pós-Graduação em Doenças Infecciosas da Universidade Federal do Espírito Santo, Vitória (ES).

Vera Lúcia Gomes de Andrade

Médica sanitarista, especialista em doenças tropicais e hansenologia. Mestrado e Doutorado em Saúde Pública. Epidemiologista da OMS – Região África. Assessora técnica para hanseníase do Ministério da Saúde por mais de 18 anos e da OPAS BRA e OMS. Consultora para Secretaria de Estado do Espírito Santo.

Vítor Matos

Graduado em Biologia e Mestre em Evolução Humana pela Universidade de Coimbra (UC). Doutorado em Antropologia (UC), com pesquisa paleopatológica realizada na University of Southern Denmark (Dinamarca) e nos arquivos do Hospital-Colónia Rovisco Pais (Portugal). Pós-doutorado em Paleopatologia e Paleoepidemiologia (UC). Investigador no Centro de Investigação em Antropologia e Saúde (CIAS), Departamento de Ciências da Vida da UC, e coordenador do grupo de investigação Populações e Culturas do Passado do CIAS. Professor auxiliar convidado na Universidade de Coimbra e no Instituto Universitário de Ciências da Saúde - CESPU.

Colaboradores
(Fotos e Comentários)

Andrea Maia Fernandes de Araújo Fonseca

Graduada em Medicina pela Universidade de Pernambuco. Residência em Cirurgia Vascular no Hospital Restauração em Recife. Pós-graduação em dermatologia. Médica do Serviço de Referência Municipal de Hanseníase (SEINPE), Secretaria de Saúde da Prefeitura de Petrolina, Pernambuco.

Cléverson Teixeira Soares

Graduado em Medicina pela UnB. Residência em Anatomia Patológica. Doutorado em Ginecologia, Obstetrícia e Mastologia pela Universidade Estadual Paulista Júlio de Mesquita Filho. Médico patologista do Instituto Lauro de Souza Lima.

Dâmaris Versiani Caldeira Gonçalves

Médica pela Universidade Estadual de Montes Claros. Radiologista pela Universidade Federal do Espírito Santo. Pós-graduanda do Hospital Israelita Albert Einstein em Radiologia Geral.

Francisco Almeida

Graduado em medicina pela Universidade de Pernambuco. Dermatologista e Hansenologista. Professor de Dermatologia da UNINASSAU. Mestre em Patologia e Doutor em Medicina Tropical pela UFPE.

Glauber Voltan

Médico pela Universidade de Ribeirão Preto – UNAERP, Aperfeiçoamento em ultrassonografia geral e intervenção guiada – Escola de Ultrassonografia de Ribeirão Preto – EURP/ FATESA, Especialista em Diagnóstico por Imagem pelo Colégio Brasileiro de Radiologia, Doutorando em clínica médica FMRP/USP.

Jaison Antônio Barreto

Graduado em medicina pela Universidade Federal de Santa Catarina. Mestrado pela SES-SP e Doutorado pela USP. Dermatologista e hansenologista. Médico do Instituto Lauro de Souza Lima, Bauru (SP).

João Marcelo Azevedo de Paula Antunes

Graduado em medicina veterinária e Mestrado pela UFES, Doutorado (Sanduíche no Instituto de Investicación en Recursos Cinegéticos da Universidade Castilla de la Mancha (Espanha) e Pós-Doutorado pela UNESP em Botucatu (SP). É Médico Veterinário do Hospital Veterinário da UFERSA, docente da Pós-Graduação em Ciência Animal, Coordenador do Programa de Residência em Diagnóstico por Imagem de Animais de Companhia da UFERSA.

Judas Tadeu Bianconi

Graduado em Jornalismo pela Universidade Federal do Espírito Santo. Jornalista e Fotógrafo. Vitória (ES).

Kátia Demuner

Graduada em Medicina pela Universidade Federal do Espírito Santo. Dermatologista, Vitória, ES.

Milena de Oliveira Amui Abud

Graduada em Medicina pela Universidade de Uberaba. Dermatologista e hansenologista. Professora da Universidade de Uberaba. Médica dermatologista, Centro de Saúde Eurico Vilela, Centro de Controle da Hanseníase em Uberaba (MG).

Rachel Azevedo Serafim

Graduada em Medicina pela EMESCAM, Residência de Otorrinolaringologia pelo Hospital Federal da Lagoa/RJ, Mestre em doenças infecciosas pela UFES, Professora de otorrinolaringologia na Multivix em Vitória (ES), e médica da Secretaria Estadual de Saúde do Espírito Santo.

Rafael Maffei Loureiro

Graduado em medicina pela UFES. Residência médica em Radiologia e atual médico radiologista do Departamento de Radiologia do Hospital Israelita Albert Einstein, São Paulo – SP.

Sandra Bittencourt Miranda

Graduada em Medicina pela Escola de Medicina da Santa Casa de Misericórdia de Vitória, ES. Mestre e Doutorado em Medicina pela Universidade Federal do Rio de Janeiro. Dermatologista. Vitória-ES.

Vânia Azevedo de Souza

Graduada em odontologia pela Universidade Federal do Espírito Santo. Mestre em Odontologia pela UFES. Dentista do Município de Serra (ES).

Colaboradores Acadêmicos do Curso de Medicina da Universidade Federal do Espírito Santo

Antônia Bulhões Naegele de Almeida

Beatriz Nicoli Ferreira

Daniel Drago Rosário Santos

Fernanda Carlete Beiriz

Fernanda Filetti Ferreira

Gabriel Smith Sobral Vieira

Génèse Faïrana Godeline Essali

Hugo Pessotti Aborghetti

Júlia Salarini Carneiro

Juliana Tancredo Carlini

Kaicki Teófilo da Silva

Lavínia Damacena Perin

Laysa da Silva Madeira

Leonardo Fabem Moreira

Leticia Berçam Scultori

Lucas Herzog

Lucas Lyrio Vieira

Lucas Souza Medeiros

Maicon Saar Alves

Maria Clara de Castro e Caetano

Maria Esthér Nóra Sanches

Matheus Pereira Rosi

Michel Yahn Vago Muradi

Milena Kirmse Comerio

Ramon Borge Rizzi

Ruan de Oliveira Ribeiro

Taís Loureiro Zambon

Thauyra Isis Aparecida de Oliveira

Thiago Capini Santos

Victor Moulin Maraboti

Victória Coutinho Costa

Vinícius Andreata Brandão

Vinícius de Pádua Sanders Medeiros

Colaboradores (Produção de Imagens e/ou Figuras)

Fernanda Filleti Ferreira

Lucas Delboni Soares

Michel Yahn Vago Muradi

Simon M. Collin

Victória Deps Cabral

Dedicatória

Este livro é dedicado às pessoas
afetadas pela hanseníase.

Agradecimentos

Aos autores, colaboradores e
colaboradores acadêmicos
que aceitaram o desafio
da produção deste livro.

Prefácio

É comum ouvirmos frases contraditórias sobre a hanseníase. Alguns até acham que a doença não existe mais. Ao mesmo tempo em que entendemos a hanseníase como uma doença milenar, atrelada a um forte estigma, sabemos também que é uma doença curável. Esta dualidade tem convivido por algumas décadas desde a implantação de um tratamento eficiente através da utilização da poliquimioterapia (PQT) pela Organização Mundial da Saúde.

Eventualmente ainda ouvimos ou lemos o termo lepra e seus derivados no Brasil. Às vezes é dito de forma pejorativa e discriminatória por alguns e às vezes por descuido. De qualquer forma ainda estigmatiza muito os pacientes.

Milhões de pessoas afetadas pela hanseníase foram curadas com a PQT e as incapacidades relacionadas à doença pareciam estar com os dias contatos. Não obstante o desconhecimento de vários aspectos da sua história natural, a impossibilidade do cultivo dos agentes etiológicos em meios artificiais, e a enorme dificuldade para a elaboração de uma vacina, a confiança na PQT trouxe uma esperança global de um mundo livre de hanseníase.

Modelos estatísticos e estudos de tendências nos confortaram com a informação de que a hanseníase desapareceria em algumas décadas. A demasiada esperança na "eliminação" da hanseníase não demorou para mostrar efeitos colaterais: o desinteresse e o desinvestimento. Apesar de incansáveis esforços realizados por grupos de profissionais e da sociedade civil, carecemos de maior interesse da academia em estudar e se dedicar a essa doença negligenciada e que aflige tantas pessoas, de mais apoio e investimentos em pesquisa, desenvolvimento e disponibilização de novas ferramentas que ajudem no diagnóstico precoce, da busca por novos fármacos e de maiores avanços no conhecimento da doença.

Após 40 anos de implantação da PQT, vemos um cenário muito diferente daquele que imaginávamos nos tempos da euforia pela "eliminação", e hoje enfrentamos diversos problemas. De um lado, o número de "casos" de resistência medicamentosa que parecem surgir com mais frequência, o grande número de pessoas com incapacidades no momento do diagnóstico, sendo muitas delas menores de 15 anos de idade; e do outro, o número reduzido de profissionais capacitados para diagnosticar e manejar a doença e suas consequências.

Agradecemos imensamente o esforço conjunto dos profissionais de diversas áreas do conhecimento que contribuíram para este projeto que resultou em 26 capítulos sobre o tema hanseníase. Temos a esperança de que este livro auxilie na divulgação do conhecimento e ajude a melhorar o panorama da hanseníase no Brasil e no mundo.

Patrícia D. Deps
Marcos Cesar Florian

Sumário

Capítulo 1   Introdução à Hanseníase, 1
Marcos Cesar Florian
Marcos Lopes da Cunha Virmond
Patrícia D. Deps

Capítulo 2   História da Hanseníase, 15
Henrique Antônio Valadares Costa
Luiz Arthur Barros
Patrícia D. Deps

Capítulo 3   Agentes Etiológicos e Principais Métodos para Detecção do *M. leprae*, 23
Patrícia D. Deps
Patrícia Sammarco Rosa

Capítulo 4   Epidemiologia da Hanseníase, 41
Josafá Gonçalves Barreto

Capítulo 5   Genética da Hanseníase, 53
Andressa Mayra dos Santos
Marcelo Távora Mira

Capítulo 6 Hanseníase e Saúde Única, 61
Patrícia D. Deps
Simon M. Collin

Capítulo 7 Imunologia da Hanseníase, 71
Ana Paula Vieira

Capítulo 8 Aspectos Clínicos e Classificação da Hanseníase, 85
Marcos Cesar Florian
Patrícia D. Deps

Capítulo 9 Hanseníase na Infância, 115
Patrícia D. Deps
Maria Angélica Carvalho Andrade
Vera Lucia Gomes de Andrade

Capítulo 10 Episódios Reacionais da Hanseníase, 125
Patrícia D. Deps
Maria Angela B. Trindade

Capítulo 11 Manifestações Neurológicas da Hanseníase, 145
Patrícia D. Deps
Jovana Gobbi Marchesi Ciríaco

Capítulo 12 Incapacidades Físicas Determinadas pela Hanseníase, 165
Patrícia D. Deps
Marcos Túlio Raposo

Capítulo 13 Alterações Orais na Hanseníase, 177
Marilda Aparecida Milanez Morgado de Abreu
Patrícia D. Deps
Raquel Baroni de Carvalho

Capítulo 14 Alterações Oftalmológicas na Hanseníase, 197
Adriana Vieira Cardozo
Patrícia Grativol Costa Saraiva

Sumário

Capítulo 15 Alterações Osteoarticulares na Hanseníase, 211
Patrícia D. Deps
Rachel Bertolani do Espírito Santo

Capítulo 16 Alterações Otorrinolaringológicas da
Hanseníase, 229
Bernardo Faria Ramos
Patrícia D. Deps

Capítulo 17 Hanseníase, Coinfecção e Imunossupressão, 237
Ciro Martins Gomes
Patrícia D. Deps

Capítulo 18 Diagnóstico Diferencial de Lesões Cutâneas
da Hanseníase, 251
João Regazzi Aveleira
Patrícia D. Deps

Capítulo 19 Diagnóstico Diferencial das Manifestações
Neurológicas da Hanseníase, 271
Patrícia D. Deps
Francisco Marcos B. Cunha
José Antônio Garbino

Capítulo 20 Terapêutica da Hanseníase, 291
Patrícia D. Deps
Marco Andrey Cipriani Frade

Capítulo 21 Quimio e Imunoprofilaxia da Hanseníase, 307
Marcos Cesar Florian

Capítulo 22 Aspectos Psicossociais em Hanseníase, 315
Magda Levantezi
Patrícia D. Deps

Capítulo 23 Exames Complementares na Hanseníase:
Eletroneuromiografia, Radiologia, Tomografia e
Ressonância Nuclear Magnética, 321
Patrícia D. Deps
Rachel Bertolani do Espírito Santo

Capítulo 24   Ultrassonografia de Nervos Periféricos na Hanseníase, 331

Glauber Voltan

Capítulo 25   Casos Clínicos de Hanseníase, 339

Andrea Maia Fernandes de Araújo Fonseca
Marcos Cesar Florian
Patrícia D. Deps

Capítulo 26   Paleopatologia da Hanseníase:
O que Revelam os Esqueletos, 369

Vitor M. J. Matos
Ana Luisa Santos
Patrícia D. Deps

Índice Remissivo, 379

CAPÍTULO 1

Introdução à Hanseníase

Marcos Cesar Florian
Marcos Lopes da Cunha Virmond
Patrícia D. Deps

Muito embora a hanseníase tenha sido endêmica no continente europeu, hoje é considerada uma doença tropical negligenciada que afeta pessoas que estão principalmente nos países em desenvolvimento, localizados nas regiões tropicais e subtropicais do planeta, onde se concentram as populações mais pobres. Atualmente, os três países com maior número de pessoas afetadas pela hanseníase são a Índia, o Brasil e a Indonésia.[1]

A hanseníase tem sido associada com diversos fatores individuais, laborais, de habitação e alimentares. O aumento da idade, o sexo masculino, as más condições sanitárias e socioeconômicas, o menor nível de educação e a insegurança alimentar foram apontados como marcadores de risco para a hanseníase.[2] A falta de conhecimento do número definido de pessoas infectadas e assintomáticas que podem exercer papel ativo na transmissão da doença, obscurece ainda mais os determinantes que influenciam na sua distribuição geográfica.[3]

1

Introdução à Hanseníase

Sendo uma doença relacionada a um conjunto de características ambientais, sociopolíticas e sanitárias, a hanseníase representa um desafio para as políticas de saúde pública, mobilizando as autoridades públicas e a sociedade para ações de controle e prevenção. Atualmente, no Brasil, fala-se em enfrentamento da hanseníase com estratégias voltadas para ações colaborativas visando a redução da carga da doença e das incapacidades físicas.[4]

A hanseníase é uma doença infectocontagiosa crônica que afeta principalmente nervos periféricos e a pele. Em geral, inicia-se como uma doença localizada, que em indivíduos susceptíveis pode ser generalizada. Em algumas pessoas, com o passar do tempo, como consequências do acometimento do sistema nervoso periférico, diversas disfunções motoras e sensoriais geram incapacidades, principalmente nas mãos, nos pés e nos olhos.

Apesar do esquema de tratamento com a poliquimioterapia (dapsona, rifampicina e clofazimina), recomendado pela Organização Mundial da Saúde (PQT-OMS) ter diminuído o número de casos de hanseníase e alcançado altos índices de cura, um grande número de pessoas desenvolvem complicações a longo prazo, incluindo o comprometimento da função neural e consequente incapacidades e deformidades.[3,5] A PQT é bactericida, mas não recupera o dano neural já instalado, sendo importante que o clínico tenha conhecimento também de que a PQT, em alguns casos, produz respostas inflamatórias agudas contribuindo para o desencadeamento de reações hansênicas que podem aumentar o dano neural. Neste sentido é frequente o uso de drogas anti-inflamatórias associadas à PQT, em geral corticoides inicialmente em altas dosagens.

Além da PQT, existem medicamentos utilizados para tratamento da hanseníase que são considerados de segunda linha, conhecidos como alternativos ou substitutivos: minociclina, claritromicina e ofloxacina/levofloxacina/moxifloxacina. A PQT já vem sendo utilizada há cerca de 40 anos. Infelizmente falhas terapêuticas, recidivas e casos de resistência às drogas, como à dapsona e à rifampicina e *M. leprae* resistente à ofloxacina, têm sido relatados em várias partes mundo.[6-8] Mutações genotípicas do *M. leprae* podem ser detectadas por testes de PCR. Os países endêmicos devem incrementar a investigação da resistência aos medicamentos da PQT e aos de segunda linha. Desta forma, estudos *in vitro*, *in vivo* e *in silico* são necessários para que novas drogas com alvos no *Mycobacterium leprae* sejam desenvolvidas.[9] Entretanto, há também uma corrente de pesquisadores que acredita que a hanseníase não irá desaparecer brevemente.[10,11]

Embora a PQT seja eficaz no tratamento da hanseníase, as pessoas afetadas podem experimentar morbidades a longo prazo mesmo após o tratamento. A maioria destas morbidades são secundárias aos danos irreversíveis causados pela hanseníase, contudo não podemos descartar os efeitos primários contínuos dos processos patológicos desta doença, principalmente a inflamação crônica ou recorrente causando alterações parenquimatosas, neuropáticas e osteoarticulares. Sendo assim, reforça-se a necessidade de diagnóstico e tratamento imediatos, e a importância de cuidados especializados a longo prazo para as pessoas afetadas pela hanseníase.

A OMS havia fixado, para o ano 2000, a meta de eliminação da hanseníase no planeta como problema de saúde pública. Passadas mais de duas décadas essa meta ainda não foi alcançada em muitos países. Assim, a OMS reconhece que a hanseníase é uma das 20 doenças negligenciadas do mundo, identifica os desafios e estabelece novas metas incorporadas no seu plano descrito na Estratégia Global de Eliminação da Hanseníase no período de 2021 a 2030.[1]

Tabela 1.1
Metas da estratégia global da hanseníase da OMS (2021)
Metas para 2030
Estratégia Global para a Hanseníase da Organização Mundial da Saúde
120 países endêmicos relatando zero novos casos autóctones
Redução de 70% no número anual de novos casos detectados
Redução de 90% na taxa (por milhão) de novos casos com grau 2 de incapacidade
Redução de 90% na taxa (por milhão de crianças) de novos casos em crianças

É importante salientar que a OMS ainda identificou onze desafios a serem solucionados neste período de 2021 a 2030: a demora no diagnóstico; a diminuição de especialistas em hanseníase; engajamento significativo das partes relevantes interessadas; estigma e discriminação profundamente enraizados; lacunas significativas na pesquisa; acesso limitado ou encaminhamento à serviços de cuidados essenciais; sistemas de vigilância de rotina não existentes; sistemas de informação sanitária fracos; expansão do monitoramento da resistência aos antibióticos e efeitos adversos, e a transmissão zoonótica em algumas áreas.

■ OS AGENTES ETIOLÓGICOS DA HANSENÍASE

Desde a descoberta de Armauer Hansen, em 1874, o único agente etiológico conhecido da hanseníase era o *Mycobacterium leprae*, entretanto em 2008 outra micobactéria foi identificada.

Esta nova espécie de micobactéria foi identificada por Han e colaboradores em 2008, inicialmente em um paciente proveniente do México, que faleceu com hanseníase virchowiana difusa apresentando reação hansênica grave, conhecida como Fenômeno de Lúcio. A pesquisa do agente etiológico revelou a presença de BAAR, e o PCR identificou uma sequência do gene RNA ribossômico (rRNA) ligeiramente diferente do *M. leprae* que chamaram de cepa FJ924. Os pesquisadores encontraram o mesmo agente em um segundo caso semelhante e concluíram que as sequências genéticas dos dois casos, incluindo o gene 16S rRNA, combinaram 100% com a cepa FJ924. Com base nestes resultados foi proposto a existência de uma outra espécie de micobactéria causadora da hanseníase e foi denominada *Mycobacterium lepromatosis*.[12] Sequencialmente a esta descoberta, hanseníase virchowiana causada pelo *M. leprae* e *M. lepromatosis* foi demonstrada em pacientes provenientes de Singapura.[13]

As análises filogenéticas e o sequenciamento genético da cepa FJ924 original,[14,15] e do *M. lepromatosis*,[16] determinaram que os genomas do *M. leprae* e do *M. lepromatosis* têm uma síntese quase perfeita e seus genes codificadores de proteínas compartilham 93% da identidade da sequência nucleotídica, incluindo alta homologia em regiões determinantes da resistência aos medicamentos.[16,17]

As poucas diferenças de genes funcionais que foram identificadas até agora não fornecem evidências para explicar possíveis diferenças nas propriedades patogênicas das duas espécies, como a maior propensão do *M. lepromatosis* para invadir o endotélio.[16]

Recentemente, com o desenvolvimento e validação de um "primer" para realização de teste com PCR utilizando o elemento repetitivo único para *M. lepromatosis* (RLMP, equivalente a RLEP *M. leprae*), apresenta-se um método de diagnóstico confiável com o qual se pode ampliar a investigação desta nova espécie como um dos agentes causadores da hanseníase.[16]

De 2008 até início de 2021, foram realizados estudos para pesquisa de *M. lepromatosis* em biópsias de tecidos humanos. Resumidamente, foram publicados 21 relatos de casos de hanseníase causada pelo *M. lepromatosis*, incluindo quatro pacientes que tiveram infecção concomitante com *M. leprae*. Destes 21 relatos de casos publicados, 11 eram provenientes do México, e os demais eram de Singapura (2), Mianmar (2), EUA (2), Indonésia (1), Paraguai (1), Cuba (1) e Canadá (1). Dos 21 casos relatados causados pelo *M. lepromatosis*, todos eram MB, foram classificados como hanseníase virchowiana difusa, hanseníase virchowiana ou hanseníase dimorfa-virchowiana, e alguns apresentaram reações hansênicas como Fenômeno de Lúcio ou eritema nodoso hansênico.[12,13,18-21]

Ainda, até início de 2021, foram publicados dez estudos com espécimes humanas, analisando-se um total de 1260 biópsias de tecido de biobancos provenientes de pacientes de diversos países. Destes, o teste de PCR foi positivo em 943 amostras, sendo que o *M. lepromatosis* foi identificado em 106 (15,8%), o *M. leprae* em 798 (84,6%) e infecção concomitante em 28 (3%). Apesar de dez países terem participado dos estudos, amostras positivas para *M. lepromatosis* foram oriundas do México, Brasil, Malásia, Mianmar, Filipinas e EUA. As amostras da China, Mali, Uganda e Venezuela foram negativas.[8,16,22–29]

■ HISTÓRIA NATURAL E PATOGÊNESE DA HANSENÍASE

Apesar dos avanços das pesquisas biomoleculares, o fato dos agentes etiológicos não poderem ser cultivados *in vitro* ainda torna difícil estudos da relação entre os agentes e os hospedeiros (o homem e os animais), exaltando lacunas importantes em relação aos aspectos fundamentais em termos epidemiológicos, patológicos e imunológicos da hanseníase. Uma melhor compreensão acerca destes aspectos e da transmissão da hanseníase poderia ajudar nos esforços de eliminar a doença.[30]

■ DINÂMICA DA TRANSMISSÃO DA HANSENÍASE

A principal fonte para a transmissão do *M. leprae* são pessoas com hanseníase multibacilar (MB) não tratadas. Os contatos domiciliares de pessoas afetadas pelas formas MB têm um risco estimado 5 a 10 vezes maior de desenvolver hanseníase do que a população em geral.[31,32] Contatos de pacientes PB também apresentam risco de transmissão, principalmente em áreas com elevada proporção destes casos.[33] Embora menos provável, e assunto ainda bastante controverso, a transmissão pela eliminação nasal do *M. leprae* por indivíduos com infecção subclínica tem sido demonstrada.[34] A presença de anticorpos anti-PGL-1 e anti-LID-1 em pessoas assintomáticas de áreas endêmicas reforça a importância de se estudar a infecção subclínica e sua relevância como fonte de bacilos.[35-38]

A disseminação direta é certamente muito importante e mais evidente no processo de transmissão, contudo não se pode descartar a possibilidade de disseminação indireta.[39] Estudos mostram que, mesmo em áreas endêmicas, em grande parte dos casos, acaba-se por não reconhecer nenhuma história de contato com pacientes, o que poderia sugerir a participação de outros fatores.[31,32]

Introdução à Hanseníase

Os caminhos de transmissão dos agentes causadores da hanseníase ainda não são bem conhecidos.[40] Existem evidências sólidas de um risco maior para indivíduos que vivem em contato próximo com pacientes de hanseníase, muito provavelmente através de aerossóis infecciosos das secreções nasais,[39] criados pela tosse e espirros, mas possivelmente também através do contato pele a pele,[41,42] principalmente através de uma solução de continuidade da pele lesionada.[37]

Como dito, acredita-se que os pacientes MB sejam os principais disseminadores do *M. leprae*, sendo os bacilos encontrados frequentemente em secreções nasais.[43] Entretanto, DNA de *M. leprae* também pode ser encontrado em swabs nasais em até 5% de indivíduos sadios em áreas endêmicas.[37,43] Por outro lado, sabe-se há algumas décadas que o *M. leprae* é capaz de sobreviver fora do corpo humano por vários meses, mesmo sob condições desfavoráveis.[44]

Casos isolados com *M. leprae* encontrado na placenta[45] e no leite materno[46] são relatados, porém transmissão transplacentária ou por ingestão de leite materno são desconhecidas. Na literatura encontram-se relatos de casos de hanseníase por contágio acidental com agulhas contaminadas,[47,48] ou por material utilizado para fazer tatuagem,[49] contágio após mordedura de cão,[50] e após vacinação com BCG.[51]

Entendimentos mais recentes indicam que é necessário considerar e aprofundar estudos sobre os reservatórios ambientais de *M. leprae* e *M. lepromatosis*, utilizando o conceito de zoonose para a hanseníase e abordagem em saúde única (veja capítulo " Hanseníase e saúde única"). O achado de DNA indicando a presença de *M. leprae* viável em amostras ambientais de solo e água no Brasil e na Índia,[52,53] e amebas capazes de contrair *M. leprae* por fagocitose e ali permanecer viável, se acumular por dias a semanas, reforçou a hipótese da sobrevivência ambiental do *M. leprae* na ausência de um hospedeiro mamífero.[54] Várias etapas estão envolvidas no mecanismo que culmina com o encontro do agente patogênico com o homem e o desenvolvimento da doença, como por exemplo a eliminação destas micobactérias do corpo humano, transposição dos agentes causais no ambiente, contato direto e/ou indireto, contaminação ambiental, vetor biológico e capacidade vetorial (se fosse o caso), e finalmente a entrada dos agentes nos seres humanos (suscetíveis).

Uma vez adquirido o bacilo, o período de incubação da hanseníase varia de três meses a quarenta anos.[55] Estima-se que 70 a 90% da população seja resistente ao *M. leprae* devido à imunidade inata,[31,56] que poderia estar reforçada pela vacinação com BCG ou por reação cruzada em pessoas que tiveram contato com o *Mycobacterium tuberculosis* ou outras micobactérias.

TESTE DE MITSUDA

Pesquisas que resultaram no teste de Mitsuda foram feitas por Yoshinobu Hayashi e Kensuke Mitsuda a partir de 1914. A intradermorreação ou teste de Mitsuda avalia o estado de resposta imune contra o *M. leprae* apresentado por um indivíduo.[57] Trata-se de uma hipersensibilidade do tipo tardia. O teste de Mitsuda é realizado por meio da inoculação intradérmica de solução de bacilos (*Mycobacterium leprae*), mortos pelo calor. Nos casos em que o teste é positivo, é possível identificar uma reação tipo pápula-nódulo que é considerada positiva se maior que 3mm de diâmetro no local da inoculação após quatro semanas.[58] Este resultado indica intensa resposta imune celular, tipo Th-1, e está associada à baixo risco de desenvolvimento da forma MB, a forma virchowiana. Por outro lado, uma reação de Mitsuda negativa indica ausência de resposta imune celular contra o *M. leprae*, o que levaria a uma resposta imune predominantemente humoral, tipo Th-2, e alto risco de manifestação da hanseníase virchowiana,[59] caso a pessoa venha a ter hanseníase.

A maioria da população em área endêmica apresenta resposta positiva à inoculação pelo antígeno de Mitsuda e, quando infectada pelo *M. leprae*, poderá evoluir para as formas PB ou não desenvolver a doença. Em outras palavras, o resultado da reação de Mitsuda em pessoas sadias tem valor preditivo quanto ao tipo de manifestação clínica da doença a ser apresentada pelo indivíduo, caso venha a adoecer.

Embora o teste de Mitsuda tenha reconhecido valor na prática clínica, atualmente não está disponível para utilização no Brasil.

A Figura 1.1 mostra a história natural e as formas clínicas da hanseníase considerando manifestações cutâneas e neurais.

VACINAS

As vacinas são importantes no controle e prevenção de diversas doenças infecciosas na população mundial. São formas de imunoprofilaxias ativas na qual o hospedeiro produzirá defesa através do seu sistema imune contra um agente infeccioso após ser estimulado pela aplicação de uma vacina para esse fim.

A vacina BCG, utilizada originalmente como prevenção de formas graves de tuberculose, é aplicada rotineiramente nas crianças em muitos países endêmicos para hanseníase, pois ela se mostrou eficaz na prevenção da hanseníase, com efetiva redução do risco.[60] Sua utilização junto a medicamentos administrados como quimioprofilaxia é avaliada em alguns estudos, o que é comentado no capítulo

Introdução à Hanseníase

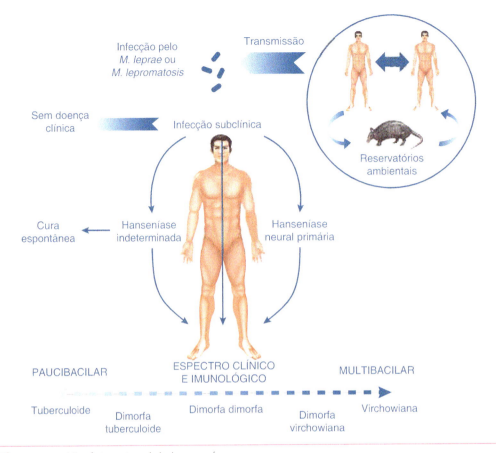

Figura 1.1. História natural da hanseníase.

"Quimio e Imunoprofilaxia da Hanseníase". No Brasil utiliza-se uma segunda dose da BCG nos contatos de pacientes com hanseníase após o exame clínico destes, caso não sejam detectados sinais e sintomas da hanseníase.[61]

A vacina a partir do *Mycobacterium indicum pranii*,[62] vacina do IRCR (baseado no complexo *Mycobacterium avium intra-cellulare*), a LepVax,[63] vacinas que venham a ser produzidas contra tuberculose.[64] Uma possibilidade promissora parece ser uma vacina recombinante recentemente desenvolvida especificamente para hanseníase, ligando quatro antígenos *M. leprae*, e que concluiu recentemente com sucesso os ensaios clínicos de Fase 1.[65]

■ TESTES DIAGNÓSTICOS

A melhora da abordagem clínica com testes diagnósticos, especialmente nos casos iniciais e nos casos PB, é um desafio que deve fazer parte da pesquisa em hanseníase.

Introdução à Hanseníase

A baciloscopia de raspado dérmico e o exame anatomopatológico da pele são ferramentas importantes para o diagnóstico. Entretanto, a evolução de testes diagnósticos e da biologia molecular será um desafio. Esses testes são de fundamental importância para quem atua em centros não especializados, como na atenção primária, nas estratégias de saúde da família, em pequenas localidades, com menores recursos assistenciais e mesmo isolados geograficamente.

Quanto aos biomarcadores, existem testes para a hanseníase realizados a partir de sangue periférico pelas técnicas de ELISA (*enzyme linked immunosorbent assay*) e fluxo lateral (testes rápidos) utilizando principalmente antígenos como o PGL-1 (glicolipídeo-fenólico-1) que detectam anticorpos IgM anti-PGL-1. Antígenos como MMP-I e II, NDO-LID e LID-1 também são utilizados. Os testes são positivos em maiores títulos nas formas MB e baixos títulos nas formas PB da hanseníase.

Os resultados negativos desses testes não descartam o diagnóstico das formas PB da hanseníase. O seu uso em áreas endêmicas, assim com em contatos de pacientes com hanseníase vem sendo objeto de estudos. O teste positivo representaria uma infecção pré-clínica, uma hanseníase latente, contudo seu valor preditivo para a evolução para doença é considerado duvidoso.[60]

Testes moleculares de detecção do DNA como o qPCR (reação em cadeia da polimerase em tempo real) têm a função de aumentar a sensibilidade e a especificidade diagnóstica. Podem ser feitos em diferentes materiais (raspado dérmico, raspado conjuntival, biópsia de pele, biópsia de nervo etc). Eles necessitam de aparato laboratorial e técnico específicos, o que reduz a sua possibilidade de uso. Contudo, é necessário aumentar o acesso a esses testes por parte dos programas de hanseníase. Para mais informações, veja o capítulo "Agentes etiológicos e principais métodos para detecção do *Mycobacterium leprae*".

■ DANO NEURAL

Fosse a hanseníase apenas uma doença dermatológica, provavelmente não apresentaria a transcendência epidemiológica que a acompanha. Ela ocupa a atenção da saúde pública devido ao fato de ser contagiosa e ter alto potencial de apresentar dano neural periférico. O resultado desse dano é que transforma a hanseníase em doença temida e preocupante. Sabe-se que o *M. leprae* tem uma predileção trópica pelas células de Schwam, assim como se conhece o mecanismo de internalização dessa micobacteria para o citoplasma dessas células.[66] Entretanto, a relação entre patógeno e indivíduo, muitas vezes, é imprevisível. Desde uma relação simbiótica, sem dano, até a ocorrência de destrutivas reações de base imunológica. Estas podem lesar os nervos em diferentes graus, iniciando-se com diminuição de sensibilidade até completa anestesia e perda de força muscular em seu território de inervação. Sobrevêm as incapacidades e as deformidades e, como reconhecido há poucos anos, quadros importantes de dor neuropática.[67] A detecção precoce do dano neural e o tratamento de sua evolução constituem-se em importantes atividades dos programas de controle. O uso de marcadores para reações, da ultrassonografia de nervos e os estudos de neurofisiologia tem, recentemente, auxiliado fortemente na detecção precoce e no acompanhamento desse dano neural,[68,69] facilitando sua detecção e seu tratamento.

Nem sempre, o dano neural pode ser completamente evitado. O diagnóstico tardio e a falta de assistência adequada ainda são realidades na atenção à hanseníase. Certamente, medidas de treinamento de pessoal e facilitação do acesso a serviços especializados têm contribuído para minorar esse quadro, mas muito ainda necessita ser feito. Para os pessoas com incapacidades, a reabilitação física é medida oportuna e necessária.[70] O tratamento fisioterápico e as cirurgias reconstrutivas têm auxiliado muito no processo de recuperação e reinserção social das pessoas afetadas pela hanseníase.[71]

Referências bibliográficas

1. WHO. *Global consultation of National Leprosy Programme managers, partners and affected persons on Global Leprosy Strategy 2021–2030*. https://www.who.int/publications-detail-redirect/9789290228226 (2020).
2. Pescarini, J. M. *et al.* Socioeconomic risk markers of leprosy in high-burden countries: A systematic review and meta-analysis. *PLoS Negl. Trop. Dis.* 12, e0006622 (2018).
3. Britton, W. J. & Lockwood, D. N. J. Leprosy. *Lancet Lond. Engl.* 363, 1209–1219 (2004).
4. Ministério da Saúde. *Estratégia Nacional para o Enfrentamento da Hanseníase - 2019-2022*. https://www.saude.gov.br/images/pdf/2019/marco/27/Estrategia-Nacional-CGHDE-Consulta-Publica-27mar.pdf (2019).
5. Lockwood, D. N. J. & Suneetha, S. Leprosy: too complex a disease for a simple elimination paradigm. *Bull. World Health Organ.* 83, 230–235 (2005).
6. Scollard, D. M. *et al.* The continuing challenges of leprosy. *Clin. Microbiol. Rev.* 19, 338–381 (2006).
7. Maeda, S. *et al.* Multidrug resistant Mycobacterium leprae from patients with leprosy. *Antimicrob. Agents Chemother.* 45, 3635–3639 (2001).
8. Kai, M. *et al.* Mutations in the drug resistance-determining region of Mycobacterium lepromatosis isolated from leprosy patients in Mexico. *J. Dermatol.* 43, 1345–1349 (2016).

Introdução à Hanseníase

9. Acebrón-García-de-Eulate, M., Blundell, T. L. & Chaitanya Vedithi, S. Strategies for drug target identification in Mycobacterium leprae. *Drug Discov. Today* (2021) doi:10.1016/j.drudis.2021.03.026.

10. Fine, P. E. M. Leprosy: what is being 'eliminated'? *Bull. World Health Organ.* 85, 2 (2007).

11. Meima, A., Smith, W. C. S., van Oortmarssen, G. J., Richardus, J. H. & Habbema, J. D. F. The future incidence of leprosy: a scenario analysis. *Bull. World Health Organ.* 82, 373–380 (2004).

12. Han, X. Y. *et al.* A new Mycobacterium species causing diffuse lepromatous leprosy. *Am. J. Clin. Pathol.* 130, 856–864 (2008).

13. Han, X. Y., Sizer, K. C. & Tan, H.-H. Identification of the leprosy agent Mycobacterium lepromatosis in Singapore. *J. Drugs Dermatol. JDD* 11, 168–172 (2012).

14. Han, X. Y. *et al.* Draft Genome Sequence of New Leprosy Agent Mycobacterium lepromatosis. *Genome Announc.* 3, (2015).

15. Han, X. Y. *et al.* Comparative sequence analysis of Mycobacterium leprae and the new leprosy-causing Mycobacterium lepromatosis. *J. Bacteriol.* 191, 6067–6074 (2009).

16. Singh, P. *et al.* Insight into the evolution and origin of leprosy bacilli from the genome sequence of Mycobacterium lepromatosis. *Proc. Natl. Acad. Sci. U. S. A.* 112, 4459–4464 (2015).

17. Araujo, S. *et al.* qPCR-High resolution melt analysis for drug susceptibility testing of Mycobacterium leprae directly from clinical specimens of leprosy patients. *PLoS Negl. Trop. Dis.* 11, e0005506 (2017).

18. Han, X. Y. & Jessurun, J. Severe leprosy reactions due to Mycobacterium lepromatosis. *Am J Med Sci* 345, 65–9 (2013).

19. Vera-Cabrera, L. *et al.* Case of diffuse lepromatous leprosy associated with 'Mycobacterium lepromatosis'. *J Clin Microbiol* 49, 4366–8 (2011).

20. Jessamine, P. G. *et al.* Leprosy-like illness in a patient with Mycobacterium lepromatosis from Ontario, Canada. *J Drugs Dermatol* 11, 229–33 (2012).

21. Han, X. Y. & Quintanilla, M. Diffuse Lepromatous Leprosy Due to Mycobacterium lepromatosis in Quintana Roo, Mexico. *J Clin Microbiol* 53, 3695–8 (2015).

22. Sharma, R. *et al.* Isolation of Mycobacterium lepromatosis and Development of Molecular Diagnostic Assays to Distinguish Mycobacterium leprae and M. lepromatosis. *Clin. Infect. Dis. Off. Publ. Infect. Dis. Soc. Am.* 71, e262–e269 (2020).

23. Han, X. Y., Sizer, K. C., Velarde-Felix, J. S., Frias-Castro, L. O. & Vargas-Ocampo, F. The leprosy agents Mycobacterium lepromatosis and Mycobacterium leprae in Mexico. *Int J Dermatol* 51, 952–9 (2012).

24. Han, X. Y., Aung, F. M., Choon, S. E. & Werner, B. Analysis of the leprosy agents Mycobacterium leprae and Mycobacterium lepromatosis in four countries. *Am J Clin Pathol* 142, 524–32 (2014).

25. Bezalel, S. A. *et al.* Leprosy in a Midwestern Dermatology Clinic: Report of 9 Patients. *Mayo Clin Proc* 94, 417–423 (2019).

26. Yuan, Y. *et al.* Characterization of Mycobacterium leprae Genotypes in China--Identification of a New Polymorphism C251T in the 16S rRNA Gene. *PLoS One* 10, e0133268 (2015).

27. Zhang, Y. *et al.* Failure to detect Mycobacterium lepromatosis as a cause of leprosy in 85 Chinese patients. *Indian J Dermatol Venereol Leprol* 81, 499–500 (2015).

28. Torres-Guerrero, E. *et al.* Identification of Mycobacterium leprae and Mycobacterium lepromatosis in Formalin-Fixed and Paraffin-Embedded Skin Samples from Mexico. *Ann. Dermatol.* 30, 562–565 (2018).

29. Masood, M., Altieri, L., Dasco, M., Sharma, R. & Ochoa, M. T. Mycobacterium lepromatosis: A novel cause of erythema nodosum leprosum. *J. Am. Acad. Dermatol.* 81, Ab243–Ab243 (2019).

30. Stearns, A. T. Leprosy: a problem solved by 2000? *Lepr. Rev.* 73, 215–224 (2002).

31. Fine, P. E. *et al.* Household and dwelling contact as risk factors for leprosy in northern Malawi. *Am. J. Epidemiol.* 146, 91–102 (1997).

32. van Beers, S. M., Hatta, M. & Klatser, P. R. Patient contact is the major determinant in incident leprosy: implications for future control. *Int. J. Lepr. Mycobact. Dis. Off. Organ Int. Lepr. Assoc.* 67, 119–128 (1999).

33. Report of the International Leprosy Association Technical Forum. Paris, France, 22-28 February 2002. *Int. J. Lepr. Mycobact. Dis. Off. Organ Int. Lepr. Assoc.* 70, S1-62 (2002).

34. Baumgart, K. W., Britton, W. J., Mullins, R. J., Basten, A. & Barnetson, R. S. Subclinical infection with Mycobacterium leprae--a problem for leprosy control strategies. *Trans. R. Soc. Trop. Med. Hyg.* 87, 412–415 (1993).

35. Madureira, B. P., de Carvalho, F. M., Pessolani, M. C., Collin, S. M. & Deps, P. D. PGL-1 and LID-1 antibody levels in HIV-infected and HIV-uninfected individuals in a Hansen's disease (leprosy) endemic area of Brazil. *Immunobiology* 225, 151866 (2020).

36. Izumi, S., Budiawan, T., Saeki, K., Matsuoka, M. & Kawatsu, K. An epidemiological study on Mycobacterium leprae infection and prevalence of leprosy in endemic villages by molecular biological technique. *Indian J. Lepr.* 71, 37–43 (1999).

37. Ramaprasad, P. *et al.* Transmission and protection in leprosy: indications of the role of mucosal immunity. *Lepr. Rev.* 68, 301–315 (1997).

38. van Beers, S., Hatta, M. & Klatser, P. R. Seroprevalence rates of antibodies to phenolic glycolipid-I among school children as an indicator of leprosy endemicity. *Int. J. Lepr. Mycobact. Dis. Off. Organ Int. Lepr. Assoc.* 67, 243–249 (1999).

39. Cree, I. A. & Smith, W. C. Leprosy transmission and mucosal immunity: towards eradication? *Lepr. Rev.* 69, 112–121 (1998).

40. Bratschi, M. W., Steinmann, P., Wickenden, A. & Gillis, T. P. Current knowledge on Mycobacterium leprae transmission: a systematic literature review. *Lepr. Rev.* 86, 142–155 (2015).

41. Araujo, S., Freitas, L. O., Goulart, L. R. & Goulart, I. M. B. Molecular Evidence for the Aerial Route of Infection of Mycobacterium leprae and the Role of Asymptomatic Carriers in the Persistence of Leprosy. *Clin. Infect. Dis. Off. Publ. Infect. Dis. Soc. Am.* 63, 1412–1420 (2016).

42. Gama, R. S. *et al.* High frequency of M. leprae DNA detection in asymptomatic household contacts. *BMC Infect. Dis.* 18, 153 (2018).

43. Hatta, M. *et al.* Distribution and persistence of Mycobacterium leprae nasal carriage among a population in which leprosy is endemic in Indonesia. *Trans. R. Soc. Trop. Med. Hyg.* 89, 381–385 (1995).

44. Desikan, K. V. & Sreevatsa, null. Extended studies on the viability of Mycobacterium leprae outside the human body. *Lepr. Rev.* 66, 287–295 (1995).

45. Bryceson, A. D. M. Leprosy. in *Textbook of dermatology: in four volumes. Vol. 1:* ... (eds. Champion, R. H., Rook, G. A., Wilkinson, D. S. & Ebling, F. J. G.) (Blackwell, 1993).

46. Pedley, J. C. The presence of M. leprae in human milk. *Lepr. Rev.* 38, 239–242 (1967).

47. Marchoux, E. Un cas d'inoculation accidentelle du bacille de Hansen en pays non lepreux. *Int J Lepr* 2, 1–6 (1934).

48. Klingmüller, V. *Ergebnisse der Lepraforschung seit 1930: Ergänzung zum Beitrage „Lepra" in „Handbuch der Haut- und Geschlechtskrankheiten" · Band X/2 · 1930.* (Springer-Verlag, 2013).

49. Porritt, R. J. & Olsen, R. E. Two Simultaneous Cases of Leprosy Developing in Tattoos. *Am. J. Pathol.* 23, 805–817 (1947).

50. Gupta, C. M., Tutakne, M. A., Tiwari, V. D. & Chakrabarty, N. Inoculation leprosy subsequent to dog bite. A case report. *Indian J. Lepr.* 56, 919–920 (1984).

51. Stoner, G. L., Belehu, A., Nsibambi, J. & Warndorff, J. Borderline tuberculoid leprosy following BCG vaccination. A case report. *Int. J. Lepr. Mycobact. Dis. Off. Organ Int. Lepr. Assoc.* 49, 16–20 (1981).

52. Mohanty, P. S. *et al.* Viability of Mycobacterium leprae in the environment and its role in leprosy dissemination. *Indian J. Dermatol. Venereol. Leprol.* 82, 23–27 (2016).

53. Holanda, M. V. de *et al.* Presence of Mycobacterium leprae genotype 4 in environmental waters in Northeast Brazil. *Rev. Soc. Bras. Med. Trop.* 50, 216–222 (2017).

54. Franco-Paredes, C. & Rodriguez-Morales, A. J. Unsolved matters in leprosy: a descriptive review and call for further research. *Ann. Clin. Microbiol. Antimicrob.* 15, 33 (2016).

55. Rees, R. J. & McDougall, A. C. Airborne infection with Mycobacterium leprae in mice. *J. Med. Microbiol.* 10, 63–68 (1977).

56. de Matos, H. J. *et al.* [Leprosy epidemiology in a cohort of household contacts in Rio de Janeiro (1987-1991)]. *Cad. Saude Publica* 15, 533–542 (1999).

57. Jacobson, R. R. & Krahenbuhl, J. L. Leprosy. *Lancet Lond. Engl.* 353, 655–660 (1999).

58. Mitsuda, K. On the Value of a Skin Reaction to a Suspension of Leprous Nodules. *Int. J. Lepr.* (1953).

59. Lastoria, L. C., Opromolla, D. V., Fleury, R. N., Habermann, F. & Curi, P. R. Serial Mitsuda tests for identification of reactional tuberculoid and reactional borderline leprosy forms. *Int. J. Lepr. Mycobact. Dis. Off. Organ Int. Lepr. Assoc.* 66, 190–200 (1998).

60. WHO. Guidelines for the Diagnosis, Treatment and Prevention of Leprosy. (2017).

61. Ministério da Saúde. *Diretrizes para vigilância, atenção e eliminação da hanseníase como problema de saúde pública: manual técnico-operacional.* https://portalarquivos2.saude.gov.br/images/pdf/2016/fevereiro/04/diretrizes-eliminacao-hanseniase-4fev16-web.pdf (2016).

62. Singh, B., Saqib, M., Chakraborty, A. & Bhaskar, S. Lipoarabinomannan from Mycobacterium indicus pranii shows immunostimulatory activity and induces autophagy in macrophages. *PloS One* 14, e0224239 (2019).

63. Duthie, M. S. *et al.* LepVax, a defined subunit vaccine that provides effective pre-exposure and post-exposure prophylaxis of M. leprae infection. *NPJ Vaccines* 3, 12 (2018).

64. Coppola, M. *et al.* Vaccines for Leprosy and Tuberculosis: Opportunities for Shared Research, Development, and Application. *Front. Immunol.* 9, 308 (2018).

65. Ali, L. Leprosy vaccines – A voyage unfinished. *J. Skin Sex. Transm. Dis.* 3, 40–45 (2021).

66. Spierings, E., De Boer, T., Zulianello, L. & Ottenhoff, T. H. The role of Schwann cells, T cells and Mycobacterium leprae in the immunopathogenesis of nerve damage in leprosy. *Lepr. Rev.* 71 Suppl, S121-129 (2000).

67. Stump, P. R. N. A. G. *et al.* Neuropathic pain in leprosy patients. *Int. J. Lepr. Mycobact. Dis. Off. Organ Int. Lepr. Assoc.* 72, 134–138 (2004).
68. Y, M. R., Pidaparthi, L., Tourani, V., Penneru, A. & Murthy, J. High-resolution ultrasound features of greater auricular nerve in leprosy. *Postgrad. Med. J.* 96, 443 (2020).
69. Garbino, J. A., Virmond, M. da C. L., Ura, S., Salgado, M. H. & Naafs, B. A randomized clinical trial of oral steroids for ulnar neuropathy in type 1 and type 2 leprosy reactions. *Arq. Neuropsiquiatr.* 66, 861–867 (2008).
70. Palande, D. D. & Virmond, M. Social Rehabilitation and Surgery in Leprosy. *Hansenol. Int.* 27, 99–104 (2002).
71. Virmond, M., Joshua, J., Solomon, S. & Duerksen, F. Surgical Aspects in Leprosy. in *The International Textbook of Leprosy*.

2 CAPÍTULO

História da Hanseníase

Henrique António Valadares Costa
Luiz Arthur Barros
Patrícia D. Deps

■ ORIGEM E DISPERSÃO DA HANSENÍASE

A hanseníase é um termo relativamente recente para designar uma doença muito antiga. Estudos elaborados a partir do sequenciamento do genoma do *Mycobacterium leprae* apresentaram datas da sua origem entre 100 mil a 10 mil anos a.C.[1,2] Já a identificação de cepas de *M. leprae* e seus subtipos apontam que a hanseníase teve sua origem entre a Ásia Central ou o Leste da África. Datações de carbono 14 (^{14}C) em esqueletos antigos, confirmaram a presença de hanseníase na região da atual Hungria aproximadamente em 3600 a.C., na Índia por volta de 2000 a.C., e em vestígios celtas entre 400 a 300 a.C. (vej capítulo "Paleopatologia da Hanseníase).[3,4] O termo em grego e hebraico, que foi traduzido para lepra no latim, tem seu significado médico duvidoso. Nos textos hipocráticos de 500 a.C. se referia a um conjunto de outras moléstias de pele, não apenas a doença que conhecemos hoje como hanseníase. No Antigo Testamento da Bíblia o termo *tsara'ath* utilizado significava, de forma genérica, sujeira, impureza moral e espiritual do corpo e também englobava diversas doenças de pele, como psoríase e piodermites.[5]

Há registros de ocorrências textuais da hanseníase desde 1555 a.C. entre os egípcios e seguidamente entre chineses e indianos no ano 600 a.C.

Propagou-se com maior intensidade por todo o continente europeu, assim como ocorreu com outras doenças infecciosas, como consequência principalmente das cruzadas e do deslocamento dos peregrinos à Ásia durante a Idade Média.[6]

A primeira hipótese de origem da hanseníase apontava para o subcontinente indiano e sua dispersão pela Europa teria acontecido com o retorno das tropas de Alexandre da Macedônia após o fim de sua campanha militar na Índia. Entretanto, com a demografia acentuada e a emergência das revoluções agrícolas e urbanas, a circulação de pessoas e mercadores, assim como os processos de urbanização com distinções sociais propiciaram um foco de propagação crescente da doença a partir de 6000 anos atrás à medida em que o espaço demográfico se tornava maior.[4] No entanto, suas primeiras ocorrências poderiam ter sido esporádicas em áreas de comunidades rurais.[7]

Em relação ao continente americano, não há registros seguros sobre a hanseníase antes da presença europeia.[8] É certo que os navegadores europeus no processo de conquista das Américas, iniciado no final do século XV, trouxeram muitas doenças para o Novo Mundo incluindo a hanseníase. Dessa forma, considerando o agente europeu como responsável, a hanseníase vem como um dos resultados do início das navegações exploratórias, comerciais e colonizadoras empreendidas pelos portugueses, espanhóis, franceses e holandeses durante os séculos XV e XVI. Durante este período, a hanseníase foi disseminada pelo continente americano através de um enorme contingente contaminado, o que pode explicar a origem da doença no Brasil.

Com a perspectiva da causa ser externa ao Brasil, a hanseníase foi produto da presença portuguesa em seu processo colonialista. Em Portugal, o escrito mais antigo da hanseníase é do século I d.C., todavia, o sanatório mais antigo foi construído em 1107 d.C.,[9,10] apresentando a Idade Média como o período mais marcante para a doença. Em poucos séculos da invasão europeia, a hanseníase disseminou-se na América Latina. No caso do Brasil, além dos imigrantes portugueses, os africanos trazidos, como escravos, da África Ocidental também contribuíram para disseminá-la.[11] Os primeiros casos notificados no Brasil datam do ano de 1600 na cidade do Rio de Janeiro. Entre o século XVII e o início do século XX havia 14 sanatórios em todo o País.[12]

Quando a hanseníase começou a se disseminar nas Américas deu-se um decaimento da mesma como endemia na maior parte da Europa. À exceção da Noruega, a hanseníase teve um declínio no restante da Europa, a partir do século XV.

As possíveis causas desse declínio são a melhoria das condições de vida dos europeus ao longo das Eras Moderna e Contemporânea,[13,14] o fato de que a população europeia adquiriu ao longo do tempo resistência por processos de seleção natural à doença e possíveis repercussões ambientais da "Pequena Idade do Gelo" (1275 a 1300).[15] O resfriamento da Europa no fim da Idade Média, teve impacto na endemia, considerando que a hanseníase apresenta maior desenvolvimento em regiões do planeta com temperaturas mais amenas.[16] A Noruega, por ter tido pessoas afetadas pela hanseníase até o século XX, possibilitou as pesquisas sobre o reconhecimento do bacilo e o detalhamento da doença.[17,18]

■ A HANSENÍASE NA HISTÓRIA DA MEDICINA E AS POLÍTICAS HIGIENISTAS

O *M. leprae* foi identificado por volta de 1873, em Bergen, pelo médico norueguês G. H. Amauer Hansen. Como foi dito, a hanseníase desapareceu da Europa no final do século XIX, mas até meados do século XX a forma de controle mais difundida era o isolamento dos pacientes.[19]

Apesar de ter existido sanatórios no século V, as pessoas acometidas pela hanseníase não eram segregadas e participavam ativamente da vida das sociedades da qual pertenciam. Esse quadro se modifica a partir do século X. Com isso, as pessoas afetadas eram isoladas para evitar o contágio, inicialmente em cabanas ou pequenas casas.[20] No ano de 460 A.D, na França, foi construído o primeiro sanatório da Europa em St. Oyen (hoje St. Claude). A Igreja Católica intensifica ações relacionadas à assistência já que houve um rápido aumento do número de pessoas afetadas pela hanseníase, alcançando 19 mil casos em meados do século XIII.

A história da hanseníase é também a história de um dos estigmas mais antigos e preconceituosos relacionados a uma doença. Com o desenvolvimento da medicina como ciência moderna o espectro religioso perdia espaço para as ações sanitárias, ações essas que, apesar de descartarem o aspecto 'místico' do pecado, também estabeleceram estigmas sobre o comportamento das pessoas afetadas pela hanseníase. Por sua vez, decorre-se apenas uma reformulação, do pecado ou do "carma" para as más condutas, em especial as sexuais ou pela hereditariedade, uma vez que havia casos em crianças.[21] A experiência do sanatório da ilha de

Molokai no Havaí (década de 1880) reforçou, entre a comunidade científica daquela época, a necessidade do isolamento por ter sido essa considerada bem-sucedida e pela implantação do primeiro preventório.[22]

No Brasil, entre 1640 e 1883, as poucas iniciativas particulares para socorrer as pessoas afetadas pela hanseníase ocorreram através da fundação de asilos ou hospitais em doze cidades brasileiras. Não houve, por parte dos governos, nenhuma política de saúde organizada para esta finalidade.

Mesmo não estando no centro das atenções no início do século XX, em decorrência dos sucessivos surtos epidêmicos de doenças letais que ocorreram no Brasil, a hanseníase foi considerada doença de notificação compulsória, recebendo tratamento diferenciado.

Durante a década de 1920 a hanseníase continuou a ser amplamente debatida em importantes eventos da área de saúde, no Brasil e no exterior. Com a criação do Ministério da Educação e Saúde Pública, em 1930, significativas ações passaram a ser executadas de forma centralizada para o combate à hanseníase. Seguindo a orientação do isolamento compulsório, em 1935, foi apresentado o "Plano de construções" com o objetivo de construir colônias para atender a 30.647 pessoas acometidas pela doença. Para ampliar o combate à hanseníase, foi estabelecido o modelo que ficou conhecido como *tripé*, constituído pelos seguintes estabelecimentos: colônias, dispensários e preventórios.[23] As colônias eram destinadas ao isolamento compulsório dos doentes, longe do contato com a população; os dispensários seriam destinados aos comunicantes, familiares e pessoas do convívio do doente, e que seriam acompanhados com exames periódicos; os filhos sadios de mães afetadas pela hanseníase seriam retirados de suas famílias e encaminhados aos preventórios para o provimento de abrigo e educação.[24]

No estado do Espírito Santo, foi inaugurada em 1937 a Colônia de Itanhenga (Colônia Pedro Fontes), e em 1940 (Figura 2.1) o Preventório Alzira Bley, próximos à capital do estado, Vitória.[25]

Na década de 1940, como tentativa de combater a doença, houve a introdução da sulfona na prática médica. A monoterapia com a sulfona, também conhecida por dapsona, foi um marco na história da hanseníase, uma vez que permitiu acreditar-se na possibilidade de cura e eliminação, assim como no controle ambulatorial da doença. Em 1964, Pettit & Rees comprovaram que os bacilos ficaram resistentes ao uso da sulfona como monoterapia. Em 1977, a Organização Mundial da Saúde passou a recomendar o uso de medicamentos combinados para o tratamento da

História da Hanseníase

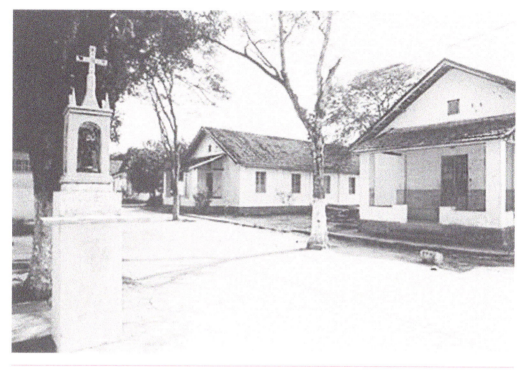

Figura 2.1. Hospital Colônia Pedro Fontes (Colônia de Itanhenga) em Cariacica, Espírito Santo. Fonte: Tadeu Bianconi, 2004.

hanseníase, conhecido como esquema poliquimioterápico (PQT), que possibilitou a cura clínica da doença. Esse esquema é resultado da combinação de três medicamentos, rifampicina, dapsona e clofazimina (veja capítulo "Terapêutica da Hanseníase).[26]

Antes da década de 1960, foi iniciado o processo de desativação progressiva e a ressocialização das pessoas que foram segregadas em colônias em todo Brasil. Em 1962, foi abolida a internação compulsória por hanseníase no Brasil.

■ LEIS DISCRIMINATÓRIAS E A MUDANÇA DA TERMINOLOGIA NO BRASIL

No século passado, alguns estados brasileiros como São Paulo (com internação compulsória) e Minas Gerais (com restrição de atividades) possuíam leis discriminatórias direcionadas às pessoas afetadas pela hanseníase.[14] Atualmente, no Brasil não mais existe lei discriminatória contra as pessoas afetadas por esta doença, entretanto elas ainda estão presentes em 23 países.[27]

História da Hanseníase

Apesar da Declaração dos Direitos Humanos de 1948, que estabelece que nenhuma pessoa pode ser discriminada por ter doenças, até 2018, mais de 185 leis discriminatórias contra pessoas com hanseníase ainda estavam vigentes em vários países. Tais leis prejudicam a vida das pessoas afetadas pela hanseníase, as discriminando por uma possível invalidez ou incapacidade de exercer algumas tarefas, além da necessidade de autorização para ingresso em transportes públicos e restrição de imigração em outros países. Estas leis aumentam o estigma contra a hanseníase.[27]

Em 1976, a partir de um decreto presidencial, o nome da doença foi modificado de lepra para hanseníase no Brasil. Este fato foi resultado da luta do dermatologista brasileiro Abrahão Rotberg, combatente do que ele chamava de "lepra estigma". Em 1995, impulsionado pelo Movimento de Reintegração das Pessoas Atingidas pela Hanseníase (MORHAN), o decreto presidencial virou a Lei Federal 9.010, que baniu o termo 'lepra' e derivados, como 'leproso', 'leprosário' e 'lepromatoso', da prática clínica e dos documentos institucionais no Brasil.[28]

No Brasil como em outros países a mobilização de movimentos sociais, a exemplo do MORHAN, fundado em 1981, tem como objetivos o enfrentamento da hanseníase, uma doença comum e curável, e a contribuição na formulação de políticas públicas para atender as pessoas afetadas pela hanseníase e seus familiares.[29]

Referências bibliográficas

1. Monot, M. *et al.* On the origin of leprosy. *Science* 308, 1040–1042 (2005).
2. Gillis, T. *et al.* Characterisation of short tandem repeats for genotyping Mycobacterium leprae. *Lepr. Rev.* 80, 250–260 (2009).
3. Robbins, G. *et al.* Ancient skeletal evidence for leprosy in India (2000 B.C.). *PLoS One* 4, e5669 (2009).
4. Roberts, C. The Bioarchaeology of Leprosy: Learning from the Past. *Int. Textb. Lepr.* (2017).
5. Roffey, S. *et al.* Investigation of a Medieval Pilgrim Burial Excavated from the Leprosarium of St Mary Magdalen Winchester, UK. *PLoS Negl. Trop. Dis.* 11, e0005186 (2017).
6. Browne SG. *Lepra na Bíblia: estigma e realidade.* (Editora Ultimato, 2003).
7. Deps, P. D. Hanseníase ontem e hoje. in *O dia em que mudei de nome: hanseníase e estigma* (ed. Deps, P. D.) 29–61 (Éditions de Boccard, 2019).
8. Timeline | International Leprosy Association - History of Leprosy. https://leprosyhistory.org/timeline/ (2020).
9. Madeira, A. *A lepra e seus tratamentos (noções gerais).* (1924).
10. Antunes-Ferreira, N., Santos, A. L. & Matos, V. M. J. Leprosy in individuals unearthed near the Ermida de Santo André and Leprosarium of Beja, Portugal. *Anthropol. Sci.* 121 (3), 149–159 (2013).
11. Agrícola, E. *Manual de Leprologia.* (Ministério da Saúde (DNS/SNL), 1960).

12. Santos, V. S. M. dos. Pesquisa documental sobre a história da hanseníase no Brasil. *História Ciênc. Saúde-Manguinhos* 10, 415–426 (2003).

13. Matos, de V. M. J. O diagnóstico retrospectivo da lepra: complementaridade clínica e paleopatológica no arquivo médico do Hospital-Colónia Rovisco Pais (século XX, Tocha, Portugal) e na colecção de esqueletos da leprosaria medieval de St. Jorgen's (Odense, Dinamarca). (2010).

14. Eidt, M. L. Breve história da hanseníase: sua expansão do mundo para as Américas, o Brasil e o Rio Grande do Sul e sua trajetória na saúde pública brasileira. *Saúde E Soc.* 13, 76–88 (2004).

15. Schuenemann, V. J. *et al.* Genome-Wide Comparison of Medieval and Modern Mycobacterium leprae. *Science* 341, 179–183 (2013).

16. Charlier, P. *et al.* Global warming and planetary health: An open letter to the WHO from scientific and indigenous people urging for paleo-microbiology studies. *Infect. Genet. Evol.* 82, 104284 (2020).

17. Rosen, G. *Uma história da saúde pública.* (1994).

18. Hansen, G. A. Undersoegelser angaende spedailskhedens arsager, tildels udfoerte sammen méd forstander Hartwig. *Nor. Mag* 4, 1–88 (1874).

19. Yamanouchi, A. A. *et al.* Hanseníase e sociedade: um problema sempre atual. *Bras Dermatol* 68, 396–404 (1993).

20. Opromolla, D. V. A. Terapêutica da hanseníase. *Med. Ribeirão Preto* 30, 345–350 (1997).

21. Claro, L. B. L. Hanseníase: representações sobre a doença, estudo em população de pacientes ambulatoriais no Rio de Janeiro. (Fundação Oswaldo Cruz, 1993).

22. Brakel, W. H. V., Peters, R. M. H. & Pereira, Z. B. da S. Stigma Related to Leprosy – A Scientific View. *International Textbook of Leprosy* https://internationaltextbookofleprosy.org/chapter/stigma-quantitative (2016).

23. Junqueira, T. B. & Oliveira, de M. H. P. Lepra-Hanseníase - passado - presente. *Ciênc. Cuid. E Saúde* 1, 263–266 (2002).

24. Souza-Araujo, H.-C. D. *Historia da Lepra no Brasil; Volume I: Periodos Colonial e Monarquico, (1500-1889).*

25. Deps, P. D. *et al.* Será que aprendemos com os erros do passado? Segregação dos pacientes portadores de hanseníase até o século XX1 Have we learned from the mistakes of the past? Segregation of leprosy patients until the twentieth century ¿Hemos aprendido de los errores del pasado? La segregación de los enfermos de lepra hasta el siglo XX. *Mirabilia Med.* 5, 15 (2015).

26. Avelleira JCR, N. J. *O tratamento da hanseníase.* vol. 2:2-3 (Rio Dermatológico, 1998).

27. Discriminatory laws | ILEP Federation. https://ilepfederation.org/discriminatory-laws/.

28. Deps, P. & Cruz, A. Why we should stop using the word leprosy. *Lancet Infect. Dis.* 20, e75–e78 (2020).

29. Movimento de Reintegração das Pessoas Atingidas pela Hanseníase (Morhan). http://www.morhan.org.br/.

CAPÍTULO 3

Agentes Etiológicos e Principais Métodos para Detecção do *M. leprae*

Patrícia D. Deps
Patrícia Sammarco Rosa

◼ AGENTES ETIOLÓGICOS

O *Mycobacterium leprae* (*M. leprae*) é um bacilo imóvel, não cultivável em meios artificiais, levemente encurvado, álcool-ácido resistente (BAAR), intracelular obrigatório, apresentando afinidade por células cutâneas (principalmente os macrófagos), e dos nervos periféricos (células de Schwann). Sua parede celular é composta de um complexo covalente ligado ao peptidoglicano-arabinogalactano-ácido micólico, bastante semelhante ao existente nas paredes celulares de outras micobactérias.[1] O glicolipídio-fenólico-1 (PGL-1), predominante na parede celular, é um glicolipídio que confere a capacidade imunogênica mais marcante do *M. leprae* e pode estar envolvido na interação com a laminina da célula de Schwann, principalmente auxiliando na internalização dos bacilos nos nervos.

Embora o *M. leprae* não cresça em meio de cultura, o bacilo se multiplica no coxim da pata do camundongo e em tatus reproduzindo um quadro semelhante às formas contagiantes da hanseníase.[2]

Em 2008, foi identificada no México uma nova espécie de micobactéria, denominada *Mycobacterium lepromatosis,* como causa de hanseníase virchowiana difusa (veja capítulo "Introdução à Hanseníase").[3] Posteriormente, o mesmo foi detectado na África, Ásia, e no Brasil.[4]

Por análise genômica comparativa foi demonstrado que o *M. lepromatosis* parece ser mais antigo na escala evolutiva quando comparado com *M. leprae.*[5] Apesar dos achados inicias, o papel do *M. lepromatosis* na epidemiologia da hanseníase ainda está sendo estudado.

■ MÉTODOS UTILIZADOS NA ROTINA PROPEDÊUTICA DA HANSENÍASE

Baciloscopia

A baciloscopia é um exame laboratorial que fornece informações sobre a presença do bacilo de Hansen no organismo de um paciente com suspeita de hanseníase utilizando a coloração de Ziehl-Neelsen. Através de um exame microscópico, tenta-se detectar bacilos em raspados dérmicos das lesões dermatológicas ou áreas anestésicas, se houver, dos lóbulos auriculares, dos cotovelos e/ou joelhos.[6,7]

O índice baciloscópico proposto por Ridley, representa a escala logarítmica com avaliação quantitativa. Utiliza-se uma padronização do número de bacilos encontrados, o índice baciloscópico, sendo o resultado positivo apresentado em número de cruzes (+). Esta padronização é adotada pelo Ministério da Saúde desde 1989 (Tabela 3.1).

Tabela 3.1
Índice baciloscópico: critérios de classificação adotados pelo Ministério da Saúde
Negativo (0) – nenhum bacilo em 100 campos
Positivo (1+) – 10 bacilos em 100 campos
Positivo (2+) – 1 a 10 bacilos em cada 10 campos
Positivo (3+) – 1 a 10 bacilos por campo
Positivo (4+) – 10 a 100 bacilos por campo
Positivo (5+) – 100 a 1000 bacilos por campo
Positivo (6+) – mais de 1000 bacilos por campo

O estudo da morfologia dos bacilos também é importante. A transformação dos bacilos em grânulos tem sido considerada indicador de morte bacilar, e sua integridade, forma regular, em bastonete, formando globias, um indicador de que os bacilos estão viáveis, aptos a se multiplicarem.

■ HISTOPATOLOGIA E COLORAÇÕES ESPECÍFICAS PARA BAAR

As diferentes respostas imunológicas do hospedeiro determinam as diferentes formas clínicas e histopatológicas do espectro da hanseníase. As colorações utilizadas são: hematoxilina e eosina, e as colorações específicas para BAAR, Wade e Fite-Faraco.[6] As lâminas são observadas utilizando um microscópio óptico.

Pelo método de Wade e Fite-Faraco (Figura 3.1), os bacilos apresentam-se corados uniformemente em vermelho e, também na histopatologia, quando viáveis, em forma de bastonetes, isolados ou agrupados, formando globias que são

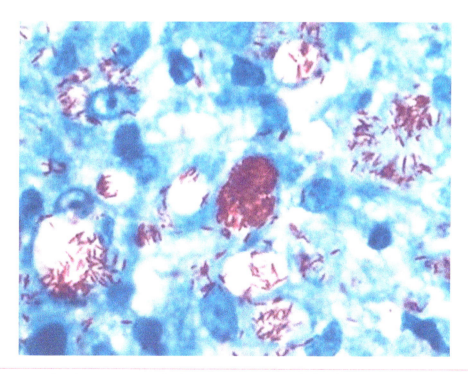

Figura 3.1. Baciloscopia variando de 4+ a 6+. Presença de bacilos em ramos neurais, macrófagos, células intersticiais, nos infiltrados inflamatórios perivasculares e perianexiais e ocasionalmente em parede de vasos e endotélio. Ao centro macrófagos com vacúolos intracitoplasmáticos preenchidos por numerosos bacilos (globia) (Fite-Faraco ×100). Hanseníase dimorfa-virchowiana.

características do *M. leprae*.[8] Essas colorações são amplamente utilizadas para a identificação dos bacilos em tecidos, principalmente em fragmentos de pele. A técnica de imunohistoquímica com marcador BCG (Figura 3.2) também pode ser utilizada para identificação do *M. leprae* sendo o bacilo visualizado na coloração marrom dourada. Resultados falsos positivos podem ocorrer com esses métodos por identificação de cocos Gram positivos, mastócitos e melanófagos pelos mesmos corantes.[9,10]

Os aspectos histopatológicos das formas da hanseníase são detalhadas nos capítulos "Manifestações Clínicas e Classificação da Hanseníase", "Episódios Reacionais na Hanseníase" e "Casos Clínicos".

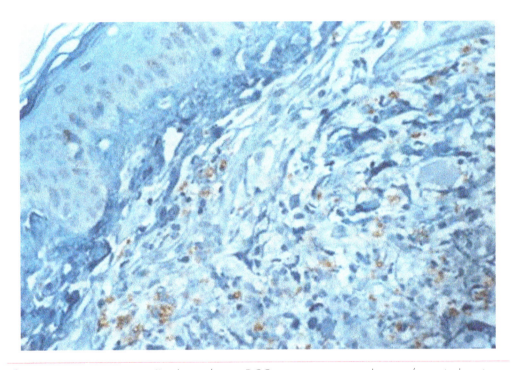

Figura 3.2. Imunoexpressão do antígeno BCG em pessoa com hanseníase virchowiana. (anti-BCG ×40).

■ MÉTODOS SOROLÓGICOS

Técnicas sorológicas como o ELISA e de fluxo lateral (ML Flow) detectam a presença de anticorpos da classe IgM anti-PGL-1.[11] A molécula do PGL-I é composta pelo trissacarídio 3,6-di-O-metil-beta-D-glucopiranosil-(1-4)-2,3-di-O-metil-alfa--L-ramnopiranosil-(1-2)-3-O-metil-alfa-L-ramnopiranosil.[12] A remoção do açúcar

Agentes etiológicos e principais métodos para detecção do *M. leprae*

terminal resulta em perda da ligação da maioria dos anticorpos, enquanto que a remoção da cadeia longa de ácidos graxos da molécula do PGL-I não produz efeito na ligação dos anticorpos.

Esta informação sugere que a síntese química da última parte do dissacarídio produz um epítopo que estimula a produção de anticorpos monoclonais, empregados na detecção da presença do PGL-I.[13] A síntese de açúcares (natural di- ou trissacarídeos, ND ou NT, respectivamente), seguida à identificação do açúcar terminal como o antígeno primário determinante do PGL-I e a sua ligação à albumina de soro bovino ("*bovine serum albumine*", BSA) com um anel octila (O), ou um anel fenólico (P), pode produzir antígenos semi-sintéticos.[14] O antígeno ND-O-BSA foi considerado igual ou melhor do que os outros derivados do antígeno PGL-I, tanto os naturais, quanto os sintéticos.[15]

A potente resposta imunológica ao PGL-1, com produção de IgM, é proporcional à carga bacilar,[16] e é espécie específico.[17]

Outro antígeno é o LID-1, que é uma fusão de duas proteínas do *M. leprae* (ML0405 and ML2331) e vem sendo utilizada em ensaios para detectar anticorpos IgG,[18] enquanto NDO-LID combina LID-1 com um mimetopo sintético PGL-1 IgM.[19] Já o rMLP15 é um polipeptídio recombinante purificado de seis proteínas (ML1358, ML2055, ML0885, ML1811, ML1812, e ML1214) com alta sensibilidade, proposto como antígeno candidato a testes para rastreamento de pacientes.[20]

As revisões sistemáticas têm sido incapazes de identificar uma técnica sorológica com desempenho conclusivamente superior em termos de sensibilidade e especificidade, em parte devido à heterogeneidade entre os estudos.[21-23] Para hanseníase multibacilar (MB), a sensibilidade estimada por meta-análise foi de 78% (60%-90%) para PGL-1, 92% (81%-97%) para ND-O-BSA, e 92% (81%-97%) para LID-1.[23] Todas as técnicas sorológicas têm desempenho deficiente na detecção da hanseníase paucibacilar (PB): 34% (11%-67%) para PGL-1, 56% (28%-82%) para ND-O-BSA, e 20% (7%-47%) para LID-1.[23]

ELISA anti-PGL-1 é um importante teste para detecção de casos novos e vigilância de contatos com maior risco de adoecer. Mostrou-se o teste mais importante para determinar o risco de desenvolver incapacidade física causada por dano neural em contatos de casos de hanseníase.[24]

A Tabela 3.2 demonstra os antígenos e algumas de suas características utilizadas nas técnicas sorológicas.

Tabela 3.2		
Antígenos utilizados no diagnóstico da hanseníase		
Antígenos do *M. leprae*	Natureza	Procedência
PGL-1 Antígeno phenolic glycolipid-I	Nativo	Proveniente da infecção em tatus com *M. leprae*
NT-P-BSA (trissacarídeo) Natural trisaccharide-phenyl- bovine serum albumin	Semi-sintético	Trissacarídeo análogo sintético do PGL-1
NT-O-BSA (trissacarídeo) Natural trisaccharide-octyl-bovine serum albumin	Semi-sintético	Trissacarídeo análogo sintético do PGL-1
ND-O-BSA (dissacarídeo) Natural disaccharide-octyl-bovine serum albumin	Semi-sintético	Dissacarídeo análogo sintético do PGL-1
ND-P-BSA (dissacarídeo) Natural disaccharide-phenyl- bovine serum albumin	Semi-sintético	Dissacarídeo análogo sintético do PGL-1
LID-1 LIDRI Diagnostic-1 (ML0405 and ML2331)	Semi-sintético	Fusão de duas proteínas de *M. leprae*
NDO-LID-1 PGL-1 dissacarídeo (ND-O) conjugado com LID-1	Semi-sintético	
rMLP15 Polipéptido recombinante purificado	Semi-sintético	15 peptídeos de seis proteínas de *M. leprae*

■ MÉTODOS GENÔMICOS

Importante avanço para o entendimento da biologia do *M. leprae* foi a obtenção do sequenciamento do seu genoma, o qual tem menor conteúdo de Guanina e Citosina comparado ao encontrado no *Mycobacterium tuberculosis*.[25] Possui aproximadamente 4.000 genes que codificam proteínas, 27% são de genes degenerados (pseudogenes) e 2% é composto por seqüências repetitivas.

Após o sequenciamento do genoma do *M. leprae*, começaram pesquisas a fim de encontrar as sequências repetitivas no genoma, número variável de repetições em "tandem" (VNTRs) e Short Tandem Repeats (STRs),[26] e polimorfismos

Agentes etiológicos e principais métodos para detecção do *M. leprae*

de base única (SNPs) com o objetivo de diferenciar cepas desta bactéria. Estas técnicas têm sido utilizadas com intuito de compreender a diversidade genética deste patógeno, bem como elucidar aspectos referentes à disseminação e lacunas epidemiológicas da hanseníase.[27]

Inicialmente, estas análises revelaram apenas quatro SNPs (SNP tipos 1, 2, 3 e 4).[28] No entanto, abordagens mais recentes, envolvendo 78 SNPs informativos, permitiram classificar o *M. leprae* em 16 subtipos, para os quais também foi possível fazer uma correlação entre a origem geográfica da hanseníase e o perfil de SNP.[29]

■ PCR

A reação em cadeia da polimerase (PCR) e suas derivações foram desenvolvidas para auxiliar no diagnóstico da hanseníase.[30,31]

Diferentes sequências foram utilizadas como alvos para a PCR. São estudados os genes que codificam o antígeno de 36-kDa, o antígeno de 18-kDa, o antígeno de 65-kDa, complexo 85, 16S RNAr, hsp65 (*heat shock protein* 65) e a sequência repetitiva RLEP. As sensibilidades estimadas por meta-análise foram de 93% (88% a 96%) na hanseníase MB e 41% (32% a 52%) na PB;[22] as técnicas de PCR em tempo Real (qPCR) aumentam a sensibilidade na detecção da hanseníase PB para 58% (22% a 87%).[22]

Um aspecto importante na avaliação dos resultados da PCR é o tipo de espécime. PCR em tecido de lesão cutânea é mais sensível do que a PCR usando sangue ou raspado dérmico.[32,33]

Um desafio na hanseníase é a diferenciação entre organismos viáveis e não-viáveis em amostras clínicas. O padrão ouro para detecção de viabilidade é o resultado da inoculação em camundongos, no entanto, o ensaio molecular (RT-PCR) utilizando um sistema de detecção de RNAr 16S específico para o *M. leprae*, seria o método de escolha para rotina clínica pela rapidez e alta sensibilidade. A sequência de RNAr 16S específica para o *M. leprae* é a região mais utilizada, com a normatização das quantidades totais de *M. leprae* a partir da quantificação do DNA total da bactéria. Este método permite não só identificar bactérias viáveis, assim como estimar a quantidade total de bacilos presentes na amostra testada.[34] A PCR é potencialmente útil no diagnóstico de casos difíceis como hanseníase neural primária,[34] formas PB da hanseníase e pacientes com apresentação clínica atípica.[32,35,36] Técnicas genômicas como o sequenciamento de próxima geração (NGS) e PCR multiplex seguida de hibridização reversasão são úteis para investigação de resistência à drogas e falência terapêutica.[37,38]

A Tabela 3.3 demonstra os marcadores e algumas de suas características utilizadas nas técnicas da PCR.

Tabela 3.3
Marcadores utilizados na detecção do DNA do *M. leprae*

Marcador utilizado	Técnica molecular	Características
36kDa	PCR convencional	*Amplicon* de 531 pb e 73% (S)
RLEP3	PCR convencional	*Amplicon* de 129 pb e 80% (S)
RLEP e repetições TTC	Multiplex PCR	100% (S) MB e 83% (S) PB
RLEP	TaqMan qPCR	91% (S) e 73% (E)
18kDa	PCR convencional	*Amplicon* de 360 pb e 60,3% (S)
18kDa	*PCR-Hibridização Southern*	99% (S) MB, 74% (S) PB.
Ag85B	TaqMan qPCR	100% (S) MB, 80% (E) PB, 56% (S) e 100% (E)
Antígeno rico em prolina (pra-36kDa)	PCR-Hibridização *Southern*	87-100% (S) MB e 36-60% PB
85-B antigen	qPCR	*Amplicon* de 80 pb e 91,3% (S)
16S rRNA	TaqMan qPCR	51% (S) e 100% (E)
16S rRNA	SyBr green qPCR	100% MB e 50% PB
LPM244-F e LPM244-R	qPCR	*M. lepromatosis*[39]
RLPM	qPCR	*M. lepromatosis* 100% (S)[40]

Real Time-PCR (qPCR); Sensibilidade (S); Especificidade (E); MB (Multibacilar); PB (Paucibacilar).

■ INVESTIGAÇÃO DE RESISTÊNCIA MEDICAMENTOSA

A utilização da poliquimioterapia (PQT) da Organização Mundial da Saúde para o tratamento da hanseníase pode curar, evitar o aparecimento e/ou evolução das incapacidades, e o desenvolvimento de cepas resistentes aos antimicrobianos utilizados de forma isolada. A resistência às drogas antimicrobianas para tratamento da hanseníase tem sido uma preocupação desde que a resistência secundária, e logo primária à dapsona (usada como monoterapia) surgiu nos anos 70, levando à introdução da PQT (veja capítulo "Terapêutica da Hanseníase").[41] O risco de ocorrer esta seleção é bem maior entre pacientes MB devido à alta carga bacilar, a maioria deles localizada intracelularmente.

Agentes etiológicos e principais métodos para detecção do *M. leprae*

A resistência primária se manifesta em indivíduos que ainda não receberam o tratamento e, neste caso, muito provavelmente, a infecção ocorreu a partir de bacilos provenientes de pacientes com resistência secundária. E a resistência secundária ou adquirida, é resultante de um tratamento inadequado e que geralmente está acompanhada de melhora clínica inicial seguida de reativação da doença.[42]

Recentemente, a resistência emergente à rifampicina e à ofloxacina foi detectada por uma rede de vigilância internacional, incluindo alguns casos com multi-resistência à rifampicina e à dapsona, e à ofloxacina e à dapsona.[43]

Estas descobertas levaram a novas diretrizes internacionais para a vigilância da resistência antimicrobiana.[44] No Brasil, por haver grande número de casos de retratamentos relatados anualmente, além de seguir a recomendação, propôs-se testar também todos os casos de falência terapêutica.[45]

Os critérios para definição de um caso suspeito de resistência medicamentosa e que deva ser investigado, são:

- Resistência Primária: A investigação da resistência primária será realizada em 10% do total de casos novos MB com IB ≥ 2.
- Resistência Secundária: A investigação da resistência secundária será realizada em todos os casos confirmados como recidiva e em todos os casos que estão em tratamento e não estão respondendo a PQT (suspeita de falência).

Nestes pacientes, a investigação será realizada em fragmento da lesão cutânea. Existem dois métodos para testar a resistência do *M. leprae* aos agentes antimicrobianos:

■ TÉCNICA DE SHEPARD (INOCULAÇÃO NO COXIM PLANTAR DE CAMUNDONGOS IMUNOCOMPETENTES)

A multiplicação do *M. leprae* em coxim plantar de camundongos imunocompetentes inoculados com suspensão de bacilos obtida de paciente não tratado foi demonstrada pela primeira vez em 1960 por Charles Shepard.[46]

Até recentemente, este era o único método disponível. O método é caro, lento (os resultados estão disponíveis somente após meses) e requer pessoal de laboratório altamente qualificado.

A padronização da técnica de inoculação (técnica de Shepard) foi um marco na pesquisa do *M. leprae* e da hanseníase, tornando possíveis as investigações nos campos da terapêutica e da resistência medicamentosa.[47,48]

A susceptibilidade do *M. leprae* a uma droga só pode ser testada entre pacientes com hanseníase MB cujas baciloscopias são positivas, usando bacilos recuperados de uma biópsia de uma lesão cutânea ativa (Figura 3.3).[49]

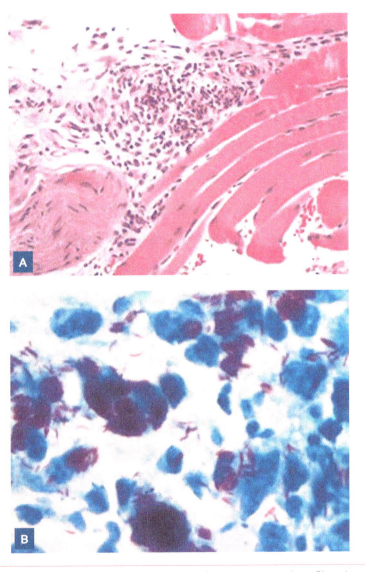

Figura 3.3. Técnica de Shepard. **A.** Corte histológico mostrando infiltrado inflamatório, constituído predominantemente por macrófagos fusiformes contendo vacúolos, permeando os tecidos do derma, tendão e feixes de músculo esquelético referente ao local de inoculação na pata de camundongo (hematoxilina-eosina x20). **B.** Baciloscopia demonstra numerosos bacilos no interior de vacúolos intracitoplasmáticos de macrófagos no local de inoculação (Fite-Faraco ×100).

Requer a inoculação de 10^4 bacilos por pata de camundongo, alguns são tratados com antimicrobianos e outros não (controle de crescimento positivo). Os bacilos são recuperados das patas inoculadas após 6 a 10 meses, e considera-se como crescimento positivo a recuperação de $\geq 1 \times 10^5$ por coxim plantar. A quantidade de bacilos é comparada entre os animais tratados e não tratados para determinar se o *M. leprae* é resistente ao tratamento.

A dificuldade em executar este método é uma das razões pelas quais a vigilância da resistência às drogas em hanseníase não foi oficialmente estabelecida até o advento dos métodos genômicos.

■ TESTES DE RESISTÊNCIA POR SEQUENCIAMENTO DE DNA GENÔMICO

Os métodos moleculares também exigem capacidade laboratorial e pessoal qualificado, mas os testes baseados em PCR se tornaram relativamente baratos e rápidos de executar.[50] Como na PCR para diagnóstico de hanseníase, a biópsia da pele fornece uma amostra melhor do que sangue ou raspado dérmico, embora novos métodos para amostras contendo números relativamente baixos de bacilos tenham sido desenvolvidos.[38,51]

Os métodos de PCR dependem do reconhecimento de variantes genéticas conhecidas por estarem associadas à resistência.[52] A resistência é conferida por mutações nas regiões 'determinantes de resistência às drogas' (DDR, drug resistance determining) de folP1 (dapsona), rpoB (rifampicina) e gyrA/gyrB (ofloxacina).[43]

A resistência à minociclina, claritromicina e clofazimina raramente é relatada, e os mecanismos moleculares de resistência e variantes genéticas associadas no *M. leprae* não foram determinados.[50]

Métodos baseados em PCR e sequenciamento direto de fragmentos de DNA fornecem dados para a vigilância internacional e nacional da resistência às drogas em hanseníase,[43,53,54] e também pode ser usado para responder as importantes questões de pesquisa, tais como resistência em casos de recidiva e/ou reinfecção, como em pacientes que receberam tratamento mas moram em áreas hiperendêmicas,[55] e se esses pacientes podem servir como casos índice para transmissão de cepas resistentes de *M. leprae* dentro de suas comunidades. A Tabela 3.4 resume os métodos utilizados para identificar *M. leprae*, sua viabilidade e resistência às drogas.

Tabela 3.4
Técnicas utilizadas para identificação de *M. leprae* em amostras biológicas, viabilidade e resistência à drogas

Pesquisa do *M. leprae* em amostras biológicas

	Método	Tipo de amostra	Resultado (valores de referência)	Interpretação
Detecção de DNA do *M. leprae*	qPCR (amplificação de DNA usando gene RLEP)	Raspado dérmico, Fragmento de pele e/ou de nervo	Positivo < 39	Presença de bacilo viável ou não.
			Negativo > 39	Ausência de bacilo.
Pesquisa de BAAR	Baciloscopia com coloração pelo Zihel-Neelsen. Análise quantitativa e qualitativa	Raspado dérmico	Positivo	Presença de bacilos íntegros e formando globias (indica viabilidade)
			Positivo	Presença de bacilos fragmentados (viabilidade duvidosa)
			Negativo	Ausência de bacilos*
Pesquisa de BAAR	Baciloscopia com coloração pelo Fite Faraco. Análise quantitativa e qualitativa	Fragmento de pele e/ou nervo	Positivo	Presença de bacilos íntegros e formando globias (indica viabilidade)
			Positivo	Presença de bacilos fragmentados (viabilidade duvidosa)
			Negativo	Ausência de bacilos*

(Continua)

Agentes etiológicos e principais métodos para detecção do *M. leprae*

Tabela 3.4 Técnicas utilizadas para identificação de *M. leprae* em amostras biológicas, viabilidade e resistência à drogas (*continuação*)			
Pesquisa do *M. leprae* em amostras biológicas			
Método	Tipo de amostra	Resultado (valores de referência)	Interpretação
Pesquisa de *M. leprae* viável por método *in vivo* — Multiplicação de bacilos na pata de camundongo atímico (mais sensível) Multiplicação de bacilos na pata de camundongo BALB/c (menos sensível)	Fragmento de pele e de nervo	Positivo	Multiplicação de bacilos indica presença de bacilos viáveis na amostra comprovando doença ativa
		Negativo	Ausência de bacilos viáveis
Pesquisa de resistência *in vivo* — Multiplicação de bacilos na pata de camundongo BALB/c	Fragmento de pele e de nervo	Positivo no camundongo tratado	Multiplicação de bacilos no camundongo tratado indica resistência à droga utilizada
		Positivo só no camundongo controle não tratado	Multiplicação de bacilos não resistentes no camundongo. Indica presença de bacilos viáveis
		Negativo no camundongo tratado	Ausência de multiplicação no camundongo tratado indica sensibilidade à droga utilizada
		Negativo em todos os grupos tratados ou não	Ausência de multiplicação nos camundongos indica que não havia bacilos viáveis na amostra testada

(*Continua*)

Tabela 3.4
Técnicas utilizadas para identificação de *M. leprae* em amostras biológicas, viabilidade e resistência à drogas (*continuação*)

Pesquisa do *M. leprae* em amostras biológicas			
	Método	Tipo de amostra	Resultado (valores de referência)	Interpretação

	Método	Tipo de amostra	Resultado (valores de referência)	Interpretação
Pesquisa de *M. leprae* viável por método *in vitro*	RT-PCR (amplificação do rRNA usando gene da 16S)	Raspado dérmico, fragmento de pele e/ou de nervo	Positivo < 39 Negativo > 39	Presença de bacilo viável Ausência de bacilo
Pesquisa de resistência *in vitro*	PCR/ Sequenciamento Amplificação e sequenciamento de fragmentos dos genes folP1 (Dapsona), rpoB (Rifampicina), GyrA (Ofloxacino)	Raspado dérmico, Fragmento de pele e/ou de nervo	Ausência de mutação no gene testado Presença de mutação no gene testado PCR ou sequenciamento negativos	Presença de bacilo sensível à droga associada ao gene Presença de bacilo resistente à droga associada ao gene Resultado inconclusivo, se paciente tiver clínica compatível com atividade de doença, coletar nova amostra no seguimento do paciente

Referências bibliográficas

1. Draper, P., Kandler, O. & Darbre, A. Peptidoglycan and arabinogalactan of Mycobacterium leprae. *J. Gen. Microbiol.* 133, 1187–1194 (1987).
2. Storrs, E. E. The nine-banded armadillo: a model for leprosy and other biomedical research. *Int J Lepr Mycobact Dis* 39, 703–714 (1971).
3. Han, X. Y. *et al.* A new Mycobacterium species causing diffuse lepromatous leprosy. *Am. J. Clin. Pathol.* 130, 856–864 (2008).

Agentes etiológicos e principais métodos para detecção do *M. leprae*

4. Han, X. Y., Aung, F. M., Choon, S. E. & Werner, B. Analysis of the leprosy agents Mycobacterium leprae and Mycobacterium lepromatosis in four countries. *Am. J. Clin. Pathol.* 142, 524–532 (2014).

5. Singh, P. *et al.* Insight into the evolution and origin of leprosy bacilli from the genome sequence of Mycobacterium lepromatosis. *Proc. Natl. Acad. Sci. U. S. A.* 112, 4459–4464 (2015).

6. Ministério da Saúde. *Guia para o controle da Hanseníase.* http://bvsms.saude.gov.br/bvs/publicacoes/guia_controle_hanseniase_cab10.pdf (2002).

7. Ministério da Saúde. *Normas Técnicas para a Eliminação da Hanseníase no Brasil.* http://www.saude.pr.gov.br/arquivos/File/hanseniase/legis/Normas-2001.pdf (2001).

8. Hastings, R. C., Gillis, T. P., Krahenbuhl, J. L. & Franzblau, S. G. Leprosy. *Clin. Microbiol. Rev.* 1, 330–348 (1988).

9. Schettini, A. P. *et al.* Enhancement in the histological diagnosis of leprosy in patients with only sensory loss by demonstration of mycobacterial antigens using anti-BCG polyclonal antibodies. *Int J Lepr Mycobact Dis* 69, 335–340 (2001).

10. Deps, P. D., Michalany, N. S. & Tomimori-Yamashita, J. False positive reaction of the immunohistochemistry technique using anti-BCG polyclonal antibodies to identify Mycobacterium leprae in wild nine-banded armadillos. *Int J Lepr Mycobact Dis* 72, 327–330 (2004).

11. Bührer, S. S., Smits, H. L., Gussenhoven, G. C., van Ingen, C. W. & Klatser, P. R. A simple dipstick assay for the detection of antibodies to phenolic glycolipid-I of Mycobacterium leprae. *Am. J. Trop. Med. Hyg.* 58, 133–136 (1998).

12. Hunter, S. W., Fujiwara, T. & Brennan, P. J. Structure and antigenicity of the major specific glycolipid antigen of Mycobacterium leprae. *J. Biol. Chem.* 257, 15072–15078 (1982).

13. Young, D. B., Khanolkar, S. R., Barg, L. L. & Buchanan, T. M. Generation and characterization of monoclonal antibodies to the phenolic glycolipid of Mycobacterium leprae. *Infect. Immun.* 43, 183–188 (1984).

14. Fujiwara, T., Hunter, S. W., Cho, S. N., Aspinall, G. O. & Brennan, P. J. Chemical synthesis and serology of disaccharides and trisaccharides of phenolic glycolipid antigens from the leprosy bacillus and preparation of a disaccharide protein conjugate for serodiagnosis of leprosy. *Infect. Immun.* 43, 245–252 (1984).

15. Wu, Q. X., Ye, G. Y. & Li, X. Y. Serological activity of natural disaccharide octyl bovine serum albumin (ND-O-BSA) in sera from patients with leprosy, tuberculosis, and normal controls. *Int J Lepr Mycobact Dis* 56, 50–55 (1988).

16. Ng, V. *et al.* Role of the cell wall phenolic glycolipid-1 in the peripheral nerve predilection of Mycobacterium leprae. *Cell* 103, 511–524 (2000).

17. Brennan, P. J. & Barrow, W. W. Evidence for species-specific lipid antigens in Mycobacterium leprae. *Int J Lepr Mycobact Dis* 48, 382–387 (1980).

18. Duthie, M. S. *et al.* Specific IgG antibody responses may be used to monitor leprosy treatment efficacy and as recurrence prognostic markers. *Eur. J. Clin. Microbiol. Infect. Dis.* 30, 1257–1265 (2011).

19. Paula Vaz Cardoso, L. *et al.* Development of a quantitative rapid diagnostic test for multibacillary leprosy using smart phone technology. *BMC Infect. Dis.* 13, (2013).

20. Barbosa, M. dos S., de Sousa, I. B. A., Simionatto, S., Borsuk, S. & Marchioro, S. B. Recombinant polypeptide of Mycobacterium leprae as a potential tool for serological detection of leprosy. *AMB Express* 9, (2019).

Agentes etiológicos e principais métodos para detecção do *M. leprae*

21. de Oliveira, A. L. G. *et al.* Diagnostic accuracy of tests using recombinant protein antigens of Mycobacterium leprae for leprosy: A systematic review. *J. Infect. Public Health* (2020) doi:10.1016/j.jiph.2019.12.011.

22. Gurung, P., Gomes, C. M., Vernal, S. & Leeflang, M. M. G. Diagnostic accuracy of tests for leprosy: a systematic review and meta-analysis. *Clin. Microbiol. Infect.* 25, 1315–1327 (2019).

23. Espinosa, O. A., Benevides Ferreira, S. M., Longhi Palacio, F. G., Cortela, D. da C. B. & Ignotti, E. Accuracy of Enzyme-Linked Immunosorbent Assays (ELISAs) in Detecting Antibodies against Mycobacterium leprae in Leprosy Patients: A Systematic Review and Meta-Analysis. *Can. J. Infect. Dis. Med. Microbiol.* 2018, 9828023 (2018).

24. dos Santos, D. F. *et al.* Molecular, immunological and neurophysiological evaluations for early diagnosis of neural impairment in seropositive leprosy household contacts. *PLoS Negl. Trop. Dis.* 12, e0006494 (2018).

25. Cole, S. T. *et al.* Massive gene decay in the leprosy bacillus. *Nature* 409, 1007–1011 (2001).

26. Gillis, T. *et al.* Characterisation of short tandem repeats for genotyping Mycobacterium leprae. *Lepr. Rev.* 80, 250–260 (2009).

27. Young, D. Prospects for molecular epidemiology of leprosy. *Lepr. Rev.* 74, 11–17 (2003).

28. Monot, M. *et al.* On the origin of leprosy. *Science* 308, 1040–1042 (2005).

29. Monot, M. *et al.* Comparative genomic and phylogeographic analysis of Mycobacterium leprae. *Nat. Genet.* 41, 1282–1289 (2009).

30. Hartskeerl, R. A., de Wit, M. Y. & Klatser, P. R. Polymerase chain reaction for the detection of Mycobacterium leprae. *J. Gen. Microbiol.* 135, 2357–2364 (1989).

31. Hackel, C. *et al.* Specific identification of Mycobacterium leprae by the polymerase chain reaction. *Mol. Cell. Probes* 4, 205–210 (1990).

32. Martinez, A. N., Talhari, C., Moraes, M. O. & Talhari, S. PCR-based techniques for leprosy diagnosis: from the laboratory to the clinic. *PLoS Negl. Trop. Dis.* 8, e2655 (2014).

33. Azevedo, M. de C. S. *et al.* qPCR detection of Mycobacterium leprae in biopsies and slit skin smear of different leprosy clinical forms. *Braz. J. Infect. Dis.* 21, 71–78 (2017).

34. dos Santos, D. F. *et al.* Molecular, immunological and neurophysiological evaluations for early diagnosis of neural impairment in seropositive leprosy household contacts. *PLoS Negl. Trop. Dis.* 12, e0006494 (2018).

35. Tatipally, S., Srikantam, A. & Kasetty, S. Polymerase Chain Reaction (PCR) as a Potential Point of Care Laboratory Test for Leprosy Diagnosis—A Systematic Review. *Trop. Med. Infect. Dis.* 3, 107 (2018).

36. Moraes, M. O. NAT-HANS: o primeiro teste baseado em PCR para Hanseníase. *infoHansen* https://br.infohansen.org/produções/blog/PCR-Hanseniase.

37. Quan, M. *et al.* Leprosy in a low-incidence setting: Case report relevant to metagenomic next generation sequencing applications. *Wien. Klin. Wochenschr.* 132, 589–592 (2020).

38. Cambau, E. *et al.* Antimicrobial resistance in leprosy: results of the first prospective open survey conducted by a WHO surveillance network for the period 2009–15. *Clin. Microbiol. Infect.* 24, 1305–1310 (2018).

39. Vera-Cabrera, L. *et al.* Mycobacterium lepromatosis Infections in Nuevo León, Mexico. *J. Clin. Microbiol.* 53, 1945–1946 (2015).

Agentes etiológicos e principais métodos para detecção do *M. leprae*

40. Sharma, R. *et al.* Isolation of Mycobacterium lepromatosis and Development of Molecular Diagnostic Assays to Distinguish Mycobacterium leprae and M. lepromatosis. *Clin. Infect. Dis. Off. Publ. Infect. Dis. Soc. Am.* 71, e262–e269 (2020).

41. Sansarricq, H. & UNDP/World Bank/WHO Special Programme for Research and Training in Tropical Diseases. *Multidrug therapy against leprosy : development and implementation over the past 25 years.* (World Health Organization, 2004).

42. Baohong, J. Drug resistance in leprosy - a review. *Lepr. Rev.* 56, 265–278 (1985).

43. World Health Organization. *Um guia para vigilância de resistência antimicrobiana na hanseníase.* 56 https://www.who.int/publications-detail-redirect/9789290225492 (2017).

44. Ministério da Saúde. *Implantação do protocolo de Investigação da Resistência Medicamentosa em Hanseníase e estabelecimento do fluxo de envio de amostra.* (2018).

45. Shepard, C. C. The experimental disease that follows the injection of human leprosy bacilli into foot-pads of mice. *J. Exp. Med.* 112, 445–454 (1960).

46. Rees, R. J. The impact of experimental human leprosy in the mouse on leprosy research. *Int. J. Lepr. Other Mycobact. Dis.* 39, 201–215 (1971).

47. Shepard, C. C. A kinetic method for the study of activity of drugs against Mycobacterium leprae in mice. *Int. J. Lepr. Other Mycobact. Dis.* 35, 429–435 (1967).

48. Levy, L. & Ji, B. The mouse foot-pad technique for cultivation of Mycobacterium leprae. *Lepr. Rev.* 77, 5–24 (2006).

49. Avanzi, C., Singh, P., Truman, R. W. & Suffys, P. N. Molecular epidemiology of leprosy: An update. *Infect. Genet. Evol.* 86, 104581 (2020).

50. Cambau, E., Chauffour-Nevejans, A., Tejmar-Kolar, L., Matsuoka, M. & Jarlier, V. Detection of Antibiotic Resistance in Leprosy Using GenoType LepraeDR, a Novel Ready-To-Use Molecular Test. *PLoS Negl. Trop. Dis.* 6, e1739 (2012).

51. Chen, X. *et al.* Nested PCR and the TaqMan SNP Genotyping Assay enhanced the sensitivity of drug resistance testing of Mycobacterium leprae using clinical specimens of leprosy patients. *PLoS Negl. Trop. Dis.* 13, e0007946 (2019).

52. Benjak, A. *et al.* Phylogenomics and antimicrobial resistance of the leprosy bacillus Mycobacterium leprae. *Nat. Commun.* 9, 352 (2018).

53. Beltrán-Alzate, C. *et al.* Leprosy Drug Resistance Surveillance in Colombia: The Experience of a Sentinel Country. *PLoS Negl. Trop. Dis.* 10, e0005041 (2016).

54. Lavania, M. *et al.* Molecular detection of multidrug-resistant Mycobacterium leprae from Indian leprosy patients. *J. Glob. Antimicrob. Resist.* 12, 214–219 (2018).

55. Rosa, P. S. *et al.* Emergence and Transmission of Drug-/Multidrug-resistant Mycobacterium leprae in a Former Leprosy Colony in the Brazilian Amazon. *Clin. Infect. Dis.* 70, 2054–2061 (2020).

CAPÍTULO 4

Epidemiologia da Hanseníase

Josafá Gonçalves Barreto

◼ INDICADORES EPIDEMIOLÓGICOS E OPERACIONAIS

Diversos indicadores epidemiológicos são analisados para uma completa avaliação da situação da transmissão e da eficiência das medidas de controle da hanseníase em um determinado território e período. Este tema não se esgota neste texto, mas para facilitar a consulta e a compreensão de sua utilidade, a Tabela 4.1 reúne uma seleção de indicadores considerados de extrema relevância.

◼ HANSENÍASE NO MUNDO

O número de casos novos de hanseníase registrados anualmente no mundo tem se mantido relativamente estável, acima dos 200.000, nos últimos 10 anos, com média de 216.111 casos. Dos 160 países e territórios que enviaram informações à OMS em 2019, 45 reportaram zero casos, 99 referiram <1.000 casos novos, 13 países (Bangladesh, República

Tabela 4.1
Principais indicadores epidemiológicos e operacionais da hanseníase utilizados no Brasil

Indicador	Parâmetro	Utilidade
Taxa anual de detecção geral de casos novos por 100 mil habitantes.	Hiperendêmico: ≥40 Muito alto: 20,00 a 39,99 Alto: 10,00 a 19,99 Médio: 2,00 a 9,99 Baixo: <2,00	Medir força de morbidade, magnitude e tendência da endemia.
Taxa anual de detecção de casos novos entre menores de 15 anos de idade, por 100 mil habitantes nesta faixa etária.	Hiperendêmico: ≥10 Muito alto: 5,00 a 9,99 Alto: 2,50 a 4,99 Médio: 0,50 a 2,49 Baixo: <0,50	Medir força da transmissão recente da endemia na comunidade onde reside a criança e sua tendência.
Proporção de casos de hanseníase com grau 2 de incapacidade física no momento do diagnóstico entre os casos novos detectados e avaliados no ano.	Alto: ≥10% Médio: 5 a 9,9% Baixo: <5%	Avaliar a efetividade das atividades da detecção oportuna e/ou precoce de casos.
Proporção de cura de hanseníase entre os casos novos diagnosticados nos anos das coortes.	Bom: ≥90% Regular: ≥75 a 89,9% Precário: <75%	Avaliar a qualidade da atenção e do acompanhamento dos casos novos diagnosticados até a completitude do tratamento.
Proporção de contatos examinados de casos novos de hanseníase diagnosticados nos anos das coortes.	Bom: ≥90% Regular: ≥75 a 89,9% Precário: <75%	Mede a capacidade dos serviços em realizar a vigilância de contatos de casos novos de hanseníase, aumentando a detecção oportuna de casos novos.

Fonte: adaptada de *"Diretrizes para vigilância, atenção e eliminação da hanseníase como problema de saúde pública"* [2]

Democrática do Congo, Etiópia, Madagascar, Moçambique, Mianmar, Nepal, Nigéria, Filipinas, Somália, Sudão do Sul, Sri Lanka e Tanzânia) reportaram entre 1.000 e 10.000 novos casos, cada. E apenas três países reportaram mais de 10.000 casos (Índia, Brasil e Indonésia), onde cerca de 80% de todos os casos do mundo são notificados. Dentre as notificações de 2019, 123.560 (61,1%) casos foram em pessoas do sexo masculino; 130.058 (64,3%) casos foram classificados como MB; 14.981 (7,4%) foram pessoas menores de 15 anos de idade e 10.813 (5,3%) já apresentavam grau 2 de incapacidade física no momento do diagnóstico.[1]

■ HANSENÍASE NO BRASIL

O Brasil tem apresentado uma diminuição do número de notificações de casos novos nos últimos 15 anos, intercalando um acréscimo nos anos de 2017 e 2018 em função do aumento dos esforços de busca ativa implementados pelo Ministério da Saúde e por alguns estados e municípios. Já em 2019, foram 27.863 casos novos detectados no país, resultando em uma taxa anual de detecção geral de 13,2/100.000 habitantes, considerada alta pelos parâmetros do Ministério da Saúde. Com isso, o Brasil notificou 93,1% de todos os casos das Américas em 2019.[1] Outros indicadores selecionados nos mostram o seguinte panorama do Brasil em 2019 (Tabela 4.2):

A distribuição espacial da hanseníase é muito heterogênea no Brasil, com a taxa de detecção anual variando de 0,8 a 129,3 por 100.000 habitantes nos estados do Rio Grande do Sul e Mato Grosso em 2019, respectivamente.[3] A taxa média nos estados da Amazônia brasileira (47/100.000) é 4,2 vezes maior do que a média dos estados não amazônicos (11/100.000).[4] Um videodocumentário, intitulado "Hanseníase: endemia oculta na floresta amazônica", mostrando o trabalho de pesquisa e busca ativa de casos novos entre contatos de casos de hanseníase e entre estudantes menores de 15 anos em escolas públicas no interior do Pará, ajuda a compreender o papel dos determinantes sociais para a manutenção da endemia e os desafios que são enfrentados pelos profissionais da saúde nestas áreas (link de acesso https://youtu.be/dRszse7bfao).

Essas diferenças regionais também são notáveis quando analisamos outros indicadores selecionados: 1) Taxa entre menores de 15 anos (menor = 0,0 no Acre; maior = 20,0 em Tocantins); 2) Proporção de grau 2 no diagnóstico (menor = 5,3% no Piauí; maior = 24,7% no Rio Grande do Sul); 3) Proporção de cura (menor = 61,3% no Distrito Federal; maior = 92,2% no Amazonas); 4) Proporção de contatos examinados (menor = 58,6% no Amapá; maior = 94,7% no Paraná).[3] A Figura 1 apresenta a espacialização de indicadores epidemiológicos selecionados por unidade da federação.

Epidemiologia da Hanseníase

Tabela 4.2
Principais indicadores epidemiológicos e operacionais da hanseníase no Brasil em 2019.[3]

Indicador	Parâmetro	Interpretação
Taxa anual de detecção de casos novos entre menores de 15 anos de idade, por 100 mil habitantes nesta faixa etária.	3,4 (alto)	Alta taxa de transmissão recente da hanseníase na comunidade onde reside a criança e tendência de expansão da endemia nestas áreas.
Proporção de casos de hanseníase com grau 2 de incapacidade física no momento do diagnóstico entre os casos novos detectados e avaliados no ano.	9,9% (médio)	Efetividade mediana das atividades da detecção oportuna e/ou precoce de casos. Está no limite para a classificação alta, o que é bastante preocupante.
Proporção de cura de hanseníase entre os casos novos diagnosticados nos anos das coortes.	79,4% (regular)	A qualidade da atenção e do acompanhamento dos casos novos diagnosticados até a completitude do tratamento é regular e precisa melhorar bastante para alcançar a proporção ≥ 90% (bom)
Proporção de contatos examinados de casos novos de hanseníase diagnosticados nos anos das coortes.	82,4% (regular)	Capacidade mediana dos serviços em realizar a vigilância de contatos de casos novos de hanseníase. Além da proporção estar abaixo da ideal, a qualidade do exame de contatos também preocupa os especialistas.

Epidemiologia da Hanseníase

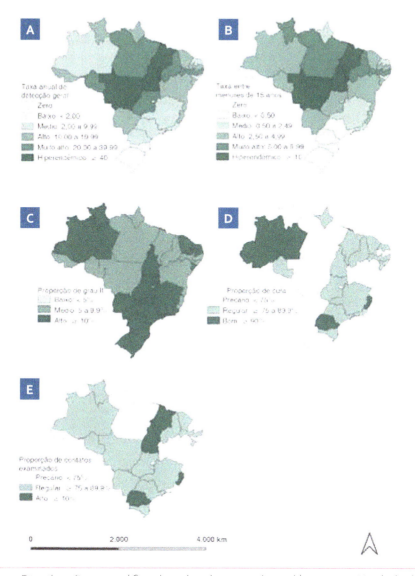

Figura 4.1. Distribuição geográfica de indicadores epidemiológicos por Unidade da Federação, Brasil, 2019. **A.** Taxa anual de detecção geral de casos novos por 100 mil habitantes. **B.** Taxa anual de detecção de casos novos entre menores de 15 anos de idade, por 100 mil habitantes nesta faixa etária. **C.** Proporção de casos de hanseníase com grau 2 de incapacidade física no momento do diagnóstico entre os casos novos detectados e avaliados no ano. **D.** Proporção de cura de hanseníase entre os casos novos diagnosticados no ano da coorte. **E.** Proporção de contatos examinados de casos novos de hanseníase diagnosticados no ano da coorte. Fonte: elaborada pelo Laboratório de Epidemiologia Espacial da Universidade Federal do Pará (LabEE-UFPA). Ministério da Saúde do Brasil. Situação epidemiológica da hanseníase em 2019: um olhar para os principais indicadores do programa. Boletim Epidemiológico. v. 51, n. 28, p. 37-45, 2020.

A análise destes indicadores selecionados mostra que a hanseníase permanece sendo um problema de saúde pública no Brasil, com grandes diferenças regionais que requerem estratégias distintas e planejadas de acordo com as necessidades das diferentes regiões do país. A hiperendemia entre menores de 15 anos em estados como o Tocantins, Mato Grosso e Maranhão indica claramente que a transmissão da doença está em expansão nesses estados. Enquanto a alta proporção de grau 2 de incapacidade física no diagnóstico no Rio Grande do Sul, bem como em toda região Sul e Sudeste do país, com exceção ao estado do Espírito Santo, reflete o atraso no diagnóstico dos casos, o que contribui para a manutenção da cadeia de transmissão da doença em regiões pretensamente de baixa prevalência.

As barreiras para o diagnóstico oportuno e precoce de casos de hanseníase incluem problemas relacionados aos pacientes, tais como medo do diagnóstico, falta de informações sobre os sinais e sintomas da doença e até mesmo a procura de "curandeiros tradicionais" como primeira ou única opção de tratamento para as suas lesões; bem como problemas relacionados aos serviços de saúde (limitado conhecimento sobre a hanseníase, pouco tempo destinado ao estudo da doença nos cursos de graduação e pós-graduação, desmotivação, alta rotatividade dos profissionais, etc.), resultando em erros e atraso nos diagnósticos, podendo levar anos até que o paciente consiga um diagnóstico preciso e o tratamento adequado,[5-7] o que é inaceitável em um país endêmico como o Brasil.

■ ENDEMIA OCULTA E EMERGÊNCIA DE RESISTÊNCIA MEDICAMENTOSA

Estima-se que mais de 4 milhões de pessoas no mundo possuam hanseníase sem diagnóstico e, consequentemente, sem tratamento. Este grande número de casos não diagnosticados, chamado de endemia oculta, é uma constante ameaça ao controle da doença, aumenta a carga de infecção na comunidade e a pressão de transmissão.[8] Estudos brasileiros também têm demonstrado a magnitude deste problema em território nacional, incluindo a alta prevalência oculta em crianças menores de 15 anos de idade, chegando a ser 17 vezes mais alta do que a prevalência registrada.[9-13]

Além da endemia oculta, a emergência de cepas de *M. leprae* resistentes a fármacos componentes da poliquimioterapia (PQT) preconizada para o tratamento da hanseníase tem criado barreiras adicionais ao efetivo controle da doença. O primeiro estudo prospectivo global, realizado pela OMS em 19 países, que incluiu

1.932 pessoas afetadas pela hanseníase, encontrou 154 (8%) de cepas de *M. leprae* com mutações conferindo resistência medicamentosa.[14] No mesmo estudo, o Brasil notificou o dobro de casos resistentes à rifampicina, quando comparado à Índia (taxa de resistência de 9,1% versus 4,7%, respectivamente). Considerando apenas os casos novos, o Brasil apresentou a maior taxa de casos resistentes (15,6%), conhecida como resistência primária.

Um estudo recente, realizado na Vila do Prata, uma antiga colônia de pessoas afetadas pela hanseníase localizada no Pará, detectou 43,2% (16/37) de cepas resistentes. A resistência múltipla à rifampicina e dapsona foi observada em oito recidivas e quatro casos novos.[15] Outro estudo também detectou cepas resistentes em cidades próximas a ex-colônia do Prata, bem como em diversas outras áreas do Brasil e do mundo.[16] Este alarmante cenário de emergência e transmissão de cepas resistentes faz com que a vigilância da resistência medicamentosa seja uma das prioridades no estudo da hanseníase na atualidade.

■ TRANSMISSÃO

A hanseníase é reconhecida como uma das doenças mais antigas dos humanos, por outro lado, ainda existem grandes lacunas de conhecimentos sobre esta enfermidade, particularmente sobre como ela é transmitida.[17] A transmissão direta de pessoa para pessoa, por meio de gotículas expelidas pelas vias aéreas superiores, é considerada a principal forma de transmissão do *M. leprae*, com sólidas evidências de maior risco para indivíduos que mantêm um contato íntimo e prolongado, muito frequente na convivência intradomiciliar, com pessoas afetadas pela hanseníase sem tratamento.[18,19] Entretanto, vizinhos próximos e contatos sociais também possuem risco aumentado para infeção quando comparados à comunidade em geral, levando à formação de aglomerados espaço-temporais de casos.[11,20–22] Por outro lado, dados recentes sustentam que outras formas de transmissão, além da humano para humano, são possíveis, o que também a classificaria como uma zoonose (veja capítulo "Introdução a Hanseníase" e "Hanseníase e saúde única").[23,24]

Sabe-se que o período de incubação da hanseníase é longo, variando de um a vinte ou mais anos, com uma média estimada de cinco anos,[17] entretanto nunca foi precisamente e conclusivamente determinado. A faixa etária onde os diagnósticos são mais frequentemente realizados é a de 20 a 60 anos, entretanto há divergências entre os estudos realizados em diversas partes do mundo, estando sujeitos a variações operacionais do sistema de saúde.[25,26] Por outros lado, dados de inquéritos sorológicos realizados em áreas hiperendêmicas demonstram alta prevalência de infecção subclínica entre crianças.[27] O interessante relato feito por Koichi Suzuki e colaboradores em 2010,[28] demonstrando um período de incubação de 30 anos em um caso de hanseníase em um chimpanzé (*Pan troglodytes*), sugere a possibilidade de ocorrência de infecção ainda na infância com início de manifestações clínicas apenas na idade adulta. A possibilidade de transmissão do *M. leprae* durante o período de incubação permanece como uma pergunta não respondida, entretanto dados recentes sustentam esta hipótese de potencial transmissão por indivíduos assintomáticos.[18]

A hanseníase está fortemente relacionada às privações socioeconômicas, tais como baixa renda, baixo nível de escolaridade e analfabetismo, falta de saneamento básico, insegurança alimentar e alta densidade intradomiciliar (dormitório compartilhado por mais de duas pessoas). Pretos e pardos, os quais estão associados a maiores níveis de privação socioeconômica no Brasil, também apresentam risco aumentado para infecção. Estas condições, aliadas ao contato intradomiciliar com paciente multibacilar sem tratamento, configuram o cenário de maior risco conhecido para transmissão do *M. leprae*.[9,29–31] Uma vez doente, os principais fatores de risco para o desenvolvimento de incapacidades físicas são: sexo masculino, formas multibacilares (especialmente a virchowiana) e reações hansênicas.[32]

Entretanto, fatores de susceptibilidade genética do hospedeiro também são decisivos para o desfecho clínico. De fato, a complexa interação entre o bacilo e o hospedeiro determinará se o indivíduo desenvolverá a hanseníase *per se*, bem como as características dos diferentes subtipos clínicos e a ocorrência de reações hansênicas.[33,34] Essa interação e seus respectivos desfechos são determinados por múltiplas variações genéticas, e evidências apontam para a importância da diversidade do complexo principal de histocompatibilidade (MHC).[35] Felizmente, a maioria dos sujeitos infectados pelo *M. leprae* desenvolvem uma eficiente resposta imune contra o bacilo e evoluem sem manifestações clínicas da doença (veja capítulo "Genética da Hanseníase).[36]

A principal medida de prevenção e controle da hanseníase continua sendo o diagnóstico precoce e o adequado tratamento medicamentoso, quebrando assim a cadeia de transmissão [37]. Contudo, essa estratégia aparentemente simples, por diversos motivos, tem se configurado em um grande desafio nos bolsões de alta endemicidade do mundo. Como uma "doença da pobreza", as atuais estratégias médicas, utilizadas isoladamente, parecem não ser suficientes para eliminar a doença como um problema de saúde pública nas comunidades mais acometidas. Deste modo, o combate à pobreza e à desigualdade social parecem elementos essenciais para o controle sustentável da hanseníase.

Referências bibliográficas

1. WHO. Global leprosy (Hansen disease) update, 2019: time to step-up prevention initiatives. *Wkly. Epidemiol. Rec.* 95, 417–440 (2020).
2. Ministério da Saúde do Brasil. *Diretrizes para a vigilância, atenção e eliminação da hanseníase como problema de saúde pública: manual técnico-operacional.* (Secretaria de Vigilância em Saúde, 2016). doi:978-85-334-2348-0.
3. Ministério da Saúde do Brasil. Situação epidemiológica da hanseníase em 2019: um olhar para os principais indicadores do programa. *Bol. Epidemiológico* 51, 37–45 (2020).
4. Schaub, R. *et al.* Leprosy Transmission in Amazonian Countries: Current Status and Future Trends. *Curr. Trop. Med. Rep.* 1–13 (2020) doi:10.1007/s40475-020-00206-1.
5. Henry, M. *et al.* Factors contributing to the delay in diagnosis and continued transmission of leprosy in Brazil – an explorative, quantitative, questionnaire based study. *PLoS Negl. Trop. Dis.* 10, e0004542 (2016).
6. Deps, P. D. *et al.* Delay in the diagnosis of leprosy in the Metropolitan Region of Vitória, Brazil. *Lepr. Rev.* 77, 41–47 (2006).
7. Trindade, M. A. B., Varella, T. C. N., Cisneros, C. G. C., Bottini, V. & Moura, A. K. A. Delayed diagnosis of multibacillary leprosy: a report of eight cases. *Braz. J. Infect. Dis.* 13, 155–157 (2009).
8. Smith, W. C., van Brakel, W., Gillis, T., Saunderson, P. & Richardus, J. H. The Missing Millions: A Threat to the Elimination of Leprosy. *PLoS Negl. Trop. Dis.* 9, (2015).
9. Barreto, J. G., Guimarães, L. de S., Frade, M. A. C., Rosa, P. S. & Salgado, C. G. High rates of undiagnosed leprosy and subclinical infection amongst school children in the Amazon region. *Mem. Inst. Oswaldo Cruz* 107, 60–67 (2012).
10. Barreto, J. G. *et al.* Anti-PGL-I seroepidemiology in leprosy cases: household contacts and school children from a hyperendemic municipality of the Brazilian Amazon. *Lepr. Rev.* 82, 358–70 (2011).
11. Barreto, J. G. *et al.* Spatial Analysis Spotlighting Early Childhood Leprosy Transmission in a Hyperendemic Municipality of the Brazilian Amazon Region. *PLoS Negl. Trop. Dis.* 8, (2014).
12. Pedrosa, V. L. *et al.* Leprosy among schoolchildren in the Amazon region: A cross-sectional study of active search and possible source of infection by contact tracing. *PLoS Negl. Trop. Dis.* 12, e0006261 (2018).
13. Bernardes, F. *et al.* Evidence of hidden leprosy in a supposedly low endemic area of Brazil. *Mem. Inst. Oswaldo Cruz* 112, 822–828 (2017).
14. Cambau, E. *et al.* Antimicrobial resistance in leprosy: results of the first prospective open survey conducted by a WHO surveillance network for the period 2009–15. *Clin. Microbiol. Infect.* 24, 1305–1310 (2018).

15. Rosa, P. S. *et al.* Emergence and Transmission of Drug-/Multidrug-resistant Mycobacterium leprae in a Former Leprosy Colony in the Brazilian Amazon. *Clin. Infect. Dis.* (2019) doi:10.1093/cid/ciz570.

16. Benjak, A. *et al.* Phylogenomics and antimicrobial resistance of the leprosy bacillus Mycobacterium leprae. *Nat. Commun.* 9, 352 (2018).

17. Schreuder, P. A. M., Noto, S. & Richardus, J. H. Epidemiologic trends of leprosy for the 21st century. *Clin. Dermatol.* 34, 24–31 (2016).

18. Araujo, S., Freitas, L. O., Goulart, L. R. & Goulart, I. M. B. Molecular evidence for the aerial route of infection of Mycobacterium leprae and the role of asymptomatic carriers in the persistence of leprosy. *Clin. Infect. Dis.* 63, 1412–1420 (2016).

19. Gama, R. S. *et al.* High frequency of M. leprae DNA detection in asymptomatic household contacts. *BMC Infect. Dis.* 18, (2018).

20. Bakker, M. I. *et al.* Population survey to determine risk factors for Mycobacterium leprae transmission and infection. *Int. Epidemiol. Assoc.* 33, 1329–1336 (2004).

21. Ortuno-Gutierrez, N. *et al.* Clustering of leprosy beyond the household level in a highly endemic setting on the Comoros, an observational study. *BMC Infect. Dis.* 19, (2019).

22. Moura, M. L. N. *et al.* Active Surveillance of Hansen's Disease (Leprosy): Importance for Case Finding among Extra-domiciliary Contacts. *PLoS Negl. Trop. Dis.* 7, (2013).

23. Ploemacher, T., Faber, W. R., Menke, H., Rutten, V. & Pieters, T. Reservoirs and transmission routes of leprosy; A systematic review. *PLoS Negl. Trop. Dis.* 14, 1–27 (2020).

24. Deps, P., Antunes, J. M. A. de P. & Collin, S. M. Zoonotic risk of Hansen's disease from community contact with wild armadillos: A systematic review and meta-analysis. *Zoonoses Public Health* zph.12783 (2020) doi:10.1111/zph.12783.

25. Sehgal, V., Rege, V. & Singh, K. The age of onset of leprosy. *Int J Lepr Mycobact Dis* 45, 52–55 (1977).

26. Longo, J. D. da M. & Cunha, R. V. da. Perfil clinico-epidemiológico dos casos de hanseníase atendidos no Hospital Universitário em Campo Grande, Mato Grosso do Sul, de janeiro de 1994 a julho de 2005. *Hansen Int* 31, 7–20 (2006).

27. Barreto, J. G., Guimarães, L. S., Frade, M. A. C., Rosa, P. S. & Salgado, C. G. High rates of undiagnosed leprosy and subclinical infection amongst school children in the Amazon Region. *Mem Inst Oswaldo Cruz* 107, 60–67 (2012).

28. Suzuki, K. *et al.* Infection during infancy and long incubation period of leprosy suggested in a case of a chimpanzee used for medical research. *J Clin Microbiol* 48, 3432–3434 (2010).

29. Bakker, M. I. *et al.* Risk factors for developing leprosy--a population-based cohort study in Indonesia. *Lepr Rev* 77, 48–61 (2006).

30. Pescarini, J. M. *et al.* Socioeconomic risk markers of leprosy in high-burden countries: A systematic review and meta-analysis. *PLoS Negl. Trop. Dis.* 12, (2018).

31. Nery, J. S. *et al.* Socioeconomic determinants of leprosy new case detection in the 100 Million Brazilian Cohort: a population-based linkage study. *Lancet Glob. Health* 7, e1226–e1236 (2019).

32. de Paula, H. L. *et al.* Risk Factors for Physical Disability in Patients With Leprosy. *JAMA Dermatol.* (2019) doi:10.1001/jamadermatol.2019.1768.

33. Alter, A., Grant, A., Abel, L., Alcais, A. & Schurr, E. Leprosy as a genetic disease. *Mamm Genome* 22, 19–31 (2011).

Epidemiologia da Hanseníase

34. Cambri, G. & Mira, M. T. Genetic susceptibility to leprosy-from classic immune-related candidate genes to hypothesis-free, whole genome approaches. *Frontiers in Immunology* vol. 9 (2018).

35. Covolo de Souza-Santana, F. *et al.* HLA-DPB1 and HLA-C alleles are associated with leprosy in a Brazilian population. *Hum. Immunol.* Nov, (2020).

36. Lázaro, F. P. *et al.* A Major Gene Controls Leprosy Susceptibility in a Hyperendemic Isolated Population from North of Brazil. *J. Infect. Dis.* 201, 1598–1605 (2010).

37. WHO. *Global Leprosy Strategy 2016–2020: Accelerating towards a leprosy-free world.* (World Health Organization, Regional Office for South-East Asia, 2016).

5
CAPÍTULO

Genética da Hanseníase

Andressa Mayra dos Santos
Marcelo Távora Mira

■ GENÉTICA DE INFECÇÃO

Desde os tempos mais remotos das civilizações humanas, as doenças infecciosas vêm atuando como os principais agentes da seleção natural, à medida que seres humanos passaram a viver em aglomerados urbanos, abandonando a vida nômade. Como resultado, um complexo e permanente processo de co-evolução entre patógenos e hospedeiros vem constantemente modificando genomas, com variantes genéticas associadas com aumento da suscetibilidade à infecção tendendo a serem removidas gradualmente do *pool* de genes.

Na era pré-microbiológica da medicina, doenças infecciosas eram amplamente consideradas hereditárias, devido a características como concentração de casos em famílias. Esta noção passou a ser desafiada a partir do século XIX com as descobertas revolucionárias de pesquisadores como Louis Pasteur. Neste contexto, a hanseníase desempenha um papel histórico por ser a primeira doença humana associada a um microrganismo, conforme demonstrado pelo médico norueguês G. H. Armauer Hansen em 1873, em um achado

Genética da Hanseníase

que o levou a rejeitar a ideia de hereditariedade.[1] Esta importante descoberta instaurou uma nova era de pesquisas em doenças infecciosas, como foco no papel dos patógenos.

Porém, hoje sabe-se que a exposição ao patógeno é necessária mas não suficiente para explicar a complexa patogênese das doenças infecciosas e sua variabilidade de sintomas, formas de apresentação clínica e evolução. Para se entender o desenvolvimento de um quadro infeccioso, é necessário considerar diversos fatores, tanto relativos ao patógeno quanto ao paciente, entre eles, suas constituições genéticas.

■ PAPEL DA GENÉTICA NA HANSENÍASE

A hanseníase é um excelente modelo para se estudar o papel da genética do hospedeiro no controle da patogênese de infecção. Isso porque claramente é necessário a exposição aos agentes etiológicos para o desenvolvimento da hanseníase,[2] mas esta exposição não é suficiente para explicar a ocorrência e a complexidade da doença, bem como suas várias formas clínicas. Estudos recentes têm revelado que o genoma do *M. leprae* é altamente conservado e estável através do tempo e do espaço geográfico[3] e praticamente clonal ao redor do mundo,[4] reforçando a hipótese de que a variabilidade interpessoal dos fenótipos da hanseníase se deve em grande parte ao perfil genético do hospedeiro.

As primeiras evidências que mostraram a importância da genética na hanseníase foram produzidas por estudos observacionais, como de agregação familial de casos e estudos de gêmeos. Em uma investigação clássica, Chakravartti e Vogel mostraram em 1973 uma maior concordância na ocorrência de hanseníase entre gêmeos monozigóticos (59,7%) quando comparados com gêmeos dizigóticos (20%).[5] Shields e colaboradores observaram, através de análise de agregação familial, que entre famílias apresentando mais de um caso de hanseníase, a frequência da transmissão da doença de uma geração para outra entre parentes consanguíneos foi de 89%; em comparação com 11% entre não-consanguíneos.[6] Mais recentemente, uma análise de segregação complexa realizada em 269 famílias recrutadas em uma ex-colônia de pacientes hansenianos localizada no interior do Pará mostrou um modelo de herança codominante – com um componente de gene principal envolvido – responsável pela forte dependência familial de ocorrência da doença nesta comunidade.[7]

Apesar de importantes no contexto histórico, esses estudos observacionais são limitados em esclarecer quais genes e variantes genéticas são de fato responsáveis

Genética da Hanseníase

pelos efeitos observados, apenas detectáveis através de abordagens moleculares. Neste sentido, com os avanços nas ferramentas de análise de DNA, pesquisadores têm produzido importantes dados na dissecção do componente genético envolvido no controle da susceptibilidade do hospedeiro à hanseníase. Poderosos estudos de ligação localizaram regiões genômicas ligadas à doença, enquanto estudos de associação têm revelado dezenas de genes candidatos e com isso, importantes i sobre sua patogênese molecular. Mais recentemente, abordagens livres de hipótese, de larga escala e de genoma completo, como por exemplo, os *Genome-Wide Association Study (GWAS)*, associados à possibilidade mais recente de se empregar sequenciamento direto de genomas completos, têm permitido importantes avanços. Alguns exemplos foram selecionados e serão explorados com mais detalhes a seguir. Uma revisão sistemática dos últimos achados genéticos em hanseníase pode ser encontrada nas referências..[8]

■ O LOCUS *PRKN/PACRG*

Em 2003, um estudo de ligação pan-genômico envolvendo a genotipagem de 388 marcadores em uma amostra populacional de famílias vietnamitas localizou um forte pico de ligação entre hanseníase *per se* (a doença independente de sua forma clínica) e a região cromossômica 6q25-q27.[9] Em etapa subsequente, o mapeamento fino de associação do *locus* 6q25-q27 identificou diversos marcadores compartilhados pelos genes *PRKN* (denominado *Parkin* – ou Parquina, em português – e codificante para uma E3 ubiquitina-proteína ligase) e *PACRG (PRKN co-regulated gene)* associados com hanseníase em duas amostras populacionais distintas – vietnamita e brasileira – resultando no primeiro caso de sucesso de identificação, por *positional cloning* (ou seja, baseado exclusivamente na posição genômica dos genes envolvidos) de genes controlando uma doença infecciosa. Desde então, o achado foi independentemente replicado em diferentes populações.[10,11] Além disso, um estudo funcional revelou um importante impacto do gene *PRKN* sobre o controle de outras doenças causadas por patógenos intracelulares, como o *M. tuberculosis*.[12]

Hoje sabe-se que a Parquina é uma proteína envolvida em diversos processos de regulação de resposta imune, via controle de eventos celulares importantes como a mitofagia e a autofagia. Variantes do gene *PRKN* são conhecidos fatores de risco genéticos para doença de Parkinson de início precoce; este gene representa, portanto, uma intrigante conexão entre doenças infecciosas e neurodegenerativas.

Genética da Hanseníase

■ GENES *NOD2* E *LRRK2*

Zhang e colaboradores publicaram em 2009 o primeiro *GWAS* em hanseníase;[13] como resultado, sete genes foram associados à doença. Destes, dois se destacam: o gene *NOD2 (nucleotide-binding oligomerization domain containing 2)* cuja proteína é responsável pelo reconhecimento de lipopolissacarídeos de bactérias intracelulares (LPS); e o gene *LRRK2 (leucine-rich repeat kinase 2)* que mostrou sinais sugestivos de associação nas amostras populacionais chinesas. Um estudo realizado em 2012 confirmou o *NOD2* como um fator de susceptibilidade à hanseníase em uma amostra populacional vietnamita.[14] Em 2013 foi validada a associação de *LRRK2* em uma amostra indiana;[15] e finalmente em 2014 uma amostra brasileira mostrou associação entre o gene *NOD2* e a susceptibilidade do hospedeiro a hanseníase.[16] Nota-se a existência de uma conexão entre genes de hanseníase e de outras doenças: ambos os genes *NOD2* e *LRRK2* foram relacionados anteriormente com a doença de Crohn ou colite ulcerativa, sugerindo uma conexão genômica/molecular entre estas duas doenças e que precisa ser investigada.[17] Ainda, à exemplo do gene *PRKN*, o gene *LRRK2* está também envolvido na patogênese da doença de Parkinson, reforçando uma promissora conexão entre duas doenças neurodegenerativas de etiologia distintas.

■ COMPLEXO MHC/HLA

Tanto a ocorrência de infecção quanto a forma de manifestação clínica da hanseníase dependem de processos amplamente regulados por genes localizados no *locus* do complexo maior de histocompatibilidade (MHC – *major histocompatibility complex*) e responsáveis pela apresentação de antígenos e pelo desencadeamento de interações celulares críticas para a regulação da resposta imune.[18] De fato, as primeiras variantes genéticas associadas com hanseníase foram de genes do MHC, existindo consenso de que genes localizados neste *locus* são críticos para explicar os mecanismos de suscetibilidade do hospedeiro aos agentes causais da hanseníase. Por exemplo, o mesmo estudo que correlacionou o *locus* 6q25-q27 à hanseníase, também localizou um sinal de ligação na região que contém o complexo do Antígeno Leucocitário Humano (HLA – *human leukocyte antigen*) situado no *locus* 6p21.[9] Um estudo subsequente levou à descrição de variantes do gene *LTA* associadas à hanseníase em amostras populacionais vietnamita, brasileira e indiana, em um efeito altamente dependente da idade de diagnóstico.[19] Estes achados se somaram a um vasto corpo de evidências que indicam alelos do gene *HLA-DRB1* associados à doença em diferentes amostras populacionais;[20,21,22] tanto como variantes de susceptibilidade quanto de resistência à hanseníase. Ainda, variações na região do *HLA-DQA1* também vêm sendo consistentemente descritas.[23]

Por ser uma região genômica densa em genes altamente polimórficos, dissecar o exato papel de genes HLA sempre representou um grande desafio para os cientistas interessados em identificar as variantes causais dos fenótipos da hanseníase. Neste sentido, em 2020 dois estudos foram publicados: o primeiro *GWAS* baseado em famílias (para hanseníase) identificou três *SNPs* (do inglês – *single-nucleotide polymorphism*) independentemente associados, sendo dois localizados na região do HLA de classe I e um localizado na região do HLA classe II.[24] E finalmente, um estudo baseado no sequenciamento massivo de 11 genes HLA[25] confirmou conhecidas associações com hanseníase e, mais importante, pela primeira vez permitiu o refinamento do achado a apenas quatro aminoácidos.

■ OUTROS FENÓTIPOS

Historicamente, estudos genéticos vêm se concentrando no fenótipo de susceptibilidade à hanseníase *per se*; porém, a riqueza da patogênese da doença tem levado a um interesse crescente em outros fenótipos, tais como a forma de manifestação clínica e a ocorrência de estados reacionais – neste sentido, o objetivo é de avançar no entendimento dos fatores de risco inatos que podem levar à ocorrência destes agressivos episódios inflamatórios.

O gene *NOD2* citado anteriormente foi associado às reações hansênicas tipo 1 (RH1) e do tipo 2 (RH2) em amostras do Nepal.[26] Já o *LRRK2* foi preferencialmente associado com RH1.[27,28] Ainda, indivíduos que desenvolvem RH1 podem ser portadores de mutações raras no gene da parquina,[27] indicando que alterações de função nessa importante proteína podem agravar o quadro clínico dos pacientes. Além disso, variantes do gene da interleucina 6 (*IL6*) também foram associadas com ocorrência de RH2 em amostras do Brasil.[29]

A recorrência da hanseníase parece ter um componente de controle genético, sendo que o acúmulo de variantes de risco para hanseníase pode levar a um perfil de hipersusceptibilidade à doença, aumentando o número de casos de recorrência em lugares onde a hanseníase permanece hiperendêmica.[30]

Genética da Hanseníase

■ CONSIDERAÇÕES FINAIS E PERSPECTIVAS

Apesar dos importantes avanços obtidos ao longo de mais de 100 anos de pesquisa genética em hanseníase, ainda há muito a se avançar, pois parte da herdabilidade da doença permanece oculta: as variantes moleculares descritas até aqui não explicam a totalidade do efeito genético previsto nos estudos observacionais. Uma das possíveis explicações é que a maioria dos estudos moleculares são desenhados de modo a excluir variantes raras, devido a limitações técnicas de acesso ao genoma. Com o progresso constante das tecnologias, essa realidade vem sendo superada e as ferramentas de sequenciamento completo têm sido cada vez mais empregadas, possibilitando importantes avanços.

Referências bibliográficas

1. Jay V. The legacy of Armauer Hansen. *Archives of Pathology & Laboratory Medicine*. 124 4:496-7 (2000).
2. Joyce MP. Historic aspects of human susceptibility to leprosy and the risk of conjugal transmission. *Memórias do Instituto Oswaldo Cruz*. 107 Suppl 1:17-21 (2012).
3. Schuenemann VJ, Singh P, Mendum TA, Krause-Kyora B, Jäger G et al. Genome-wide comparison of medieval and modern Mycobacterium leprae. *Science*. 12 341(6142):179-83 (2013).
4. Monot M, Honoré N, Garnier T, Zidane N, Sherafi D, Paniz-Mondolfi A, et al. Comparative genomic and phylogeographic analysis of Mycobacterium leprae. *Nature Genetics*. 41 12:1282–9 (2009).
5. Chakravartti MR, Vogel F. A twin study on leprosy: *Georg Thieme*. (1973).
6. Shields ED, Russell DA, Pericak-Vance MA. Genetic epidemiology of the susceptibility to leprosy. *Journal of Clinical Investigation*. 79 4:1139-43 (1987).
7. Lazaro FP, Werneck RI, Mackert CC, Cobat A, Prevedello FC, Pimentel RP, et al. A major gene controls leprosy susceptibility in a hyperendemic isolated population from north of Brazil. *The Journal of Infectious Diseases*. 201 10:1598-605 (2010).
8. Cambri G, Mira MT. Genetic Susceptibility to Leprosy-From Classic Immune-Related Candidate Genes to Hypothesis-Free, Whole Genome Approaches. *Frontiers in Immunology*. 9:1674 (2018).
9. Mira MT, Alcais A, Van Thuc N, Thai VH, Huong NT, Ba NN, et al. Chromosome 6q25 is linked to susceptibility to leprosy in a Vietnamese population. *Nature Genetics*. 33 3:412-5 (2003).
10. Chopra R, Ali S, Srivastava AK, Aggarwal S, Kumar B, et al. Mapping of PARK2 and PACRG overlapping regulatory regions reveals LD structure and functional variants in association with leprosy in unrelated indian population groups. *PLoS Genetics*. 9 7:e1003578 (2013).
11. Alter A, Fava VM, Huong NT, Singh M, Orlova M, Van Thuc N, et al. Linkage disequilibrium pattern and age-at-diagnosis are critical for replicating genetic associations across ethnic groups in leprosy. *Human Genetics*. 132 1:107-16 (2013).
12. Manzanillo PS, Ayres JS, Watson RO, Collins AC, Souza G, Rae CS, et al. The ubiquitin ligase parkin mediates resistance to intracellular pathogens. *Nature*. 501 7468:512-6 (2013).

13. Zhang FR, Huang W, Chen SM, Sun LD, Liu H, *et al.* Genome wide association study of leprosy. *The New England Journal of Medicine.* 361 27:2609-18 (2009).

14. Grant AV, Alter A, Huong NT, Orlova M, Van Thuc N, Ba NN, *et al.* Crohn's Disease Susceptibility Genes are Associated With Leprosy in the Vietnamese Population. *Journal of Infectious Diseases.* 206 11:1763-7 (2012).

15. Marcinek P, Jha AN, Shinde V, Sundaramoorthy A, Rajkumar R, Suryadevara NC, *et al.* LRRK2 and RIPK2 variants in the NOD 2-mediated signaling pathway are associated with susceptibility to Mycobacterium leprae in Indian populations. *PloS One.* 8 8:e73103 (2013).

16. Sales-Marques C, Salomao H, Fava VM, Alvarado-Arnez LE, Amaral EP, Cardoso CC, *et al.* NOD2 and CCDC122-LACC1 genes are associated with leprosy susceptibility in Brazilians. *Human Genetics.* 133 12:1525-32 (2014).

17. Schurr E, Gros P. A common genetic fingerprint in leprosy and Crohn's disease? *The New England Journal of Medicine.* 361 27:2666-8 (2009).

18. Yamamura M., Uyemura K., Deans R., Weinberg K., Rea T., Bloom B., *et al.* Defining protective responses to pathogens: cytokine profiles in leprosy lesions. *Science.* 254 5029:277–9 (1991),

19. Alcaïs A, Alter A, Antoni G, Orlova M, Nguyen VT, Singh M, Vanderborght PR, Katoch K, Mira MT, Vu HT, Ngyuen TH, Nguyen NB, Moraes M, Mehra N, Schurr E, Abel L. Stepwise replication identifies a low-producing lymphotoxin-alpha allele as a major risk factor for early-onset leprosy. Nature Genetics. 39 4:517-22 (2007).

20. Mira MT. Genetic host resistance and susceptibility to leprosy. *Microbes and Infection.* 8 4:1124-31 (2006).

21. Vanderborght PR, Pacheco AG, Moraes ME, Antoni G, Romero M, Verville A, Thai VH, Huong NT, Ba NN, Schurr E, Sarno EN, Moraes MO. HLA-DRB1*04 and DRB1*10 are associated with resistance and susceptibility, respectively, in Brazilian and Vietnamese leprosy patients. *Genes & Immunity.* 8 4:320-4 (2007).

22. Zhang F, Liu H, Chen S, Wang C, Zhu C, et al. Evidence for an association of HLA-DRB1*15 and DRB1*09 with leprosy and the impact of DRB1*09 on disease onset in a Chinese Han population. *BMC Medical Genetics.* 10:133 (2009).

23. Wong SH, Gochhait S, Malhotra D, Pettersson FH, Teo YY, Khor CC, *et al.* Leprosy and the adaptation of human toll-like receptor 1. *PLoS Pathogens.* 6:e1000979 (2010).

24. Gzara C, Dallmann-Sauer M, Orlova M, Van Thuc N, Thai VH, Fava VM, *et al.* Family-based genome-wide association study of leprosy in Vietnam. *PLoS Pathogens.* 16 5:e1008565 (2020).

25. Dallmann-Sauer M, Fava VM, Gzara C, Orlova M, Van Thuc N, Thai VH, *et al.* The complex pattern of genetic associations of leprosy with HLA class I and class II alleles can be reduced to four amino acid positions. *PLoS Pathogens.* 16 8:e1008818 (2020).

26. Berrington WR, Macdonald M, Khadge S, Sapkota BR, Janer M, Hagge DA, *et al.* Common polymorphisms in the NOD2 gene region are associated with leprosy and its reactive states. *The Journal of Infectious Diseases.* 201 9:1422-35 (2010).

27. Fava VM, Xu YZ, Lettre G, Van Thuc N, Orlova M, *et al.* Pleiotropic effects for Parkin and LRRK2 in leprosy type-1 reactions and Parkinson's disease. *Proceedings of the National Academy of Sciences of the United States of America.* 116 31:15616-24 (2019).

28. Wong SH, Hill AV, Vannberg FO. Genomewide association study of leprosy. *The New England Journal of Medicine.* 362 15:1446-7 (2010).

29. Sousa AL, Fava VM, Sampaio LH, Martelli CM, Costa MB, Mira MT, *et al.* Genetic and immunological evidence implicates interleukin 6 as a susceptibility gene for leprosy type 2 reaction. *The Journal of Infectious Diseases.* 205 9:1417-24 (2012).
30. Uaska Sartori PV, Penna GO, Buhrer-Sekula S, Pontes MAA, Goncalves HS, Cruz R, *et al.* Human Genetic Susceptibility of Leprosy Recurrence. *Scientific Reports.* 10 1:1284 (2020).

6
CAPÍTULO

Hanseníase e Saúde Única

Patrícia D. Deps
Simon M. Collin

Saúde Única é o conceito que liga a saúde humana à saúde animal e ao meio ambiente.[1,2] Esta ideia surgiu com o patologista alemão Rudolf Virchow no final do século XIX, mas Saúde Única se tornou recentemente um movimento global.[3] Saúde Única reconhece que muitas questões de saúde e bem-estar humano não podem ser tratadas isoladamente, e algumas estão diretamente relacionadas com o equilíbrio de outros seres vivos e o meio ambiente.[4] Esses outros aspectos da saúde das pessoas se tornaram mais importantes com o crescimento da população humana, as mudanças climáticas, as pressões ecológicas e a globalização.[5]

Desde 1971, pesquisadores americanos publicaram que os tatus reproduziam hanseníase se inoculado o *Mycobacterium leprae* experimentalmente.[6] Em 1977, na região sudeste dos Estados Unidos da América (EUA), foram identificados tatus da espécie *Dasypus novemcinctus* infectados naturalmente.[7] E logo a seguir, embora a hanseníase não seja mais endêmica nos EUA, casos autóctones de pessoas diagnosticadas com hanseníase relataram contato com tatus, sendo que nenhum outro fator de risco para a doença fosse identificado.[8]

Desta forma, concluiu-se que, pelo menos nos EUA, os tatus podem estar contaminados naturalmente pelo *M. leprae*,[9,10] reproduzem a forma sistêmica e neurocutânea, por infecção experimental,[11,12] e o contato com tatus é fator de risco para desenvolver hanseníase.[13,14]

No Brasil, os tatus são infectados naturalmente pelo *M. leprae*, estimando, mesmo de forma heterogênea, que um em cada dez animais está contaminado (Figura 6.1).[15]

É frequente o relato de pessoas afetadas pela hanseníase referirem desconhecer o caso índice, ou seja, o que originou sua própria infecção.[16] Em estudo do tipo caso-controle foi evidenciado que 68% das pessoas afetadas pela hanseníase,

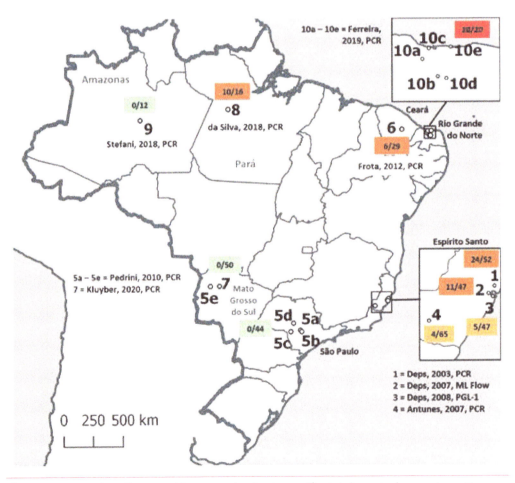

Figura 6.1. Distribuição geográfica e resultados (prevalência) dos estudos que investigaram o *M. leprae* em tatus selvagens no Brasil. Veja Deps *et al.*, 2020 para detalhes de cada estudo.[15]

assim como 48% dos controles, relataram contato direto com tatus.[17] Além deste, outros três estudos caso-controle foram realizados no Brasil e foram analisados em conjunto com outros três estudos norte-americanos. A estimativa encontrada foi de um risco relativo de 2,60 para hanseníase em pessoas que tiveram contato direto (caçar, limpar e/ou comer) com tatu, comparada com aquelas que não tiveram. O risco para contato indireto foi de 1,39.[18]

Zoonose são infecções ou doenças infecciosas em que o mesmo agente etiológico causa doença no homem e em animais vertebrados, e pode haver transmissão entre eles. A hanseníase pode ser considerada uma zoonose nas Américas, em que essa interrelação teria como componentes os hominídeos da espécie *Homo sapiens*, os tatus de algumas espécies, principalmente o *Dasypus novemcinctus*, e os microrganismos, sendo o mais conhecido, o *Mycobacterium leprae*.[19] Uma mesma cepa do *M. leprae* foi encontrada nos tatus e nos seres humanos afetados pela hanseníase nos EUA.[20]

A hanseníase no Brasil pode ter uma transmissão zoonótica. Possivelmente, o bacilo de Hansen é disseminado no meio ambiente pelo homem e pelo tatu, sendo que ambos adquirem a infecção uns dos outros e do meio ambiente (Figura 6.2).

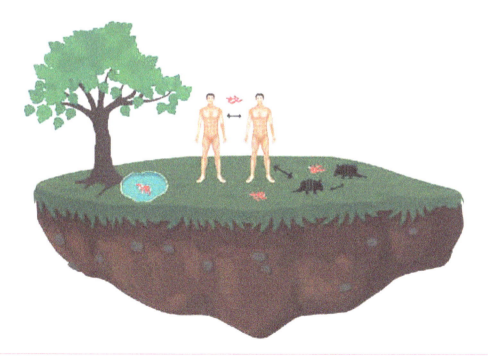

Figura 6.2. Transmissão zoonótica da hanseníase nas Américas: presença de *M. leprae* no solo, água, tatus e seres humanos.[19]

Hanseníase e Saúde Única

■ ANIMAL VERTEBRADO – HOMEM – MEIO AMBIENTE (MICROORGANISMO)

Não há dúvida de que o homem, o tatu e o *M. leprae* se relacionam, entretanto, sua origem é desconhecida. Os três componentes (pilares) desta zoonose, talvez tenham se relacionado de forma sequencial. Os tatus pertencem à Superordem de mamíferos placentários chamados Xenartros (*Xenarthra*) e habitam o centro da América do Norte, Américas Central e do Sul há 60 milhões de anos.[21] O *Homo sapiens* habita as Américas há pelo menos 15-20.000 anos.[22] Possivelmente, o último a chegar no continente americano foi o microrganismo patogênico, o *Mycobacterium leprae*. As cepas do *M. leprae*, originadas no leste da África ou no oriente médio, se dispersaram por meio de ondas migratórias para a Ásia e Europa. Sua presença nas Américas é mais tardia (século XVIII) através do processo de colonização europeia e o fluxo de pessoas vindas da costa oeste da África (veja o capítulo "História da Hanseníase).[23] O primeiro caso relatado de hanseníase no Brasil foi identificado no estado do Rio de Janeiro em meados de 1600. Segundo os historiadores, a doença veio para o Brasil durante o processo de colonização dos europeus, mas houve, ainda, uma pequena contribuição dos africanos que foram traficados para o Brasil.[24]

Portanto, é razoável teorizar que o *M. leprae* foi trazido da Europa para o Brasil e que esses microrganismos oriundos dos seres humanos, contaminaram solo, água e vegetação e, consequentemente, infectaram os tatus. Os tatus são animais muito susceptíveis à infecção, abrigando e multiplicando o patógeno em seu corpo e se transformando em fonte ambiental do bacilo para os seres humanos. Eventualmente, quando o homem entra em contato direto com o animal contaminado, pode se infectar e desenvolver a hanseníase. O homem que desenvolve a doença pode tanto multiplicar o bacilo quanto se tornar fonte da bactéria para outros indivíduos e para o meio ambiente, o que leva à contaminação dos animais susceptíveis, como os tatus.

■ FONTES NÃO HUMANAS DE *M. LEPRAE*

Dúvidas quanto à hanseníase ser transmitida, exclusivamente, de pessoa para pessoa já são bem antigas. No II Congresso Internacional de Hanseníase em 1909, em Bergen, foi sugerido a possibilidade de o *M. leprae* existir no solo e nos animais, e ser transmitido aos seres humanos. De fato, *M. leprae* pode persistir no solo, na água, em habitats animais e em áreas povoadas endêmicas de hanseníase.[25]

Estudos demonstraram a presença de *M. leprae* em duas espécies de mamíferos selvagens além dos tatus - chimpanzés[26] e esquilos vermelhos (*Sciurus vulgaris*) [27] - e *M. lepromatosis* em esquilos vermelhos.[27]

■ TRANSMISSÃO ZOONÓTICA DA HANSENÍASE NAS AMÉRICAS

No Brasil, onde a caça e consumo de tatus é ilegal, porém é uma prática comum,[28] a fração de hanseníase na população atribuível ao contato com tatus dependerá da magnitude do risco, do tipo e freqüência de contato e de quão comuns essas práticas são nas comunidades, juntamente com a contribuição de outras rotas de transmissão (humano para humano) para *M. leprae* e a suscetibilidade imunológica dos indivíduos. Em países com baixa incidência da doença, ou que tentam eliminar a hanseníase, a transmissão zoonótica e outros reservatórios ambientais de infecção podem ser importantes. As recomendações relativas aos reservatórios zoonóticos precisam ser incorporadas às diretrizes oficiais para o controle da hanseníase.

A participação dos tatus na endemia de hanseníase nas Américas vem se consolidando. Entretanto, partindo do princípio de que conceitos em saúde única tratam da proteção da saúde humana e dos animais através do equilíbrio ecológico e da preservação ambiental, não é possível desconsiderar essa fonte de bacilos tanto para os seres humanos como para o meio ambiente.

Informar aos profissionais de saúde e à população sobre o risco de contaminação pelo *M. leprae* através das diversas formas de contato com tatus, diretas e indiretas, deve ser de responsabilidade da comunidade científica, dos profissionais de saúde e dos órgãos e autoridades competentes de cada área envolvida, uma vez que uma meta-análise com base nos estudos existentes mostra que pessoas que têm contato direto com tatus têm mais do que o dobro de chance de desenvolver hanseníase em comparação com pessoas que não têm contato com tatus (Figura 6.3).

■ RESERVATÓRIOS AMBIENTAIS DE *MYCOBACTERIUM LEPRAE*

Como já foi dito, os agentes causadores da hanseníase podem ser encontrados viáveis no ambiente, sobretudo em solo e água de locais onde a doença é endêmica.[29,30] Evidências de maior prevalência de hanseníase em indivíduos que utilizavam água contaminada pelo *M. leprae* é provavelmente de causa inversa.[31]

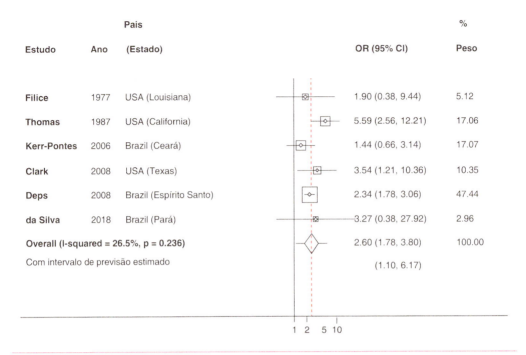

Figura 6.3. Razão da probabilidade de adquirir hanseníase (odds ratio = OR) comparando grupos expostos a tatus selvagens com grupos não expostos. Adapted from Deps *et al.*[18]

Foi identificado a coexistência de *M. leprae* com *Acanthamoeba sp.*, protozoários de vida livre, o que sugere a sobrevivência sustentada do bacilo no ambiente.[32] A importância de fontes ambientais, bem como do protozoário infectado pelo *M. leprae* na transmissão da hanseníase ainda é desconhecido.[33,34]

■ TRANSMISSÃO POR VETORES DE INSETOS

Desde meados do século XX, várias pesquisas foram feitas em busca da resposta acerca de outras vias de transmissão de formas viáveis de *Mycobacterium leprae*, especificamente por meio de carrapatos, percevejos, pulgas, piolhos e mosquitos.[25]

Ainda, DNA de *M. leprae* foi encontrado em percevejo hematófago (*Rhodnius prolixus*) pela técnica de PCR,[35] e espécies de carrapatos (*Amblyomma sculptum*) e linhas celulares do carrapato *Ixodes scapularis* foram infectadas experimentalmente com *M. leprae*.[36] Assim, há indícios que os artrópodes parecem ter seu potencial de carreadores do *M. leprae*, mas não há evidências de transmissão para humanos.

Estas informações sobre a existência de fontes não humanas dos agentes etiológicos da hanseníase, quando associados com as fontes humanas, sugerem a existência de um reservatório animal e ambiental, não dimensionado, dos agentes etiológicos da hanseníase. É provável que, caso ocorra algum desequilíbrio entre homem, animal vertebrado e meio ambiente, ou mesmo, a penetração do indivíduo susceptível no habitat do animal portador são do bacilo, ou em áreas contaminadas, a eliminação da doença seja mais desafiadora.

■ *MYCOBACTERIUM LEPROMATOSIS*

A nova espécie *Mycobacterium lepromatosis* foi identificada e nomeada por Han *et al.* em 2008 após a morte de um paciente de origem mexicana que havia sido diagnosticado com hanseníase difusa e Fenômeno Lúcio.[37] A hanseníase causada pela *M. lepromatosis* foi desde então relatada por três países endêmicos, Brasil, Mianmar e Filipinas, e três países não endêmicos, México, Malásia e EUA.

O papel da *M. lepromatosis* como agente zoonótico da hanseníase ainda é desconhecido. Entre os relatos de casos de hanseníase causados pela *M. lepromatosis* publicados desde 2008, foram sugeridas fontes zoonóticas em dois pacientes do estado de Guerrero, México, que foram diagnosticados com hanseníase vários anos depois de emigrarem para os EUA. Ambos os pacientes relataram contato direto com tatus (caça, manuseio e alimentação) quando moravam no México.[38,39]

A infecção por *M. lepromatosis* em animais silvestres foi investigada em países não endêmicos, em esquilos na Europa, em ratos no México e em tatus nos EUA.[40–42] Ainda, *M. lepromatosis* foi encontrado em alguns esquilos vermelhos na Grã-Bretanha e Irlanda,[27] entretanto não foi encontrado em amostras de solo provenientes dos habitats destes animais.[43]

Mais pesquisas são necessárias em países endêmicos usando métodos genômicos para diferenciar a infecção por *M. leprae* e *M. lepromatosis*,[44,45] para determinar a verdadeira proporção de casos de hanseníase causados pela *M. lepromatosis*, e se a *M. lepromatosis* viável ocorre em fontes não humanas e, conseqüentemente, pode ser um agente zoonótico contribuindo para a endemicidade da hanseníase e impedindo a eliminação da doença.

Referências bibliográficas

1. One Health Brasil. *One Health Brasil* https://onehealthbrasil.com/ (2020).
2. One Health | CDC. https://www.cdc.gov/onehealth/index.html (2020).

Hanseníase e Saúde Única

3. Bidaisee, S. & Macpherson, C. N. L. Zoonoses and one health: a review of the literature. *J Parasitol Res* 2014, 874345 (2014).
4. Gruetzmacher, K. *et al.* The Berlin principles on one health - Bridging global health and conservation. *Sci Total Environ* 142919 (2020) doi:10.1016/j.scitotenv.2020.142919.
5. Laing, G. *et al.* One Health for neglected tropical diseases. *Trans R Soc Trop Med Hyg* (2020) doi:10.1093/trstmh/traa117.
6. Storrs, E. E. The nine-banded armadillo: a model for leprosy and other biomedical research. *Int. J. Lepr. Other Mycobact. Dis.* 39, 703–714 (1971).
7. Kirchheimer, W. F. Occurrence of Mycobacterium leprae in nature. *Lepr India* 49, 44–47 (1977).
8. Walsh, G. P. *et al.* Leprosy--a zoonosis. *Lepr Rev* 52 Suppl 1, 77–83 (1981).
9. Walsh, G. P., Meyers, W. M. & Binford, C. H. Naturally acquired leprosy in the nine-banded armadillo: a decade of experience. *J Leukoc Biol* 40, 645–656 (1986).
10. Truman, R. Leprosy in wild armadillos. *Lepr Rev* 76, 198–208 (2005).
11. Kirchheimer, W. F. & Storrs, E. E. Attempts to establish the armadillo (Dasypus novemcinctus Linn.) as a model for the study of leprosy. I. Report of lepromatoid leprosy in an experimentally infected armadillo. *Int J Lepr Other Mycobact Dis* 39, 693–702 (1971).
12. Kirchheimer, W. F., Storrs, E. E. & Binford, C. H. Attempts to establish the Armadillo (Dasypus novemcinctus linn.) as a model for the study of leprosy. II. Histopathologic and bacteriologic post-mortem findings in lepromatoid leprosy in the Armadillo. *Int J Lepr Other Mycobact Dis* 40, 229–242 (1972).
13. Bruce, S. *et al.* Armadillo exposure and Hansen's disease: an epidemiologic survey in southern Texas. *J Am Acad Dermatol* 43, 223–228 (2000).
14. Truman, R. W. *et al.* Probable zoonotic leprosy in the southern United States. *N Engl J Med* 364, 1626–1633 (2011).
15. Deps, P., Antunes, J. M., Santos, A. R. & Collin, S. M. Prevalence of Mycobacterium leprae in armadillos in Brazil: A systematic review and meta-analysis. *PLoS Negl Trop Dis* 14, (2020).
16. Deps, P. D. *et al.* Characteristics of known leprosy contact in a high endemic area in Brazil. *Lepr Rev* 77, 34–40 (2006).
17. Deps, P. D. *et al.* Contact with armadillos increases the risk of leprosy in Brazil: a case control study. *Indian J Dermatol Venereol Leprol* 74, 338–342 (2008).
18. Deps, P., Antunes, J. M. A. de P. & Collin, S. M. Zoonotic risk of Hansen's disease from community contact with wild armadillos: A systematic review and meta-analysis. *Zoonoses Public Health* (2020) doi:10.1111/zph.12783.
19. Deps, P. info Hansen blog | Zoonotic transmission of M. leprae in Brazil: One Health approach. *infoHansen* https://en.infohansen.org/blog/zoonotic-transmission (2020).
20. Sharma, R. *et al.* Zoonotic Leprosy in the Southeastern United States. *Emerg Infect Dis* 21, 2127–2134 (2015).
21. Vizcaíno, S. F. & Loughry, W. J. Xenarthran biology: past, present, and future. in *The biology of the Xenarthra* (eds. Vizcaíno, S. F. & Loughry, W. J.) (University Press of Florida, 2008).
22. Goncalves, V. F. *et al.* Identification of Polynesian mtDNA haplogroups in remains of Botocudo Amerindians from Brazil. *Proceedings of the National Academy of Sciences* 110, 6465–6469 (2013).

23. Monot, M. *et al.* On the origin of leprosy. *Science* 308, 1040–1042 (2005).

24. Yamanouchi, A. A. *et al.* Hanseniase e sociedade: um problema sempre atual. *Anais brasileiros de dermatologia* 68, 396–404 (1993).

25. Ploemacher, T., Faber, W. R., Menke, H., Rutten, V. & Pieters, T. Reservoirs and transmission routes of leprosy; A systematic review. *PLoS Negl Trop Dis* 14, e0008276 (2020).

26. Hockings, K. J. *et al.* Leprosy in wild chimpanzees. *bioRxiv* 2020.11.10.374371 (2020) doi:10.1101/2020.11.10.374371.

27. Avanzi, C. *et al.* Red squirrels in the British Isles are infected with leprosy bacilli. *Science* 354, 744–747 (2016).

28. Kerr, L. *et al.* Human-armadillo interaction in Ceara, Brazil: Potential for transmission of Mycobacterium leprae. *Acta Trop* 152, 74–79 (2015).

29. Turankar, R. P. *et al.* Association of non-tuberculous mycobacteria with Mycobacterium leprae in environment of leprosy endemic regions in India. *Infect. Genet. Evol.* 72, 191–198 (2019).

30. Singh, V., Turankar, R. P. & Goel, A. Real-time PCR-based quantitation of viable Mycobacterium leprae strain from clinical samples and environmental sources and its genotype in multi-case leprosy families of India. *Eur J Clin Microbiol Infect Dis* 39, 2045–2055 (2020).

31. Matsuoka, M., Izumi, S., Budiawan, T., Nakata, N. & Saeki, K. Mycobacterium leprae DNA in daily using water as a possible source of leprosy infection. *Indian J Lepr* 71, 61–67 (1999).

32. Turankar, R. P. *et al.* Survival of Mycobacterium leprae and association with Acanthamoeba from environmental samples in the inhabitant areas of active leprosy cases: A cross sectional study from endemic pockets of Purulia, West Bengal. *Infect. Genet. Evol.* 72, 199–204 (2019).

33. Lahiri, R. & Krahenbuhl, J. L. The role of free-living pathogenic amoeba in the transmission of leprosy: a proof of principle. *Lepr Rev* 79, 401–409 (2008).

34. Wheat, W. H. *et al.* Long-term survival and virulence of Mycobacterium leprae in amoebal cysts. *PLoS Negl Trop Dis* 8, e3405 (2014).

35. Neumann, A. da S. *et al.* Experimental Infection of Rhodnius prolixus (Hemiptera, Triatominae) with Mycobacterium leprae Indicates Potential for Leprosy Transmission. *PLoS ONE* 11, e0156037 (2016).

36. Ferreira, J. da S. *et al.* Ticks as potential vectors of Mycobacterium leprae: Use of tick cell lines to culture the bacilli and generate transgenic strains. *PLoS Negl Trop Dis* 12, (2018).

37. Han, X. Y. *et al.* A new Mycobacterium species causing diffuse lepromatous leprosy. *Am J Clin Pathol* 130, 856–864 (2008).

38. Cleary, L. C., Suraj, S., Haburchak, D. & Turrentine, J. E. The Armadillo Factor: Lepromatous Leprosy. *Am J Med* 130, 1163–1166 (2017).

39. Sotiriou, M. C., Stryjewska, B. M. & Hill, C. Two Cases of Leprosy in Siblings Caused by Mycobacterium lepromatosis and Review of the Literature. *Am J Trop Med Hyg* 95, 522–7 (2016).

40. Schilling, A. K. *et al.* British Red Squirrels Remain the Only Known Wild Rodent Host for Leprosy Bacilli. *Front Vet Sci* 6, 8 (2019).

41. Tio-Coma, M. *et al.* Lack of evidence for the presence of leprosy bacilli in red squirrels from North-West Europe. *Transbound Emerg Dis* 67, 1032–1034 (2020).

42. Sharma, R. *et al.* Isolation of Mycobacterium lepromatosis and Development of Molecular Diagnostic Assays to Distinguish Mycobacterium leprae and M. lepromatosis. *Clin Infect Dis* 71, e262–e269 (2020).
43. Tió-Coma, M. *et al.* Detection of Mycobacterium leprae DNA in soil: multiple needles in the haystack. *Sci Rep* 9, (2019).
44. Avanzi, C., Singh, P., Truman, R. W. & Suffys, P. N. Molecular epidemiology of leprosy: An update. *Infection, Genetics and Evolution* 86, 104581 (2020).
45. Sharma, R. *et al.* Isolation of Mycobacterium lepromatosis and Development of Molecular Diagnostic Assays to Distinguish Mycobacterium leprae and M. lepromatosis. *Clin Infect Dis* 71, e262–e269 (2020).

7 CAPÍTULO

Imunologia da Hanseníase

Ana Paula Vieira

A hanseníase é uma doença bacteriana a qual envolve diferentes mecanismos de resposta imunológica frente à exposição ao *M. leprae*. Apesar de ser um microrganismo de alta infectividade e baixa patogenicidade, a resposta imune do hospedeiro frente à infecção é decisiva no desenvolvimento ou não da doença, bem como crucial para determinar as manifestações clínicas da hanseníase.[1] A variedade de apresentações clínicas na doença reflete diferentes graus de resposta imune, em que as respostas inata e adaptativa se sobrepõem em diversos eventos durante o curso da doença. Os episódios reacionais são desencadeados pela súbita intensificação da resposta imune em pacientes imunologicamente instáveis, causando incapacidades físicas permanentes associadas à hanseníase.

■ IMUNIDADE INATA NA HANSENÍASE

A resposta imune inata é responsável por proporcionar a primeira linha de defesa no organismo. Embora não seja específica, ela permite uma resposta ativa contra o patógeno até que uma resposta mais especializada se desenvolva e auxilie no combate à infecção. No contexto da hanseníase, apesar de pouco elucidado, sabe-se que uma potente atuação dos componentes da resposta inata pode ser suficiente para proporcionar, em alguns indivíduos, resistência ao desenvolvimento da doença.[2,3]

Macrófagos e células dendríticas no reconhecimento do *M. leprae*

Quando entra no organismo, geralmente pelas vias aéreas, o *M. leprae* é reconhecido pelas células inatas. O reconhecimento inicial de antígenos oriundos da bactéria é realizado pelos macrófagos e pelas células dendríticas ("*Dendritic Cells*" - DCs).[2] Essas células se ativam através de receptores presentes em sua superfície que reconhecem diferentes componentes do *M. leprae*. Uma vez ativados, macrófagos e DCs estão aptos a ativar linfócitos T e B através da apresentação do antígeno microbiano.[4]

Os receptores de reconhecimento padrão (PRRs- do inglês: "*pattern recognition receptors*") são os "sensores" presentes nos macrófagos e DCs que reconhecem os antígenos micobacterianos e estimulam a ativação dessas células.[5] Dentre os PRRs, os receptores do tipo Toll (TLR – do inglês: "*Toll-like receptors*") são fundamentais para o reconhecimento do *M. leprae*. A ligação dos antígenos com os TLRs induz o desenvolvimento de uma cascata de eventos intracelulares culminando na formação de citocinas pró-inflamatórias, quimiocinas e moléculas que auxiliam a ativação dos linfócitos.[5,6]

Os heterodímeros TLR2-TLR1 e os homodímeros TLR2 e TLR4 apresentam maior relação com a moléstia e são responsáveis pela detecção de lipoproteínas da micobactéria.[7] Esses receptores de reconhecimento inato estão envolvidos com a efetividade de defesa do hospedeiro contra o *M. leprae*. Padrões diferentes de expressão de TLRs são observados nos espectros clínicos da doença, de modo que lesões de pacientes paucibacilares apresentam maior expressão de TLR2 e TLR1 do que lesões de pacientes multibacilares.[8,9] Sob a perspectiva genética, polimorfismos nos genes codificadores de TLR1 em mulheres parecem estar envolvidos com a proteção contra o desenvolvimento da forma virchowiana.[10]

Outra classe de PRRs que comumente é relacionada à modulação imunológica na hanseníase é o receptor intracelular NOD2 (do inglês: "*NOD-like receptor*") responsável por desencadear a montagem de um complexo de proteínas conhecido como inflamossoma. Esse complexo é responsável por controlar a síntese de citocinas pro-inflamatórias, como a IL-1β.[11,12] Polimorfismos apresentados em NOD2 estão associados à maior susceptibilidade ao desenvolvimento da hanseníase.[13]

Existem muitas outras moléculas associadas ao reconhecimento do *M. leprae* pelos macrófagos e DCs. Entre elas está o receptor *scavenger* (CD163), moléculas transmembranas envolvidas na sinalização intracelular quando ativadas por lipoproteínas estruturais aumentando a indução da fagocitose dos bacilos e lipídios endógenos.[2,14] Este fato faz com que a presença desse receptor seja relacionada com o desenvolvimento de células espumosas observadas em pacientes virchowianos.[15]

Outra proteína que parece ter relação com as diferentes formas de manifestação da hanseníase é o receptor de vitamina D (VDR).[16] A estimulação de TLR2/1 na presença de IL-15 aumenta a expressão desse receptor em pacientes tuberculoides, o que intensifica a capacidade dos macrófagos desses indivíduos de produzir defensinas e catalecidinas que são peptídeos antimicrobianos.[16,17]

Na hanseníase, os macrófagos são uma das primeiras células a entrar em contato com a bactéria. Frente à exposição ao *M. leprae*, constituem elementos-chave exercendo função fagocítica, atividade antimicrobicida, e atuando também como célula apresentadora de antígenos ("*Antigen Presenting Cells*" - APCs) aos linfócitos.[2] Diferentes subpopulações de macrófagos podem ser desenvolvidas após o reconhecimento do *M. leprae*, que direcionam de forma distinta a resposta imunológica. Os macrófagos M1 apresentam ação inflamatória e produzem altos níveis de citocinas como IL-1β, TNFα, IL-6 e IL-12. Além disso, apresentam uma potente atividade microbicida pela ação da enzima iNOS e induzem a diferenciação de linfócitos em Th1 os quais estimulam ainda mais esses macrófagos. Por sua vez, os macrófagos M2 atuam no reparo tecidual e resolução da inflamação, são estimulados por citocinas como IL-4, IL-10 e TGFβ e induzem a resposta para o perfil Th2.[18]

Na forma polar tuberculoide há granulomas epitelioides com predomínio de M1, correspondendo com o padrão de resposta tipo Th1, característico dessa forma clínica. Em contrapartida, no polo virchowiano observam-se hansenomas com predomínio de células M2, condizendo com o perfil Th2 e anergia encontrados nesse tipo de manifestação. Nesses casos, os macrófagos com atividade microbicida amenizada fagocitam o *M. leprae* porém não são aptos a destruí-los, gerando acúmulo micobacteriano em seu citoplasma.[19, 20, 21]

As DCs constituem as principais células apresentadoras de antígenos (APCs) do sistema imune e são sentinelas naturais, pois apresentam alto potencial de acesso aos patógenos, uma vez que estão localizadas em regiões estratégicas do organismo, como pele, superfícies mucosas e sangue. Através das moléculas do complexo de histocompatibilidade maior (MHC) tipo I e II, essas células apresentam antígenos microbianos aos linfócitos virgens e iniciam o desenvolvimento da imunidade adaptativa modulando a resposta em Th1 ou Th2.[2,22]

Quando residentes na epiderme e derme, as DCs são chamadas de células de Langerhans. Essas células possuem moléculas da família CD1 e vêm sendo associadas à mediação da apresentação de antígenos lipídicos aos linfóctos T, junto com as moléculas do MHC I e II envolvidas na apresentação de antígenos proteicos.[23] Na hanseníase tuberculoide há uma maior frequência de células de Langerhans em comparação com a virchowiana, de forma que a presença dessas células é associada a um efetivo processamento e apresentação de antígenos micobacterianos.[24] Existem evidências de que o glicolipídeo PGL-1 da estrutura do *M. leprae* inibe a maturação e ativação da DC, proporcionando a sobrevivência do bacilo e a diminuição da capacidade de induzir a ativação dos linfócitos T em pacientes multibacilares.[25]

Relação das células de Schwann com o *M. leprae*

Apesar de não corresponderem ao arsenal de células do sistema imune, vem sendo descrito que as células de Schwann, dependendo do microambiente, podem apresentar comportamento de APCs.[26]

Alguns estudos sugerem que, uma vez infectadas pelo *M. leprae* e submetidas a altos níveis de IFNγ, as células de Schwann podem expressar MHC classe I e II, apresentar antígenos do bacilo aos linfócitos T e desencadear uma resposta efetora local. A patogênese do dano neural na hanseníase pode estar relacionada com a presença de citocinas inflamatórias no local induzindo a apoptose das células de Schwann devido a sua interação com o *M. leprae*.[27, 28]

Sistema complemento na hanseníase

O sistema complemento consiste em um conjunto de proteínas solúveis presentes no sangue. É um dos principais mecanismos efetores da resposta imune humoral e inata, participando na formação de poros na superfície celular, principalmente em bactérias, na opsonização de patógenos e imunocomplexos, no recrutamento de leucócitos e na resposta inflamatória.[29]

Com relação à interação do sistema complemento com o *M. leprae*, sabe-se que o PGL-1 (glicolipídeo fenólico-1) bacteriano é capaz de ativar o sistema complemento. Danos neurais observados na hanseníase são relacionados à deposição do complexo de ataque à membrana ("*Membrane Attack Complex*" - MAC) nos nervos.[30] O complexo MAC é o produto final do sistema complemento, responsável pela formação de poros na membrana das células infectadas, e consequentemente pela indução à morte celular.

■ IMUNIDADE ADAPTATIVA NA HANSENÍASE

A imunidade adaptativa, mediada por diferentes subtipos de linfócitos T, é peça chave para o combate à infecção pelo *M. leprae*. Por outro lado, a resposta mediada por anticorpos não se demonstra eficiente para conter a multiplicação bacilar. A polarização de uma resposta imune específica é um importante elemento na patogênese da hanseníase e na determinação de suas formas clínicas (Figura 7.1).

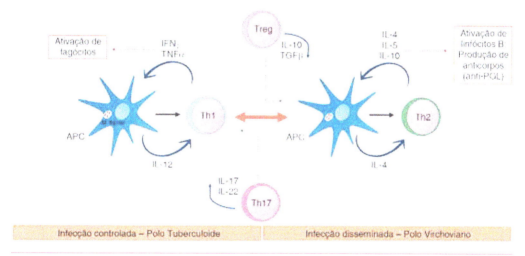

Figura 7.1. Possíveis causas para a resposta imune polarizada nas formas tuberculoide vs. virchowiana de acordo com o paradigma de resposta Th1/Th2. Na hanseníase tuberculoide (TT), os linfócitos T virgens são ativados pela apresentação de antígenos do *M. leprae* e pela ação da IL-2 secretada pelas APCs (células apresentadoras de antígenos) polarizando a resposta para o perfil Th1 (IFN-γ, IL-2, TNFe IL-15), que irão conter a infecção com a formação de granulomas e estimular a capacidade microbicida dos fagócitos. Na hanseníase virchowiana (VV) a resposta celular se inicia pela apresentação antigênica e estimulação dos linfócitos T virgens com IL-4 polarizando para o perfil Th2 (IL-4, IL-10, IL-5), que irão induzir a ativação de linfócitos B e produção de anticorpos contra as estruturas microbianas. Tregs, que são predominantemente supressoras, atuam secretando IL-10, TGFβ e ligantes em sua superfície e estão mais presentes na forma de susceptibilidade ao *M. leprae* (polo virchowiano). Linfócitos Th17 produtores de IL-17 e IL-22 apresentam perfil inflamatório e são encontrados em maior número no polo de resistência ao bacilo (tuberculoide).

Uma vez reconhecidos e processados, os antígenos do *M. leprae* são apresentados pelas APCs para os linfócitos T. Quando o antígeno é apresentado pelo MHC classe II, há reconhecimento pelos linfócitos TCD4 que, por sua vez, podem se diferenciar em T *helper* 1 (Th1) ou T *helper* 2 (Th2), os quais geram perfis opostos de resposta. O perfil de citocinas secretadas pelas DCs é um dos fatores que influenciam no padrão de resposta.[3, 31]

Nesse contexto, a produção de IL-12 pelas DCs induz a diferenciação de linfócitos virgens em Th1 responsáveis pelo desenvolvimento da resposta mediada por células, principalmente na ativação de macrófagos que atuarão contra o patógeno. Já é bem estabelecido que a hanseníase tuberculoide é caracterizada pela forte resposta celular contra o *M. leprae*, mediada por Th1. [32-34]

Nesse tipo de resposta há intensa produção das citocinas IFNγ, que atua na ativação de APCs aumentando sua expressão de MHC II, favorecendo a apresentação antigênica; IL-2, que estimula a proliferação e sobrevivência dos linfócitos antígeno-específicos e aumenta a produção de IFNγ; linfotoxina α (LTα), que estimula o desenvolvimento e manutenção do granuloma; e TNFα, que aumenta o potencial microbicida dos macrófagos e atua na formação do granuloma agindo na contenção da infecção. [34,35] Devido a esse padrão de resposta *M. leprae*-específica, apresentada pela eficiente contenção da proliferação bacilar, o polo tuberculoide é definido como o perfil de resistência ao bacilo.

Por outro lado, quando há ausência de IL-12 e presença de IL-4 ocorre diferenciação dos linfócitos em Th2, responsáveis pelo desenvolvimento de uma resposta humoral. [32-34]

O perfil de resposta Th2 é predominante na hanseníase virchowiana, que apresenta altos níveis de IL-4, IL-5, IL-10 e IL-13. Em conjunto, essas citocinas vão estimular a ativação de linfócitos B que produzirão altos níveis de anticorpos IgM e IgG contra PGL-1 e outras proteínas do bacilo, como a lipoarabinomanana (LAM).[36] A produção de anticorpos por si só não é eficaz para conter a proliferação bacilar. Pacientes virchowianos não conseguem gerar uma resposta imune adequada para conter o *M. leprae* pois apresentam baixa resposta linfoproliferativa, caracterizando um estado anérgico frente à infecção.[37]

As formas instáveis da hanseníase apresentam uma vasta variação de resposta imunológica. No entanto, na evolução da forma dimorfa-tuberculoide (DT) para dimorfa-virchowiana (DV), observa-se uma progressiva tendência à diminuição da resposta celular Th1 associada a um aumento da carga bacilar e da resposta humoral Th2.[38, 39]

Além da dicotomia Th1/Th2, outros subtipos de linfócitos são relacionados à modulação imunológica na hanseníase. Os linfócitos T reguladores (Tregs) secretam IL-10 e expressam moléculas supressoras como o CTLA-4 (do inglês: "*cytotoxic T-lymphocyte-associated protein-4*").[40] São supressores antígeno-específicos mais presentes na circulação e na lesão de pele de pacientes virchowianos, sendo relacionados ao quadro de insuficiência de resposta celular que esse espectro apresenta (Figura 7.2).[41-44]

Atualmente propõe-se uma relação entre as Tregs e os linfócitos Th17 na hanseníase. Esses dois subtipos celulares apresentam papéis opostos. Enquanto as Tregs regulam a resposta imune, as Th17 são responsáveis por desenvolver uma intensa resposta pró-inflamatória. Na hanseníase paucibacilar há maior frequência dessas células sendo associadas à potencialização da produção de IFNγ e inibição da produção de IL-10 pelas Tregs.[45, 46]

Os linfócitos TCD8 são importantes mediadores da imunidade adaptativa contra microrganismos intracelulares, sendo que reconhecem antígenos apresentados pelas APCs via MHC classe I. Dentro do espectro de manifestações clínicas da

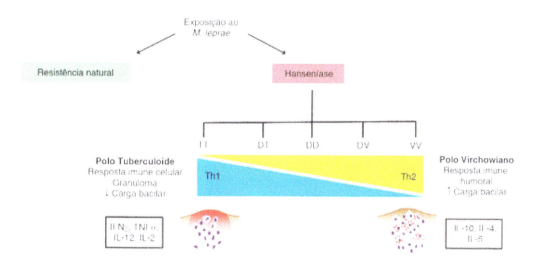

Figura 7.2. Espectro clínico da hanseníase. Frente ao contato com o *M. leprae* o indivíduo pode apresentar resistência natural à infecção ou desenvolver a doença. Segundo a classificação de Ridley & Jopling, dependendo dos aspectos clínicos, histopatológicos, imunológicos e bacteriológicos, a hanseníase pode ser dividida em cinco formas clínicas: as formas polares (Tuberculoide – TT e Virchowiana – VV) e as interpolares (Dimorfo-tuberculoide - DT, dimorfo-dimorfo – DD e dimorfo-virchowiana – DV). *Fonte: ilustração por Lucas Delboni Soares (2020).*

hanseníase observa-se padrões diferentes na proporção de CD4/CD8. No polo virchowiano há escassa presença de linfócitos TCD4 e aumento de linfócitos TCD8, formando granulomas mal organizados. Por outro lado, no polo tuberculoide há predominância de linfócitos TCD4 no centro das lesões e alguns linfócitos TCD8 nas margens, apresentando assim uma formação mais ordenada.[3,47]

■ IMUNOLOGIA DOS EPISÓDIOS REACIONAIS

As respostas imunes celular e humoral na hanseníase são dinâmicas, sofrendo alterações que variam com o tempo e o tratamento, podendo originar os episódios reacionais hansênicos (Figura 7.3).[48]

Os episódios reacionais são fenômenos inflamatórios agudos sobrepostos à evolução crônica da hanseníase, que podem resultar na perda funcional de nervos periféricos levando a incapacidades físicas causadas pela doença.[49] Os mecanismos desencadeadores dos episódios reacionais ainda não são totalmente compreendidos.

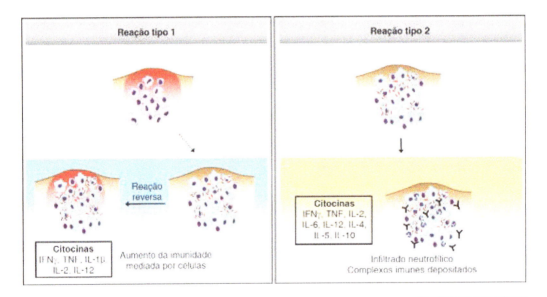

Figura 7.3. Imunopatogenia dos episódios reacionais. Na reação tipo 1 ocorre intensificação da resposta imune celular (Th1) provavelmente em resposta a antígenos circulantes do *M. leprae*, desenvolvendo assim inflamação local. Já na reação tipo 2 ocorre aumento tanto da resposta imune mediada por células como da mediada por anticorpos, levando à formação de imunocomplexos e recrutamento de neutrófilos para as lesões, culminando assim em uma resposta inflamatória sistêmica. *Fonte: ilustração por Lucas Delboni Soares (2020).*

A reação hansênica tipo 1 (RH1) (veja capítulo "Episódios Reacionais na Hanseníase), incidente principalmente em pacientes das formas dimorfas, é caracterizada por manifestações localizadas e envolve principalmente mecanismos da imunidade mediada por células, sendo associada à exacerbação da resposta Th1 antígeno-específica em resposta ao aumento de antígenos circulantes do *M. leprae*, geralmente decorrente do tratamento antimicobacteriano.[50, 52]

O infiltrado inflamatório é constituído por granulomas com macrófagos do tipo M1 (CD68+CD163-) e intensa produção de iNOS, que é um importante antimicrobicida.[19] Macrófagos mais ativados, com alta expressão da molécula coestimuladora essencial para ativação dos linfócitos T, estão mais presentes na RH1 do que na reação hansênica tipo 2 (RH2). Há predominância de células TCD4$^+$ secretoras de IFNγ e TNFα, consistente com o aumento no número de linfócitos T reativos para os antígenos de *M. leprae*, nas lesões da pele e nervos.[2-4, 53]

O dano neural é mais comum na RH1, sendo um reflexo da resposta Th1 antígeno-específica intensificada, que nesses quadros pode atuar sobre as células de Schwann infectadas pelo *M leprae*, induzir a apoptose celular e, consequentemente, causar danos neurais severos e muitas vezes irreversíveis.[27]

O eritema nodoso hansênico (ENH), a forma mais comum de RH2, ocorre geralmente em pacientes do polo virchowiano ou em dimorfos-virchowianos (DV) em decorrência ao aumento da resposta humoral contra antígenos do *M. leprae*, resposta do tipo Th2.[54] Os aspectos clínicos são resultantes de uma resposta inflamatória aguda sistêmica que envolve qualquer órgão ou tecido em que o bacilo ou seus antígenos estejam presentes.

Trata-se de uma reação de hipersensibilidade tardia devida a elevadas concentrações de anticorpos contra antígenos do *M. leprae* e formação de imunocomplexos circulantes que, ao atingir espaços teciduais, vasos sanguíneos e linfáticos resultam na ativação de um intenso processo inflamatório.[49] Esse processo desencadeia migração de neutrófilos, em resposta à secreção de IL-1β por APCs, para o sítio de inflamação e liberação de enzimas responsáveis por lesões teciduais. Atualmente, a molécula CD64 presente nos neutrófilos é associada a um pior prognóstico e é encontrada em abundância nos sítios de lesões e na circulação. Neutrófilos que apresentam essa molécula apresentam suas funções potencializadas.[55]

Nas lesões de pele presentes no ENH são observados poucos macrófagos, tanto com o fenótipo M1 quanto M2, sugerindo que essa reação não está associada com o recrutamento de macrófagos, como o visto em RH1.[19] Contudo, o desenvolvimento do ENH é relacionado a vários mecanismos, sendo que níveis plasmáticos de IL-6 aumentados são encontrados nesse tipo de reação em comparação com RH1, propondo a IL-6 como um possível biomarcador desse tipo de reação.[56]

Ainda intensificando o processo inflamatório, há relatos de que linfócitos TCD8 produtores de TNFα estão presentes em ENH. Outro mecanismo também sugerido, por estar envolvido com a intensa infiltração neutrofílica presente nesse tipo de reação, é a maior frequência de células Th17 nas lesões de pele no ENH.[57] Esse subtipo de linfócito apresenta capacidade de secretar substância quimiotáticas para os neutrófilos. Além disso, apesar de controverso, outro fato atribuído à inflamação extensa característica do ENL é a presença de uma menor quantidade de células Tregs circulantes e presentes nas lesões em comparação com pacientes RH1.[41, 58]

É difícil estabelecer um padrão de resposta específico para melhor compreender os processos envolvidos nas reações hansênicas tipo 1 e tipo 2. Dessa forma, esclarecer os mecanismos imunopatológicos que atuam na hanseníase e em seus episódios reacionais é de fundamental importância não só para o controle e tratamento da infecção, como para prevenir as complicações inflamatórias, principais causadoras das deformidades e incapacidades observadas na hanseníase.

Referências bibliográficas

1. Modlin, R. L. *et al.* Suppressor T lymphocytes from lepromatous leprosy skin lesions. *J. Immunol* 137, 2831-2834 (1986).
2. Pinheiro, R. O. *et al.* Innate imune responses in Leprosy. *Frontiers in Immunology* 9, 1-15 (2018).
3. Fonseca, A. B. L. *et al.* The influence of innate and adaptative immune responses on the differential clinical outcomes of leprosy. *Infectious Diseases of Poverty* 6 (1):5 (2017).
4. Birdi, T. J. & Antia, N. H. The macrophage in leprosy: a review on the current status. *Int J Lepr Other Mycobact Dis* 57(2):511-25 (1989).
5. Elfeil, W. *et al.* Pattern Recognition Receptors mini review. *Global Animal Science Journal* 1(1), 1118-1127 (2013).
6. Akira, S. *et al.* Pathogen recognition and innate immunity. *Cell* 124(4), 783-801 (2006).
7. Brightbill, H. D. *et al.* Host defense mechanisms triggered by microbial lipoproteins through toll-like receptors. *Science* 285, 732-6 (1999).
8. Maeda, Y. *et al.* Identification of an immunomodulating agent from *Mycobacterium leprae. Infect Immun* 73, 2744–50 (2005).
9. Krutzik, S. R. et al. Activation and regulation of Toll-like receptors 2 and 1 in human leprosy. *Nat Med* 9, 525-32 (2003).
10. Alvarenga, E. N., Fernandes, G. R. & Lana, F. C. F The *TLR1* gene is associated with higher protection from leprosy in women. *PLoS ONE* 13(10): e0205234. (2018).

11. Latz, E., Xiao, T. S. & Stutz A. Activation and regulation of the inflammasomes. *Nat Rev Immunol* 13(6), 397–411 (2013).

12. Röltgen, K. *et al.* The immunology of other mycobacteria: *M. ulcerans, M. leprae. Semin Immunopathol* 42(3), 333-353 (2020).

13. Zhang, F. R. *et al.* Genomewide association study of leprosy. *N Engl J Med* 361(27), 2609–18 (2009).

14. Ratledge, C. & Dover, L. G. Iron metabolism in pathogenic bacteria. *Annu Rev Microbiol* 54, 881–941 (2000).

15. de Macedo, C. S. *et al.* New insights into the pathogenesis of leprosy: contribution of subversion of host cell metabolism to bacterial persistence, disease progression and transmission. *F1000Res* 9 (2020).

16. Sapkota, B. R. *et al.* Association of TNF, MBL, and VDR polymorphisms with leprosy phenotypes. *Hum. Immunol* 71(10), 992-998 (2010).

17. Krutzik, S. R. *et al.* IL-15 links TLR2/1-induced macrophage differentiation to the vitamin D-dependent antimicrobial pathway. *J. Immunol* 181(10), 7115-7120 (2008).

18. Martinez, F. O., Helming, L. & Gordon L. Alternative activation of macrophages: an immunologic functional perspective. *Annu Rev Immunol* 27, 451–483 (2009).

19. Fachin, L. R. V.*et al.* Immunohistochemical assessment of cell populations in leprosy-spectrum lesions and reactional forms. *Histol Histopathol* 32, 385-396 (2017).

20. Fallows, D. *et al. Mycobacterium leprae* alters classical activation of human monocytes *in vitro. Journal of Inflammation* 13:8 (2016).

21. de Sousa, J. R. *et al.* Immunohistochemical characterization of the M4 macrophage population in leprosy skin lesions. *BMC Infect Dis* 18(1), 576 (2018).

22. Banchereau, J. *et al.* Immunobiology of dendritic cells. *Annu Rev Immunol* 18, 767–811 (2000).

23. Vincent, M. S. *et al.* CD1-dependent dendritic cell instruction. *Nat Immunol* 3(12), 1163–1168 (2002).

24. Hirai, K. E. *et al.* Langerin (CD207)-positive cells in leprosy: Possible implications for pathogenesis of the disease with special emphasis on dermal immunoreactivity. *Microb Pathog* 124,1-4 (2018).

25. Hashimoto, K. *et al. Mycobacterium leprae* infection in monocyte-derived dendritic cells and its influence on antigen-presenting function. *Infect Immun* 70(9), 5167-5176 (2002).

26. Horste, G. M. Z. *et al.* Expression of Antigen Processing and Presenting Molecules by Schwann Cells in Inflammatory Neuropathies. *Glia* 58(1), 80-92 (2010).

27. Spierings, E. *et al.* Novel mechanisms in the immunopathogenesis of leprosy nerve damage: the role of Schwann cells, T cells and *Mycobacterium leprae. Immunol Cell Biol* 78(4), 349–355 (2000).

28. Spierings, E. *et al. Mycobacterium leprae*-Specific, HLA Class II-Restricted Killing of Human Schwann Cells by CD4⁺ Th1 Cells: A Novel Immunopathogenic Mechanism of Nerve Damage in Leprosy. *The Journal of Immunology* 166(10), 5883-5888 (2001).

29. Botto, M. *et al.* Complement in human diseases: Lessons from complement deficiencies. *Mol Immunol* 46(14): 2774–2783 (2009).

30. Ramanathan, V. D. *et al.* Activation of the human complement system by phenolic glycolipid 1 of *Mycobacterium leprae. Microbial Pathogenesis* 8(6), 403-410 (1990).

31. Romagnani, S. T-cell subsets (Th1 versus Th2). *Ann Allergy Asthma Immunol* 85(1), 9-18 (2000).

32. Pandya, A. N. & Tailor, H. J. Clinico-histopathological correlation of leprosy. *Indian J Dermatol Venereol Leprol* 74,174-6 (2008)

33. Briton, W. J. & Lockwood, D. N. J. Leprosy. *The Lancet* 363, 1209-1219 (2004).

34. Yamamura, M. *et al.* Defining protective responses to pathogens: cytokine profiles in leprosy lesions. *Science* 254, 277-279 (1991).

35. Hagge, D. A. *et al.* Lymphotoxin-α and TNF Have Essential but Independent Roles in the Evolution of the Granulomatous Response in Experimental Leprosy. *Am J Pathol* 174(4), 1379–1389 (2009).

36. Modlin, R. L. 1-2 paradigm: insights from leprosy. *J Invest Dermatol* 102(6):828-32 (1994).

37. Fonseca, A. B. L. *et al.* The influence of innate and adaptative immune responses on the differential clinical outcomes of leprosy. *Infectious Diseases of Poverty* 6(1), 5 (2017).

38. Suzuki, K. et al. Current status of leprosy: Epidemiology, basic science and clinical perspectives. *Journal of Dermatology* 39, 121–129 (2012).

39. Ridley, D. S. & Jopling, W. H. Classification of leprosy according to immunity: a five group system. *Int J Lepr* 34, 255-73 (1996).

40. Wing, K. *et al.* CTLA-4 Control over Foxp3+ Regulatory T Cell Function. *Science*.322, 271-274 (2008).

41. Lima, C. P., Costa, E. M. & Sampaio, L. F. Expressão de FoxP3 em diferentes formas de hanseníase e reações hansênicas. *J. Bras. Patol. Med. Lab* 55, 434-441 (2019).

42. Sadhu, S. et al. Reciprocity between Regulatory T Cells and Th17 Cells: Relevance to Polarized Immunity in Leprosy. *PLoS Negl Trop Dis*. 10(1), e0004338 (2016).

43. Saini, C., Ramesh, V. & Nath, I. Increase in TGF-β secreting CD4⁺CD25⁺ FOXP3⁺ T regulatory cells in anergic lepromatous leprosy patients. *PLoS Negl Trop Dis* 8(1), e2639 (2014).

44. Palermo, M. L. *et al.* Increased Expression of Regulatory T Cells and Down-Regulatory Molecules in Lepromatous Leprosy. *Am. J. Trop. Med. Hyg.* 86, 878 - 883 (2012).

45. Saini, C. *et al.* Leprosy Reactions Show Increased Th17 Cell Activity and Reduced FOXP3+ Tregs with Concomitant Decrease in TGF-β and Increase in IL-6. *PLoS Negl Trop Dis* 10(4), e0004592 (2016).

46. Quaresma, J. A. *et al.* T-helper 17 cytokines expression in leprosy skin lesions. *Br J Dermatol* 173(2), 565-7 (2015).

47. Sengupta, U. Immunopathology of leprosy: a state of the art. *Journal of Leprosy* 69, S36-41 (2001).

48. Goulart, I. M. B, Penna, G.O. & Cunha, G. Imunopatologia da hanseníase: a complexidade dos mecanismos da resposta imune do hospedeiro ao *Mycobacterium leprae*. *Rev. Soc. Bras. Med. Trop* 35, 363-375 (2002).

49. Foss, N. T. *et al.* Hanseníase: Episódios reacionais. *Projeto Diretrizes* (2003).

50. Dos Santos, L. N. *et al.* Role of T$_{EFFECTOR/MEMORY}$ Cells, *TBX21* Gene Expression and T-Cell Homing Receptor on Type 1 Reaction in Borderline Lepromatous Leprosy Patients. *PLoS ONE* 11(10), e0164543 (2016).

51. Silva, C. A. *et al.* Type 1 reaction in leprosy patients corresponds with a decrease in pro-resolving and an increase in pro-inflammatory lipid mediators. *Infect Dis. PLoS Negl Trop Dis* 10(8), e0004955 (2016).

52. Scollard, D. M. Epidemiologic characteristics of leprosy reactions. *Int J Lepr Other Mycobact*; 62, 559-569 (1994).
53. Suzuki, K. *et al.* Current status of leprosy: Epidemiology, basic science and clinical perspectives. *Journal of Dermatology* 39, 121–129 (2012).
54. Ridley, M. J. & Ridley, D. S. The immunopathology of erythema nodosum leprosum: the role of extravascular complexes. *Lepr Rev* 54, 95-107 (1983).
55. Schmitz, V. *et al.* Expression of CD64 on Circulating Neutrophils Favoring Systemic Inflammatory Status in Erythema Nodosum Leprosum. *PLoS Negl Trop Dis* 10(8), e0004955 (2016).
56. Sousa, A. L. M. *et al.* Genetic and Immunological Evidence Implicates Interleukin 6 as a Susceptibility Gene for Leprosy Type 2 Reaction. *J Infect Disease* 205(9), 1417-1424 (2012).
57. da Silva, C. O. *et al.* Neutrophil extracellular traps contribute to the pathogenesis of leprosy type 2 reactions. *PLoS Negl Trop Dis* 13(9), e0007368 (2019).
58. Vieira, A. P. *et al.* Development of Type 2, But Not Type 1, Leprosy Reactions is Associated with a Severe Reduction of Circulating and In situ Regulatory T-Cells. *Am. J. Trop. Med. Hyg.* 94(4), 721-727 (2016).

8 CAPÍTULO

Aspectos Clínicos e Classificação da Hanseníase

Marcos Cesar Florian
Patrícia D. Deps

As lesões cutâneas da hanseníase podem ocorrer em qualquer área do corpo, sendo únicas ou numerosas, variando amplamente no formato, apresentação e cor. As margens das lesões também variam, podendo ser mal ou bem delimitadas.

Dependendo da capacidade do indivíduo de reagir à infecção pelo *M. leprae* e do tipo de resposta imune que se instala, a doença pode se desenvolver como polo tuberculoide (T), que é a forma localizada e não contagiosa da doença ou como polo virchowiano (V), forma generalizada e contagiosa. Entre esses dois extremos, há variações clínicas e imunológicas que são as formas dimorfas (D) da hanseníase, também com potencial de transmissibilidade.

Na tentativa de facilitar o diagnóstico, a Organização Mundial da Saúde estabelece critérios simples e por meio

Aspectos Clínicos e Classificação da Hanseníase

dos quais define que, num país ou área endêmica, uma pessoa é suspeita de ter hanseníase na presença de uma das seguintes características:[1]

- Lesão(ões) cutânea(s) compatível(is) com hanseníase, apresentando alterações de sensibilidade (térmica, tátil e/ou dolorosa), ou área de pele com alterações de sensibilidade, mesmo na ausência de lesões cutâneas.
- Presença de espessamento de nervo(s) periférico(s).
- Baciloscopia positiva.

■ TERMINOLOGIA DAS LESÕES CUTÂNEAS MAIS COMUNS NA HANSENÍASE

- **Manchas:** são lesões cutâneas planas, desprovidas de relevo, sem limite de tamanho, que resultam da ausência ("mancha acrômica"), diminuição ("mancha hipocrômica") ou aumento ("mancha hipercrômica") de melanina ou depósito de outros pigmentos ou substâncias na pele. Também podem ser de origem vascular como o "eritema" que é uma mancha avermelhada que desaparece momentaneamente à digitopressão (quando pressionada com um dos dedos do examinador) ou a "púrpura" que não desaparece à digitopressão por ser devida a um extravasamento de hemácias na derme.
- **Placas:** são lesões que se diferenciam das manchas pela presença de relevo sobre a superfície da pele. Pode ser individual ou constituir aglomerado de placas, mas se menores de um centímetro são chamadas de pápulas. As pápulas são vistas com menor frequência na hanseníase.
- **Infiltração:** apesar de ser um termo mais utilizado na patologia, também pode ser usado na clínica e é definido como um aumento da espessura e consistência da pele, que se mantém depressível, com menor evidência dos sulcos, limites imprecisos, podendo acompanhar-se de eritema discreto. À vitropressão surge fundo de cor "café com leite". Resulta da presença, na derme, de infiltrado celular, às vezes com edema e vasodilatação.
- **Nódulos:** são lesões sólidas, circunscritas, elevadas ou não, de um a três centímetros de tamanho. São diferentes das placas por serem circunscritas e das pápulas terem mais que um centímetro. É processo patológico que se localiza na epiderme, derme e/ou hipoderme. Pode ser lesão mais palpável do que visível.

Aspectos Clínicos e Classificação da Hanseníase

Tabela 8.1
Classificações da hanseníase e correlações

| Baciloscopia no raspado dérmico | Classificações da hanseníase e correlações | | | |
	Madri 1952	Ridley-Jopling 1966	OMS 1981	Nepal 1985
Negativa	I		PB	PB
Negativa	T	TT	PB	PB
	D	DT		Até 2 áreas corporais
Positiva	D V	DT DD DV VV	MB	MB De 3 a 7 (ou 9) áreas corporais

Obs: Forma Indeterminada na classificação de R-J tem outra definição.

■ CLASSIFICAÇÃO DA HANSENÍASE

A hanseníase possui quatro classificações baseadas em aspectos clínicos das lesões cutâneas, bacteriológicos, histológicos e imunológicos (Tabela 8.1).

Duas classificações são operacionais, e as outras duas são mais informativas e amplamente utilizadas por hansenólogos e dermatologistas. Consideram aspectos histopatológicos, imunológicos e características clínicas das lesões cutâneas como tipo de lesão, número, extensão, distribuição, definição de margens e simetrias. No Brasil são utilizadas com mais frequência a Classificação Operacional da OMS e a de Madri.

A Classificação de Madri, apresentada em 1952, define os grupos polares, tuberculoide (T) e virchowiano (V), e a forma interpolar denominada dimorfa (D), que englobam os quadros instáveis e intermediários. Há também uma forma indeterminada (I) compreendendo indivíduos numa fase inicial clínica da hanseníase.

A Classificação de Ridley-Jopling foi apresentada em 1966.[2] Empregada inicialmente em pesquisas científicas, é utilizada na prática clínica em muitas partes do mundo. O sistema Ridley-Jopling classifica a hanseníase como uma enfermidade imunomediada com a forma tuberculoide em uma extremidade do espectro da doença e a forma virchowiana na outra. A forma tuberculoide (TT) se correlaciona imunologicamente com a imunidade mediada por células capaz de formar granulomas e fagocitar os bacilos, enquanto a forma virchowiana (VV) se correlaciona com uma incapacidade da imunidade mediada por células de conter a multiplicação dos bacilos. Entre estas duas extremidades encontra-se o espectro clinicamente instável dimorfa, subdividido em dimorfa-tuberculoide (DT), dimorfa-dimorfa (DD), e dimorfa-virchowiana (DV).

Em 1981, a Organização Mundial da Saúde elaborou uma classificação o peracional ou forma operacional, utilizada nos programas de controle da hanseníase, e considera o número de lesões cutâneas e a baciloscopia. Os pacientes são classificados como: paucibacilares (PB), quando os bacilos estão ausentes na baciloscopia de raspado dérmico ou na histopatologia e apresentam de uma a cinco lesões cutâneas; multibacilares (MB), quando a baciloscopia é positiva ou apresentam mais de cinco lesões.[3]

Em 1985, foi elaborada uma classificação pelo programa de controle da hanseníase do Nepal, com base no número de áreas corporais afetadas, sendo o corpo humano dividido em sete ou em nove áreas.[4] Estudos foram realizados utilizando as classificações nepalesas e mostraram correlação com a classificação Operacional da OMS. Os resultados dos estudos apontaram que os casos PB (até cinco lesões cutâneas) correspondem até duas áreas corporais envolvidas, e os MB (mais de cinco lesões cutâneas) com três ou mais áreas corporais envolvidas.[5,6]

Existe correlação entre as classificações de Ridley-Jopling, Madri e Operacional da OMS. Os pacientes PB podem incluir as formas I, T, e TT das duas outras classificações e alguns dos D da classificação de Madri e os DT (baciloscopia negativa) da classificação de Ridley-Jopling . Simplificando, ela inclui todas as formas nas quais os bacilos não tenham sido encontrados na baciloscopia e/ou na histopatologia de pele ou nervos.[2] Por outro lado, os MB incluem a maioria dos D da classificação de Madri, os DT (baciloscopia positiva) da Ridley-Jopling e todos os DD, DV, V, e VV, e sempre que os bacilos tenham sido identificados na baciloscopia e/ou histopatologia da pele ou nervos.[2]

A hanseníase DT é a forma clínica que pode gerar contradição, já que se apresentam como lesões únicas mas com baciloscopia de raspado dérmico positivo e histopatologia consistente com formas MB.[5]

■ ASPECTOS CLÍNICOS DA HANSENÍASE

Detectar os aspectos clínicos da hanseníase requer uma abordagem meticulosa. Muitas vezes a apresentação é sutil, principalmente nas formas indeterminada e tuberculoide.

Clinicamente, deve-se suspeitar de que uma pessoa tenha hanseníase se ela apresentar um ou mais desses sinais e sintomas:

Aspectos Clínicos e Classificação da Hanseníase

- Manchas hipocrômicas ou avermelhadas na pele;
- Perda ou diminuição da sensibilidade na pele e/ou em lesões cutâneas;
- Dormência ou formigamento nas mãos e pés;
- Sensibilidade dolorosa nos nervos;
- Edema ou nódulos na face ou orelhas;
- Escoriações ou queimaduras indolores nas mãos ou pés;
- Espessamento de nervo (visível ou à palpação).

As apresentações da hanseníase com suas características clínicas, baciloscópicas, histopatológicas e imunológicas estão descritas a seguir.

■ HANSENÍASE INDETERMINADA (I)

Todos os pacientes passam por essa fase no início da doença. Entretanto, ela pode ser ou não perceptível. É uma forma clínica que geralmente apresenta poucas lesões, representadas por máculas hipocrômicas, hiper/hipo ou anestésicas,

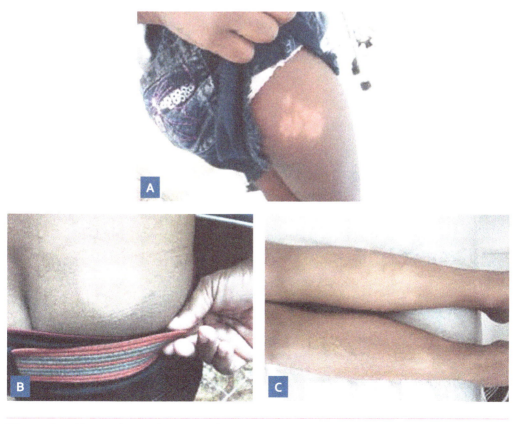

Figura 8.1. Hanseníase indeterminada.

de limites imprecisos, muitas vezes com aspecto mais descamativo ("ressecado") que a pele normal ao redor. São encontradas com maior frequência nas superfícies extensoras dos membros, nádegas ou face (Figura 8.1). As lesões podem ter cura espontânea, manter-se sem modificações durante anos ou progredir para qualquer outra forma de hanseníase. Não há comprometimento de troncos nervosos e, portanto, não há ocorrência de incapacidade e deformidades. A forma indeterminada é mais vista nas regiões do mundo onde a doença é endêmica ou hiperendêmica. Os principais diagnósticos diferenciais são: pitiríase versicolor, pitiríase alba, vitiligo, nevo acrômico e nevo anêmico (veja capítulo diagnósticos diferenciais de lesões cutâneas da hanseníase).[7] Deve-se observar que na classificação de Ridley-Jopling a forma indeterminada (I) é aquela que após investigação completa, um paciente em que a hanseníase se tenha tornado manifesta não é, no entanto, classificável em nenhum dos grupos entre o espectro TT-VV, porque as características diferenciadoras ainda não se desenvolveram. Tais pacientes normalmente se tornariam classificáveis se a infecção pudesse progredir.[2]

O teste da histamina exógena pode ser útil para a suspeição diagnóstica. Esse teste consiste em colocar uma ou mais gotas da solução milisemal de histamina sobre a pele a ser testada (por exemplo as manchas hipocrômicas) e sobre uma área sem lesões que funciona como o controle normal. Com uma agulha faz-se pequenas punturas na pele sob a gota para a solução de histamina penetrar superficialmente na pele. O teste sem alterações ("teste de histamina completo") consiste na presença de um eritema no local da puntura seguido de uma eritema maior ao redor da área (eritema reflexo) e por fim, um edema no local da puntura. Todas essas alterações ocorrem rapidamente, cerca de um a três minutos após o início do teste. Quando há a ausência do eritema reflexo, o teste é considerado "incompleto", o que ocorre nos casos de hanseníase (Figura 8.2). É um achado a mais, quando disponível, que pode ajudar na definição do diagnóstico, Pode ser muito útil quando há dificuldade em obter as respostas ao teste de sensibilidade (crianças pequenas, dificuldades de compreensão etc), não só na hanseníase indeterminada.

É possível a realização do teste da histamina endógena também, caso não tenha disponível a solução milisemal de histamina. Consiste em estimular a liberação de histamina na pele através de uma compressão linear com um instrumento rombo (por exemplo a tampa de uma caneta, como se faz no dermografismo) abrangendo a pele normal e a pele com lesão. Observar se há a ausência do eritema reflexo na área com lesões cutâneas em comparação com a pele sem lesão.[8]

Aspectos Clínicos e Classificação da Hanseníase

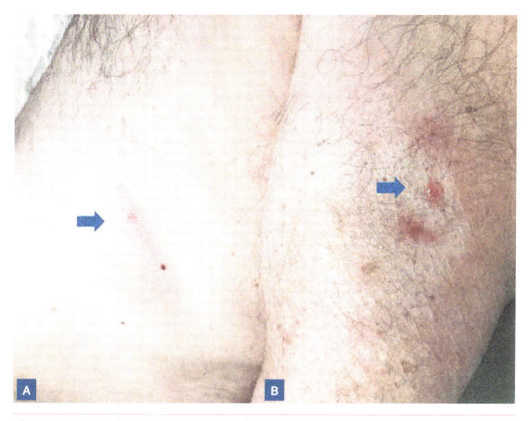

Figura 8.2. Teste da histamina. **A.** Controle no tronco (presença do eritema reflexo – teste da histamina completo). **B.** Lesão hipocrômica de hanseníase no braço (ausência do eritema reflexo – teste da histamina incompleto). A área eritematosa inferior é uma cicatriz de biópsia.

A baciloscopia de raspado dérmico é negativa nos pacientes com hanseníase indeterminada.

Os achados histopatológicos da hanseníase indeterminada são um infiltrado inflamatório não específico, constituído de linfócitos e histiócitos não diferenciados, ao redor dos nervos e apêndices cutâneos. Raros bacilos ou mesmo sua ausência.

■ HANSENÍASE TUBERCULOIDE

Pode ser resultante da forma I não tratada nos pacientes com boa resistência imunológica ao *M. leprae*. As lesões geralmente são placas eritematosas com bordas bem delimitadas, frequentemente atróficas e hipopigmentadas no centro (Figuras 8.3 e 8.4). Em grande parte dos casos manifesta-se como lesão única. Verifica-se

Aspectos Clínicos e Classificação da Hanseníase

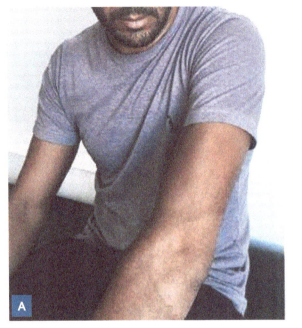
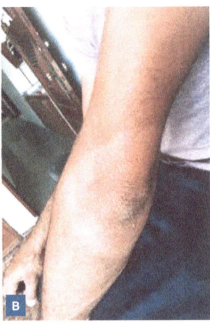

Figura 8.3. Hanseníase tuberculoide. Placa eritematosa no cotovelo.

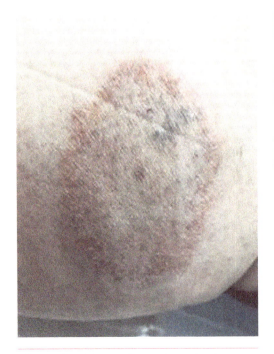

Figura 8.4. Hanseníase tuberculoide.

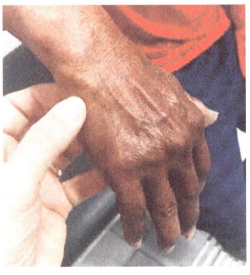

Figura 8.5. Hanseníase tuberculoide. Lesão hipocrômica ictiosiforme no punho e ramo dorsal do nervo ulnar espessado (próximo ao polegar do examinador).

alteração da sensibilidade térmica, dolorosa e, nas lesões mais antigas, também a tátil que, por sua vez, podem estar associadas à alteração da função motora.[9] Há queda de pelos e a sudorese está diminuída ou ausente.

Na hanseníase tuberculoide o grau de resistência ao bacilo é grande e o número de lesões é pequeno, geralmente menos de cinco. Nervos cutâneos e troncos nervosos periféricos encontram-se em geral espessados na região das lesões (Figura 8.5).

O predomínio dessa forma em uma região é um indicador epidemiológico importante de tendência crescente da doença. Dentre muitos diagnósticos diferenciais da forma tuberculoide, destacamos o granuloma anular e a tinha do corpo ou dermatofitose (veja o capítulo diagnósticos diferenciais de lesões cutâneas da hanseníase).

Em crianças menores de sete anos de idade pode ocorrer a hanseníase tuberculoide nodular da infância, em que a lesão de pele é um nódulo anestésico na face ou tronco.[8] Nessa forma não há lesão aparente de nervo periférico. Importante o diagnóstico diferencial da hanseníase tuberculoide nodular da infância com a leishmaniose tegumentar americana, em área endêmica (veja o capítulo hanseníase na infância).

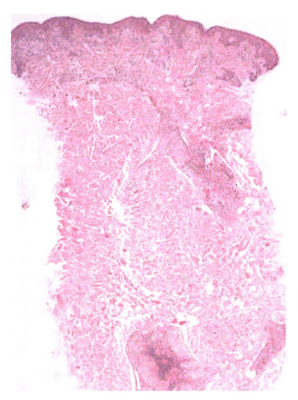

Figura 8.6. Hanseníase tuberculoide. Granulomas tuberculoides superficiais e profundos, geralmente acompanhando o trajeto dos ramos neurais (hematoxilina-eosina x2).

Aspectos Clínicos e Classificação da Hanseníase

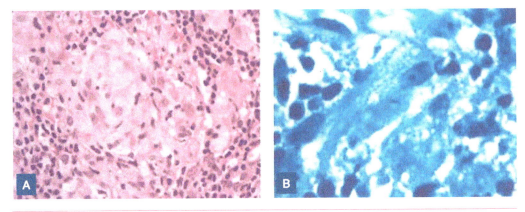

Figura 8.7. Hanseníase tuberculoide. **A.** Granuloma tuberculoide constituído por macrófagos epitelióides ao centro e um manto linfocitário na periferia (hematoxilina-eosina x40). **B.** Baciloscopia variando de "0" a "1+". Presença de bacilo no centro do granuloma (Fite-Faraco x100).

A baciloscopia de raspado dérmico é negativa nos pacientes com hanseníase tuberculoide.

Os principais achados histopatológicos da hanseníase tuberculoide são: granulomas com ou sem células gigantes de Langhans, nervos danificados e infiltrados pelo processo inflamatório, com as células epitelióides dispondo-se lado a lado (Figuras 8.6 e 8.7A). Raros bacilos, demonstrando uma fagocitose completa, e quando ocorrem estão quase que exclusivamente em ramos nervosos (Figura 8.7B).

■ HANSENÍASE DIMORFA

A forma dimorfa é a mais frequentemente encontrada, variando a resposta imune entre os polos T e V. A forma com maior resistência dentre as dimorfas é a DT,

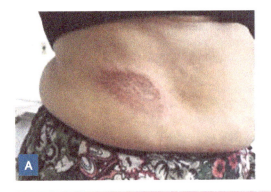
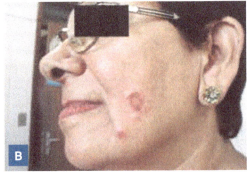

Figura 8.8. Hanseníase dimorfa-tuberculoide.

Aspectos Clínicos e Classificação da Hanseníase

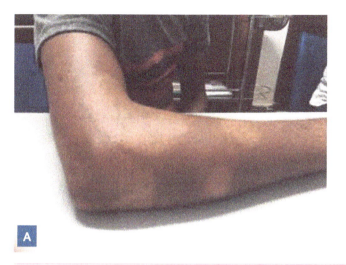
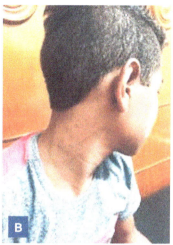

Figura 8.9. Hanseníase dimorfa-tuberculoide. **A.** Máculas hipocrômicas no braço e antebraço. **B.** Destaque para espessamento do ramo cervical do nervo facial.

seguida pela DD e DV.[2] O dano neural periférico é frequente nessa forma, causando a maioria das incapacidades e deformidades vistas na hanseníase. É a forma em que ocorrem mais reações hansênicas.

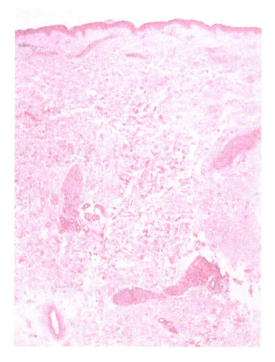

Figura 8.10. Hanseníase dimorfa-tuberculoide. Granulomas tuberculoides superficiais e profundos, geralmente acompanhando o trajeto dos ramos neurais, semelhantes à hanseníase tuberculoide (hematoxilina-eosina x2).

Aspectos Clínicos e Classificação da Hanseníase

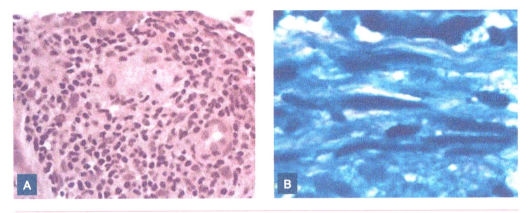

Figura 8.11. Hanseníase dimorfa-tuberculoide. **A.** Granuloma tuberculóide constituído por macrófagos epitelióides ao centro e um manto linfocitário na periferia, semelhante ao TT, porém com maior preservação dos ramos neurais (hematoxilina-eosina x40). **B.** Baciloscopia variando de "0" a "2+". Presença de bacilos em ramos neurais no centro do granuloma (Fite-Faraco x100).

Os aspectos clínicos também dependem do polo ao qual a forma se aproxima. A hanseníase DT pode ser semelhante à hanseníase I ou à T, tanto do ponto de vista clínico como imunológico, porém com maior número de lesões (Figura 8.8). Caracteriza-se por placas eritematosas com bordas bem definidas e geralmente menos de cinco lesões (Figura 8.9A). Pode apresentar envolvimento neural (Figura 8.9B). Na maioria dos casos DT, a baciloscopia do raspado dérmico é negativa.

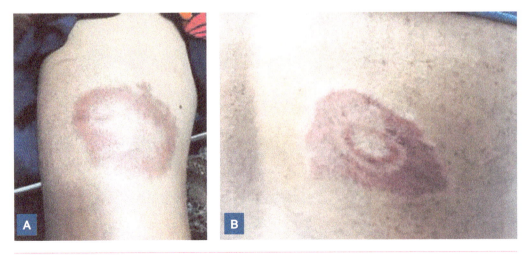

Figura 8.12. Hanseníase dimorfa-dimorfa. Placa eritematosa de aspecto "foveolar".

Aspectos Clínicos e Classificação da Hanseníase

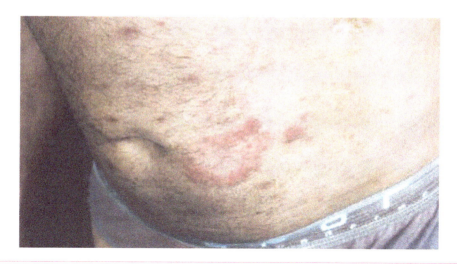

Figura 8.13. Hanseníase dimorfa-dimorfa. Placas eritematosas de aspecto "foveolar" localizadas no abdome.

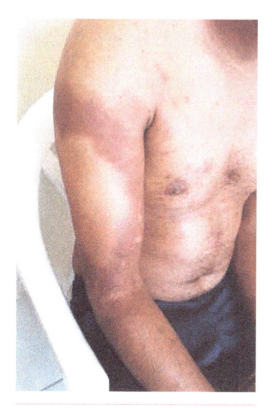

Figura 8.14. Hanseníase dimorfa-dimorfa.

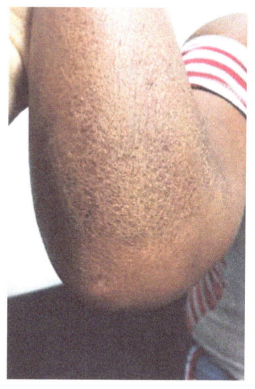

Figura 8.15. Hanseníase dimorfa-dimorfa. Ressecamento da pele. Há espessamento do nervo ulnar à palpação.

Os achados histopatológicos da hanseníase dimorfa-tuberculoide são semelhantes aos da hanseníase tuberculoide, mas com ocasionais bacilos, usualmente em nervos. Pode ocorrer zona poupada de processo inflamatório na região subepidérmica (Figuras 8.10 e 8.11).

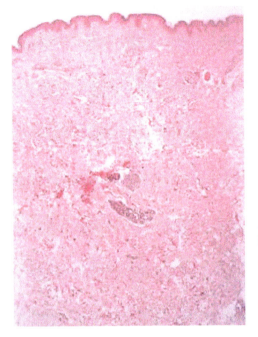

Figura 8.16. Hanseníase dimorfa-dimorfa. Infiltrado inflamatório superficial e profundo envolvendo os ramos neurais, interstício e espaços perivasculares e perifoliculares. (hematoxilina-eosina x2).

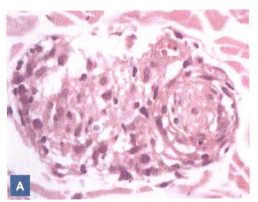 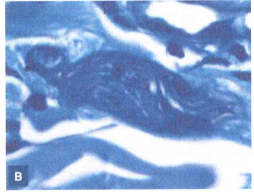

Figura 8.17. Hanseníase dimorfa-dimorfa. A. Infiltrado inflamatório constituído por macrófagos e linfócitos envolvendo os ramos neurais de forma concêntrica, sem destruição do ramo neural, e ausência de granulomas tuberculoides como observado na hanseníase tuberculoide e na dimorfa-tuberculoide (hematoxilina-eosina x40). B. Baciloscopia variando de "3+" a "5+". Presença de bacilos em ramos neurais (centro), macrófagos, células intersticiais e nos infiltrados inflamatórios perivasculares e perianexiais (Fite-Faraco x100).

Os casos do meio do espectro (DD) apresentam aspectos particulares, com peculiares lesões "esburacadas" ou "foveolares" ou "em queijo suíço" (Figuras

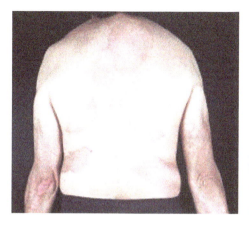

Figura 8.18. Hanseníase dimorfa-virchowiana. Placas eritematosas de aspecto "foveolar" localizadas no tronco e membros superiores.

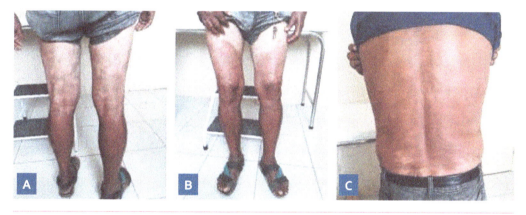

Figura 8.19. Hanseníase dimorfa-virchowiana.

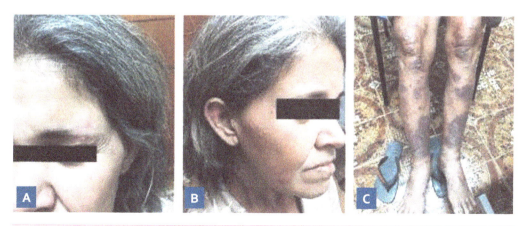

Figura 8.20. Hanseníase dimorfa-virchowiana.

Aspectos Clínicos e Classificação da Hanseníase

8.12 a 8.14), com bordas limitando-se com porção central de maneira nítida e com a parte externa de maneira imprecisa. A cor das lesões assume um tom ferruginoso característico e pode haver ressecamento da pele (Figura 8.15). Em

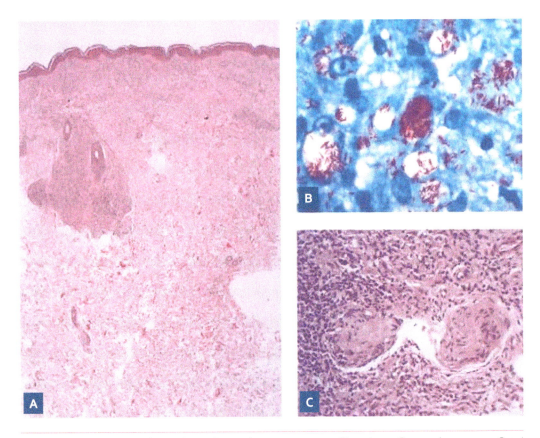

Figura 8.21. Hanseníase dimorfa-virchowiana. **A.** Infiltrado inflamatório superficial e profundo, semelhante aos observados na hanseníase dimorfa-dimorfa, porém mais extensos, envolvendo os ramos neurais, interstício e os espaços perivasculares e perianexiais (hematoxilina-eosina x2). **B.** Infiltrado inflamatório constituído por macrófagos multivacuolados ou fusiformes permeados com linfócitos e plasmócitos envolvendo os ramos neurais de forma concêntrica, sem destruição do ramo neural. Há ausência dos granulomas tuberculoides como os observados na hanseníase tuberculoide e na dimorfa-tuberculoide (hematoxilina-eosina x20). **C.** Baciloscopia variando de 4+ a 6+. Presença de bacilos em ramos neurais, macrófagos, células intersticiais, nos infiltrados inflamatórios perivasculares e perianexiais e ocasionalmente em parede de vasos e endotélio. Ao centro, macrófagos com vacúolos intracitoplasmáticos preenchidos por numerosos bacilos (globias) (Fite-Faraco x100).

Aspectos Clínicos e Classificação da Hanseníase

geral, o comprometimento dos nervos periféricos é frequente, provocando inca-pacidades graves.

A baciloscopia de raspado dérmico geralmente é positiva na hanseníase DD e na DV. Os achados histopatológicos da hanseníase dimorfa-dimorfa são: células epite-lióides, histiócitos, linfócitos focais, aumento de celularidade nos nervos, presença de bacilos localizados nos nervos e zona subepidérmica poupada (Figuras 8.16 e 8.17).

Os DV diferem muito pouco dos VV, com múltiplas placas e também nódulos infiltrados (Figuras 8.18 a 8.20).

Os achados histopatológicos da hanseníase dimorfa-virchowiana são: histiócitos, poucas células epitelióides, células espumosas ou de Virchow (macrófagos ou histiócitos contendo grande número de bacilos), presença de bacilos nos nervos, e zona subepidérmica poupada (Figuras 8.21).

■ HANSENÍASE VIRCHOWIANA

Nesta forma são encontradas pápulas e/ou nódulos infiltrados (hansenomas) em pra-ticamente toda a pele, porém mais frequentemente nas áreas "frias" do corpo, tais como orelhas, porção central da face e superfícies extensoras das pernas e braços.

A pele apresenta-se eritematosa ou acastanhada, seca, infiltrada, cujos poros apresentam-se dilatados (aspecto de "casca de laranja"), poupando geralmente couro cabeludo, axilas e a região da coluna lombar (ditas áreas "quentes"). As le-sões se distribuem de forma simétrica.[7,8]

O dano nervoso progride lentamente e a pessoa com hanseníase apresenta in-sensibilidade nas mãos e pés. Nos estágios mais avançados, ocorre perda de pelos em alguns locais do corpo, como cílios e supercílios, conhecida como madarose. Outras áreas que podem estar envolvidas são o trato respiratório superior, muco-sas, nervos, articulações (derrames articulares), ossos (nódulos multibacilares da medula óssea) e outros órgãos como fígado (hepatite e fibrose periportal), baço, rins (glomerulonefrite com síndrome nefrótica e subsequente amiloidose), linfono-dos, testículos e olhos.[7,8]

Podem ser encontradas também lesões com aspectos variados (máculas, pápulas, nódulos e infiltração), sendo múltiplas, simétricas e de coloração eri-tematosa (Figuras 8.22 a 8.27. Edema dos pés e mãos é visto com frequência. A perda dos supercílios a partir das extremidades externas (madarose), a infiltração intensa e difusa, a acentuação dos sulcos naturais e a preservação dos cabelos

Aspectos Clínicos e Classificação da Hanseníase

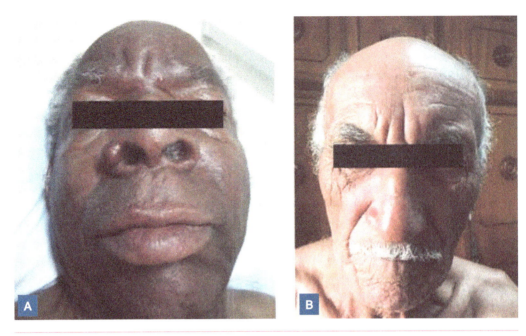

Figura 8.22. Hanseníase virchowiana. Infiltração na fronte (glabela).

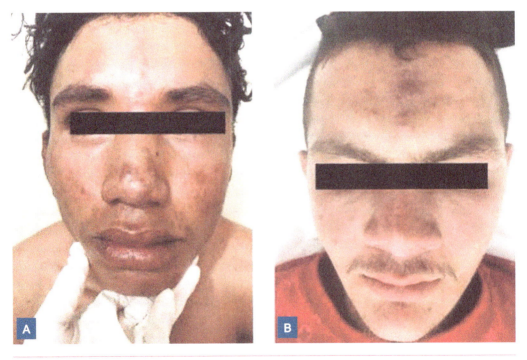

Figura 8.23. Hanseníase virchowiana. Pápulas e nódulos eritematosos na face.

Aspectos Clínicos e Classificação da Hanseníase

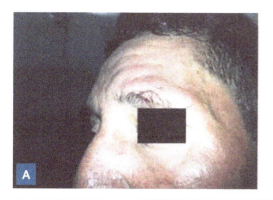
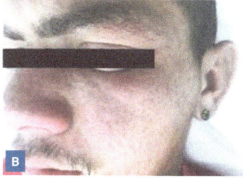

Figura 8.24. Hanseníase virchowiana. Infiltração na face e madarose parcial.

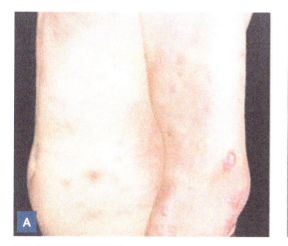
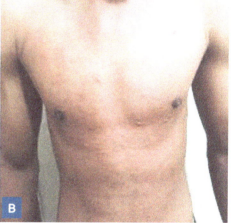

Figura 8.25. Hanseníase virchowiana. Pápulas, nódulos e manchas hiper e hipocrômicas no tronco e membro superior.

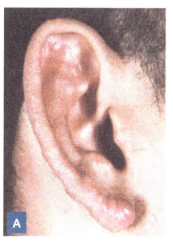
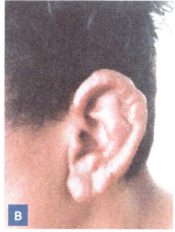

Figura 8.26. Hanseníase virchowiana. Pápulas, nódulos e infiltração na orelha. Aspecto em "mordida de rato".

103

Aspectos Clínicos e Classificação da Hanseníase

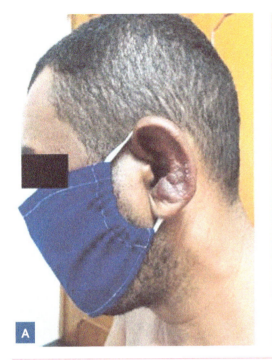
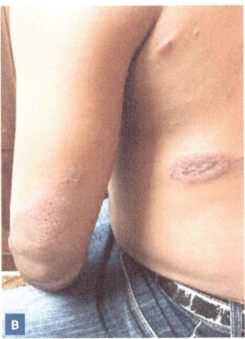

Figura 8.27. Hanseníase virchowiana.

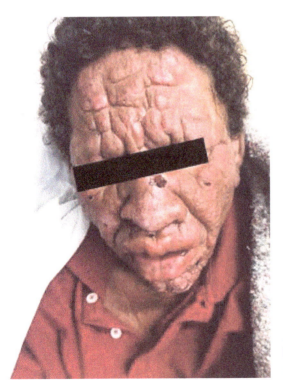

Figura 8.28. Hanseníase virchowiana. Facies leonina.

Aspectos Clínicos e Classificação da Hanseníase

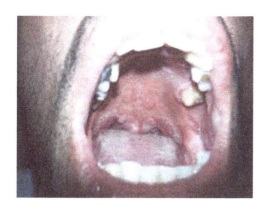

Figura 8.29. Hanseníase virchowiana. Pápulas e placas eritemato-esbranquiçadas no palato, infiltração no molar superior.

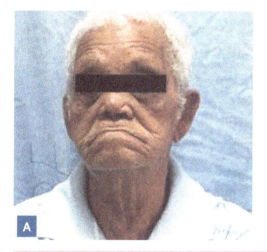
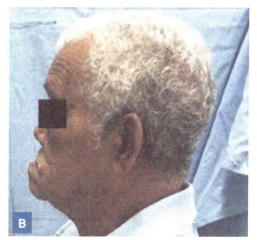

Figura 8.30. Síndrome rinomaxilar.

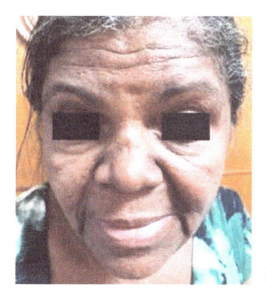

Figura 8.31. Nariz em sela.

alteram a fisionomia e dão o aspecto denominado face leonina ou *facies leonina* (Figura 8.28).

É frequente o comprometimento da mucosa nasal provocando sintomas como obstrução nasal, epistaxe, com possível perfuração do septo nasal e deformação do nariz. Também podem ser encontradas lesões na boca, língua, faringe e laringe (Figura 8.29). A síndrome rinomaxilar, descrita em crânios de esqueletos de pessoas acometidas pela hanseníase na Idade Média, pode ser identificada em pessoas com hanseníase virchowiana pela presença de nariz em sela (Figura 8.30 e 8.31), afundamento nasal, concavidade do terço médio da face, afinamento da maxila, inversão do lábio superior, e perda dentária dos incisivos centrais (veja capítulo

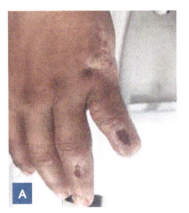 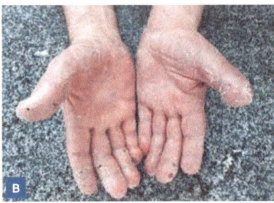

Figura 8.32. Hanseníase virchowiana. A. Perda da falange distal do 5º quirodáctilo. **A e B.** Mãos anestésicas ("anestesia em luva") apresentando intensa descamação por ressecamento, edema, fissuras, ulcerações e crostas.

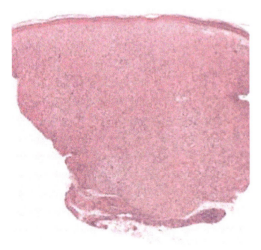

Figura 8.33. Hanseníase virchowiana. Infiltrado inflamatório superficial e profundo envolvendo todos os componentes da derme e subcutâneo. Epiderme atrófica com uma faixa de colágeno subepidérmica (faixa de Unna) (hematoxilina-eosina x2).

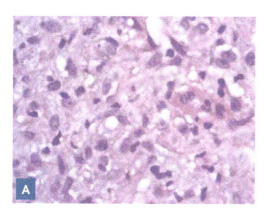
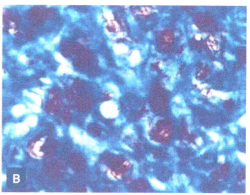

Figura 8.34. Hanseníase virchowiana. **A.** Infiltrado constituído quase exclusivamente por macrófagos multivacuolados ou fusiformes permeados com raros linfócitos e envolvendo todos os componentes da pele, sem destruição do ramo neural e ausência de granulomas tuberculoides (hematoxilina-eosina x40). **B.** Baciloscopia variando de "5+" a "6+". Presença de bacilos em ramos neurais, macrófagos, células intersticiais, nos infiltrados inflamatórios perivasculares e perianexiais, parede de vasos, endotélio e ocasionalmente em células epiteliais escamosas e glandulares dos anexos cutâneos. Ao centro (foto) vários macrófagos com vacúolos intracitoplasmáticos preenchidos por numerosos bacilos (globias) (Fite-Faraco x100).

"Alterações Orais na Hanseníase"). No homem, o dano testicular pode causar atrofia e consequentes esterilidade, impotência e ginecomastia. É importante ter atenção aos casos de jovens com hanseníase virchowiana que manifestam dor testicular devido a orquites.

Existem alterações de sensibilidade nas lesões da pele e acometimento dos troncos nervosos, porém, não tão precoces e marcantes como na hanseníase

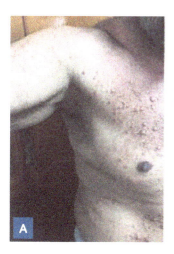
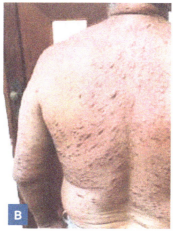

Figura 8.35. Hanseníase virchowiana, variedade históide. Numerosas pápulas e nódulos no tronco e braços. Ressecamento da pele no braço.

Aspectos Clínicos e Classificação da Hanseníase

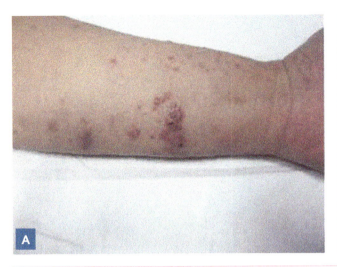
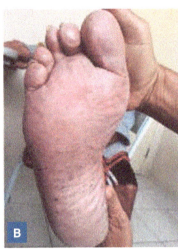

Figura 8.36. Hanseníase virchowiana, variedade históide. **A.** Pápulas eritematosas individualizadas ou formando pequenas placas no antebraço. **B.** Pápulas eritematosas na região plantar.

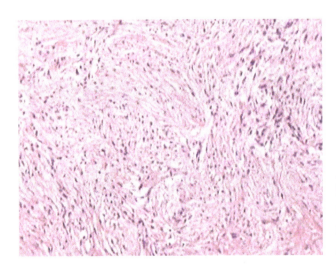

Figura 8.37. Aspecto histopatológico da hanseníase históide. Histiócitos de aspecto fusiforme (hematoxilina-eosina).

tuberculoide. Ressecamento da pele, e lesões traumáticas são frequentes, principalmente nas mãos (Figura 8.32). A baciloscopia de raspado dérmico via de regra é fortemente positiva.

Os achados histopatológicos da hanseníase virchowiana são: granuloma do tipo histio-monocitário, com a presença de células de Virchow. O quadro é composto ainda por poucos linfócitos, mínima infiltração celular intraneural, e zona subepidérmica poupada (Figura 8.33 e 8.34A). A pesquisa de BAAR no tecido é fortemente positiva, inclusive nos nervos (Figura 8.34B).

■ OUTRAS FORMAS

Hanseníase históide

A forma V pode apresentar a variedade históide. É forma vista pouco frequentemente e se manifesta com hansenomas de aspecto clínico queloidiano (Figuras 8.35 e 8.36), cuja histopatologia mostra histiócitos de aspecto fusiforme (similares aos que ocorrem no dermatofibroma) e abundantes bacilos, com predomínio de bacilos típicos (Figura 8.37).

■ HANSENÍASE VIRCHOWIANA DIFUSA DE LÚCIO E LATAPI

Foi descrita em pessoas do México, também reconhecida como hanseníase virchowiana difusa. Observada em pacientes não tratados, é caracterizada por manchas violáceas na qual as lesões são constituídas de um infiltrado difuso que não altera as feições do paciente e por madarose total superciliar e ciliar. Essa forma também é conhecida como "hanseníase bonita" pois a infiltração da pele de aspecto mixedematoide leva a uma aparente diminuição das rugas de expressão na face do paciente. Pode envolver insidiosamente a mucosa nasal com edema e

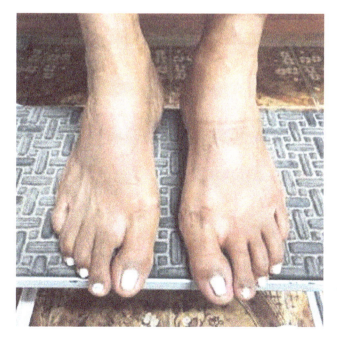

Figura 8.38. Hanseníase neural primária.

Aspectos Clínicos e Classificação da Hanseníase

telangiectasias, evoluindo para formação de crostas serosanguinolentas, seguida de ulceração e perfuração do septo nasal, desabamento da pirâmide nasal e nariz em sela. Em casos graves que permanecem sem tratamento, a laringe pode ser envolvida, com disfonia e até obstrução respiratória. Há um comprometimento visceral importante e grande quantidade de bacilos é detectada.

É mencionada a ocorrência de evento inflamatório agudo denominado Fenômeno de Lúcio, tipo de reação hansênica tipo 2 (veja capítulo "Episódios reacionais em hanseníase"). Esta reação ocorre com vasculite e intensa proliferação endotelial com diminuição do lúmen dos vasos. Em um estágio avançado, isso é refletido clinicamente por infartos cutâneos, lesões necróticas, úlceras, tromboses e hemorragias.[7]

Estudos recentes apontam o *Mycobacterium lepromatosis* como agente causal em vários pacientes diagnosticados com esta forma.[10]

■ HANSENÍASE NEURAL PRIMÁRIA

A hanseníase neural primária (HNP), ou forma neural ou neurítica primária (também denominada "pura" por alguns autores) é caracterizada por envolvimento neural periférico sem apresentar lesões de pele (Figura 8.38). A HNP não é muito

Tabela 8.2
Classificação operacional de hanseníase neural primária para auxílio da escolha terapêutica

Classificação de hanseníase neural primária				
Classificação Operacional (OMS)	Número de troncos nervosos acometidos	Anticorpos anti-PGL-1	Baciloscopia de raspado dérmico	Histopatologia (pele e/ou nervo)
PB	Um	Negativo	Negativa	Compatível com hanseníase PB. Ausência ou raros BAAR.
MB	Dois ou mais	Negativo ou Positivo	Negativa	Compatível com qualquer forma de hanseníase. Ausência ou presença de BAAR.[23–25]

prevalente, variando de 2-13% dos pacientes diagnosticados com hanseníase.[11-14] É uma condição que pode estar presente como mononeuropatia única ou múltipla, mas também como polineuropatia pela confluência de mononeuropatias. Para o diagnóstico dessa forma é fundamental que haja ausência de outro diagnóstico etiológico da neuropatia, ausência das lesões cutâneas de hanseníase, que a baciloscopia de raspado dérmico seja negativa e ausência de alterações histopatológicas significativas em área de pele com anestesia ou próxima ao nervo afetado. A HNP permanece como doença neural na maioria dos casos, entretanto pode preceder as lesões cutâneas em alguns meses, e quando estas surgem, o diagnóstico muda para uma das formas do espectro clínico-imunológico da hanseníase. As reações hansênicas podem ocorrer na forma HNP.[11] Não é incomum um caso de HNP classificada como DT ou T apresentar granuloma ou um abcesso de nervo, que caracteriza uma reação hansência tipo 1.

Os nervos mais envolvidos na HNP são: tibial posterior (sensorial), ulnar (sensorial e motor), mediano (sensorial), lateral popliteo (motor).[15,16] A incapacidade gerada mais frequentemente observada é a mão em garra.[15,16]

A HNP poderia ser classificada como HI, HT, HD e HV (Tabela 8.2). Ainda pode ser classificada como PB e MB, como a seguir: Paucibacilar (T, DT) caso apenas um nervo esteja envolvido,[13] não haja bacilos detectáveis e sorologia anti-PGL-1 negativa.[17] Multibacilar (DD, DV e HV) caso dois ou mais nervos estejam envolvidos, haja bacilos detectáveis e/ou sorologia anti-PGL-1 positiva.[17]

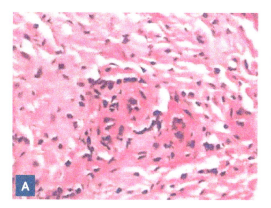 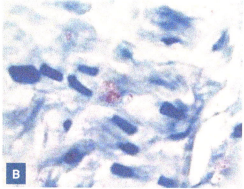

Figura 8.39. Hanseníase neural primária. **A.** Ramo neural contendo linfócitos. O comprometimento neural pode apresentar qualquer dos padrões das formas da hanseníase (hematoxilina-eosina x40). **B.** Baciloscopia mostra vários bacilos no interior de vacúolos em células de Schwann (Fite-Faraco x100).

Como não há lesão cutânea, deve ser coletado material para baciloscopia do raspado dérmico das áreas mais "frias" da pele, como lóbulos das orelhas, região posterior dos cotovelos e anterior dos joelhos, onde a perda de sensibilidade é mais frequente. A interpretação do resultado da baciloscopia é de grande importância na clínica da hanseníase, sabendo que a baciloscopia é positiva quando a carga bacilar é de 10^4 bacilos/grama de tecido. Desta forma, em pacientes do espectro instável "dimorfo", principalmente DT, a baciloscopia pode ser falso negativa.[11]

Quando disponíveis, a eletroneuromiografia dos membros pode ser utilizada na propedêutica, bem como os exames de imagem, principalmente a ultrassonografia de nervos periféricos. Na HNP podem ser encontradas alterações histopatológicas na pele sugestivas de hanseníase em até 81% dos casos.[18] Para a histopatologia da pele, a coleta de material deve preferencialmente ser de pele da área com

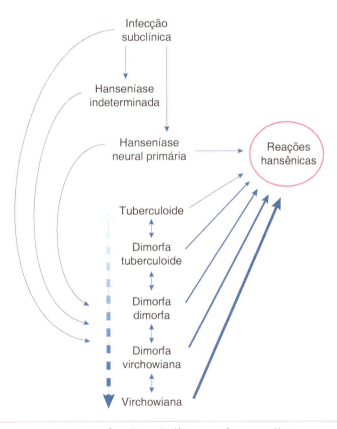

Figura 8.40. Interrelação entre infecção subclínica, as formas clínicas e as reações hansênicas.

hipoestesia. Caso não haja alteração sensorial, a biópsia deve ser realizada na área próxima ao nervo afetado. A histopatologia do nervo afetado pode ser necessária, mas normalmente é feita após a realização da propedêutica já citada, pelo risco inerente à biópsia do nervo periférico (Figura 8.39). A técnica de reação da polimerase em cadeia (PCR) no tecido de pele e nervo aumenta a sensibilidade para a detecção do *M. leprae* quando comparada à baciloscopia.[19]

■ INFECÇÃO SUBCLÍNICA

A infecção subclínica, tema ainda controverso, seria a situação na qual, mesmo após algum tempo da infecção pelos agentes etiológicos da hanseníase, as lesões neurais e cutâneas não estão presentes. Supõe-se que a pessoa poderia permanecer nesse estágio e progredir para uma subsequente manifestação clínica da hanseníase ou evoluir para cura. O estado de "portador são" tem sido sugerido a partir da detecção do *M. leprae* no muco nasal por meio da utilização da técnica da PCR,[20,21] bem como a presença de anticorpos anti-PGL-1 em indivíduos saudáveis. Assim, é sugerido serem estes indivíduos importantes na cadeia da transmissão da doença, principalmente em áreas endêmicas.[22]

A Figura 8.40 mostra as possíveis interrelações entre pessoas com infecção subclínica, as formas de hanseníase da classificação clínico-imunológica e as reações hansênicas.

Referências bibliográficas

1. WHO. *Guide to eliminate leprosy as a public health problem.* 38 http://www.who.int/lep/resources/who_cds_cpe_cee_2000.14/en/ (2020).
2. Ridley, D. S. & Jopling, W. H. Classification of leprosy according to immunity. A five-group system. *Int. J. Lepr. Other Mycobact. Dis.* 34, 255–273 (1966).
3. WHO. *Diretrizes para o diagnóstico, tratamento e prevenção da hanseníase.* https://www.paho.org/pt/documents/guidelines-diagnosis-treatment-and-prevention-leprosy (2018).
4. International Nepal Fellowship (INF). *Manual for the implementation of multi-drug therapy in the leprosy programme of Nepal.* (1985).
5. Van Brakel, W. H., de Soldenhoff, R. & McDougall, A. C. The allocation of leprosy patients into paucibacillary and multibacillary groups for multidrug therapy, taking into account the number of body areas affected by skin, or skin and nerve lesions. *Lepr. Rev.* 63, 231–246 (1992).
6. Rao, Pn., Sujai, S., Srinivas, D. & Lakshmi, T. Comparison of two systems of classification of leprosy based on number of skin lesions and number of body areas involved - A clinicopathological concordance study. *Indian J. Dermatol. Venereol. Leprol.* 71, 14 (2005).

7. Fischer, M. Leprosy - an overview of clinical features, diagnosis, and treatment. *J. Dtsch. Dermatol. Ges. J. Ger. Soc. Dermatol. JDDG* 15, 801–827 (2017).
8. *Guia prático sobre a hanseníase.* https://www.saude.gov.br/images/pdf/2017/novembro/22/Guia-Pratico-de-Hanseniase-WEB.pdf (2017).
9. Ministério da Saúde. *Diretrizes para vigilância, atenção e eliminação da hanseníase como problema de saúde pública: manual técnico-operacional.* http://www.saude.gov.br/images/pdf/2016/fevereiro/04/diretrizes-eliminacao-hanseniase-4fev16-web.pdf (2016).
10. Han, X. Y. *et al.* A new Mycobacterium species causing diffuse lepromatous leprosy. *Am. J. Clin. Pathol.* 130, 856–864 (2008).
11. Garbino, J. A. *et al.* Primary neural leprosy: systematic review. *Arq. Neuropsiquiatr.* 71, 397–404 (2013).
12. Garbino, J. A. O paciente com suspeita de hanseníase primariamente neural. *Hansenol. Int.* 32, 203–206 (2007).
13. Noordeen, S. K. Epidemiology of (Poly) Neuritic type of leprosy. *Lepr. India* 44, 90–96 (1972).
14. Dongre, V. V., Ganapati, R. & Chulawala, R. G. A study of mono-neuritic lesions in a leprosy clinic. *Lepr. India* 48, 132–137 (1976).
15. Van Brakel, W. H. & Khawas, I. B. Nerve damage in leprosy: an epidemiological and clinical study of 396 patients in west Nepal--Part 1. Definitions, methods and frequencies. *Lepr. Rev.* 65, 204–221 (1994).
16. Ramadan, W., Mourad, B., Fadel, W. & Ghoraba, E. Clinical, electrophysiological, and immunopathological study of peripheral nerves in Hansen's disease. *Lepr. Rev.* 72, 35–49 (2001).
17. Kumar, B., Kaur, I., Dogra, S. & Kumaran, M. S. Pure neuritic leprosy in India: an appraisal. *Int. J. Lepr. Mycobact. Dis. Off. Organ Int. Lepr. Assoc.* 72, 284–290 (2004).
18. Suneetha, S., Arunthathi, S., Kurian, N. & Chacko, C. J. Histological changes in the nerve, skin and nasal mucosa of patients with primary neuritic leprosy. *Acta Leprol.* 12, 11–18 (2000).
19. Bezerra Da Cunha, F. M., Werneck, M. C. M., Scola, R. H. & Werneck, L. C. Pure neural leprosy: diagnostic value of the polymerase chain reaction. *Muscle Nerve* 33, 409–414 (2006).
20. Klatser, P. R., van Beers, S., Madjid, B., Day, R. & de Wit, M. Y. Detection of Mycobacterium leprae nasal carriers in populations for which leprosy is endemic. *J. Clin. Microbiol.* 31, 2947–2951 (1993).
21. Beyene, D. *et al.* Nasal carriage of Mycobacterium leprae DNA in healthy individuals in Lega Robi village, Ethiopia. *Epidemiol. Infect.* 131, 841–848 (2003).
22. Guerrero, M. I., Arias, M. T., Garcés, M. T. & León, C. I. [Developing and using a PCR test to detect subclinical Mycobacterium leprae infection]. *Rev Panam Salud Publica* 11, 228–234 (2002).
23. Jardim, M. R. *et al.* Criteria for diagnosis of pure neural leprosy. *J. Neurol.* 250, 806–809 (2003).
24. Jardim, M. R. *et al.* Clinical, electroneuromyographic and morphological studies of pure neural leprosy in a Brazilian referral centre. *Lepr. Rev.* 75, 242–253 (2004).
25. Garbino, J. A., Ura, S., Belone, A. de F. F., Marciano, L. H. S. C. & Fleury, R. N. Clinical and diagnostic aspects of the primarily neural leprosy. *Hansenol. Int.* 29, 130–136 (2004).

9 CAPÍTULO

Hanseníase na Infância

Patrícia D. Deps
Maria Angélica Carvalho Andrade
Vera Lucia Gomes de Andrade

A hanseníase em menores de quinze anos e suas consequências são motivos de numerosos estudos. Justifica esse fato a existência de um aumento na cadeia de transmissão do bacilo no domicílio e na comunidade, além de uma deficiência na vigilância e no controle da doença.[1,2] A ocorrência de casos novos de hanseníase em crianças tem significado epidemiológico importante porque indica a precocidade da exposição e a persistência da transmissão da doença, constituindo-se, assim, indicador do nível endêmico. A detecção de casos nessa faixa de idade é tomada como um indício da gravidade da endemia.[3,4]

Em países endêmicos, a população infantil entra precocemente em contato com pessoas acometidas pela hanseníase muitas vezes sem tratamento, não sendo incomum a detecção da doença entre crianças de três a cinco anos. Adicionalmente, são observados, felizmente raros casos em menores de dois anos, principalmente da forma virchowiana.[1,5] Observam-se diferenças na prevalência entre regiões,

Hanseníase na Infância

estados, microrregiões, e municípios, concentrando-se os casos nos locais de maior pobreza, os quais apresentam uma estreita relação com as condições precárias de habitação, baixa escolaridade e ainda, com movimentos migratórios que facilitam a difusão da doença.

A hanseníase é uma doença infectocontagiosa crônica que atinge predominantemente a pele e os nervos periféricos. O diagnóstico é essencialmente clínico e epidemiológico, sendo realizado, na maioria das vezes, por meio da anamnese e do exame dermatoneurológico. Na infância, o diagnóstico exige exame criterioso diante da dificuldade de aplicação e interpretação dos testes de sensibilidade. Os sinais clínicos da hanseníase muitas vezes não são fáceis de serem reconhecidos na infância.[6] A própria idade desses pacientes é um fator limitante, embora em algumas regiões endêmicas seja elevado o número de crianças com deformidades provocadas pela hanseníase.[7] Estudos feitos a respeito do tema identificam a quantidade de meninos afetados pela hanseníase sendo superior à de meninas. A alta endemicidade da doença em uma área irá proporcionar múltiplas exposições da população ao bacilo, além de propiciar que tal exposição se dê nos primeiros anos de vida. Ainda, uma hipótese razoável é a de que os meninos, de maneira geral, são expostos a interações sociais mais frequentes e intensas de forma mais antecipada se comparados às meninas.[8]

A hanseníase tem tratamento e cura. Porém, se no momento do diagnóstico o paciente já apresentar alguma deformidade física instalada, há um risco de se tornar uma incapacidade permanente. Na infância, a hanseníase é potencialmente incapacitante em decorrência da possibilidade de deformidades, especialmente porque esse é um período de crescimento e desenvolvimento. A importância desses agravos, assim como seus problemas sociais, físicos e desenvolvimento psicológico não podem ser negligenciados devido à possibilidade de o próprio futuro dessas crianças estar comprometido.[9] Tal fato foi abordado em recente estudo que expôs a relação entre o baixo domínio da capacidade motora e de atividades escolares associado à presença das alterações físicas advindas da hanseníase.[10] Já a questão social é evidenciada pelo alto número de afetados em decorrência da transmissão familiar e intradomiciliar e a não exposição a pessoas fora da família acerca do tratamento realizado pela criança acometida pela hanseníase. Este fato demonstra que a discriminação e o estigma acerca da doença manifestando-se de maneira prejudicial, ao mesmo tempo que impede a pessoa afetada de assumir seu diagnóstico perante outras pessoas, oportunizando o contato das pessoas afetadas pela hanseníase com pessoas saudáveis (talvez suscetíveis) sem os devidos esclarecimentos sobre as características da doença e a possibilidade de cura oferecida pelo tratamento.[11] Importante ressaltar que, o processo educativo se torna de extrema importância para o convívio das pessoas afetadas pela hanseníase em sociedade sem discriminação. Deve-se garantir o acesso a educação para estas crianças, sem discriminação por parte da instituição de ensino. A sociedade e a escola devem ser informadas de que essas crianças podem ter suas rotinas alteradas pelos limites da doença e do tratamento, garantindo uma abordagem compreensiva e inclusiva destas crianças.

A hanseníase apresenta uma variedade de manifestações clínicas que estão relacionadas com as condições imunológicas do paciente e sua relação com o *M. leprae*. A maioria das crianças diagnosticadas com hanseníase são classificadas como paucibacilares (PB), embora a OMS venha alertando para o aumento do número de multibacilares (MB) entre novos casos detectados.[12] Alguns estudos já apontam a predominância da forma MB em algumas regiões endêmicas.[13,14] Esse mesmo padrão está sendo observado no Brasil, nos últimos 15 anos o aumento do número de casos MB em menores de 15 (Figura 9.1).

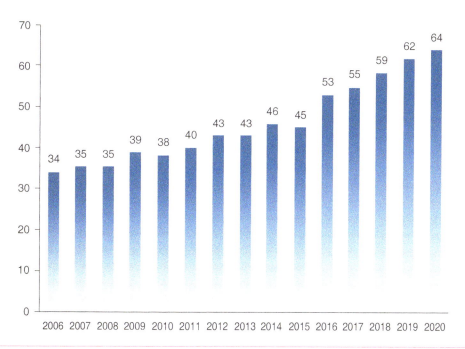

Figura 9.1. Percentual de menores de 15 anos diagnosticados com hanseníase da forma multibacilar no Brasil, do ano de 2006 a 2020. Fonte: Ministério da Saúde/SVS - Sistema de Informação de Agravos de Notificação – Sinan Net.

Hanseníase na Infância

Geralmente as crianças são contatos intradomiciliares, principalmente de pessoas afetadas pela hanseníase da forma MB. Assim como em todas as doenças com longo período de incubação, há aumento dos casos com o progredir da idade.[7] A baixa frequência da doença em menores de 5 anos, o aumento diretamente proporcional do número de casos com o avançar da idade e a distribuição quase igualitária em relação às faixas etárias de 5 a 10 anos e de maiores de 10 anos até os 15 anos são características frequentemente observadas.[15]

A taxa de detecção de novos casos em menores de 15 anos está diretamente relacionada ao nível de endemicidade e reflete a exposição precoce ao *M. leprae*.[1] Por isso, o estudo dos indicadores de hanseníase nessa faixa etária é necessário para se conhecer a magnitude e a força da endemia e o desempenho do sistema de saúde na vigilância da doença. Nos últimos dez anos, mais de 20 mil crianças foram diagnosticadas com hanseníase e algumas delas com incapacidade física. Sabe-se também da estreita relação entre a detecção precoce em conjunto a um acesso oportuno ao sistema de saúde enquanto forma de prevenir e deter a deformidade progressiva oriunda da hanseníase.[16] O diagnóstico equivocado ou atrasado também não é raro, provocando maiores transtornos à criança acometida.[17]

A maioria das crianças afetadas apresenta menos de três lesões cutâneas no momento do diagnóstico, sendo que muitas delas apresentam somente lesões cutâneas do tipo máculas. Importante mencionar que a presença de mácula hipocrômica na infância, principalmente na face, em geral, é devido a pitiríase alba, um dos diagnósticos diferenciais da hanseníase indeterminada (veja capítulo "Diagnósticos Diferenciais de Lesões Cutâneas da Hanseníase"). A complementação do diagnóstico pelos testes de histamina ou pela histopatologia podem ser utilizados (veja o capítulo "Manifestações Clínicas e Classificação da Hanseníase").[18]

O quadro clínico pode ser variado assim como nos adultos. A hanseníase nodular da infância é um quadro frequentemente visto (Figuras de 9.2 a 9.7). Cerca de 5 a 20% das crianças com hanseníase apresentarão episódios de reação hansênica (veja capítulo "Episódios Reacionais da Hanseníase") em algum momento antes, durante e/ou após o término da poliquimioterapia (PQT).[19] Complicações associadas aos episódios reacionais da hanseníase ou devido ao uso prolongado de corticosteróides orais para o tratamento destas reações, também foram observados.[19] Tendo em vista a gravidade da hanseníase em menores de 15 anos, um controle rigoroso envolvendo a vigilância epidemiológica é mantido em crianças sob o risco de contrair a hanseníase, principalmente, devido à convivência intradomiciliar com alguma pessoa já diagnosticada com a doença.[19,20] Também se observa

Hanseníase na Infância

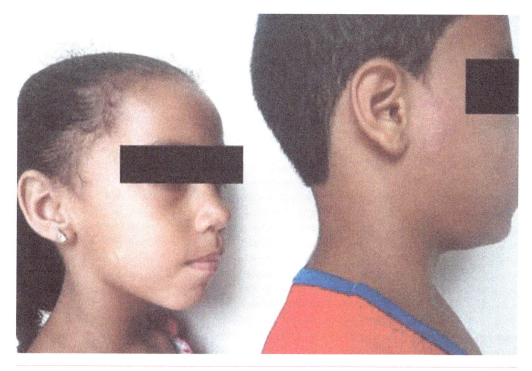

Figura 9.2. Irmãos com hanseníase. Menina com hanseníase indeterminada, e o menino com hanseníase tuberculoide.

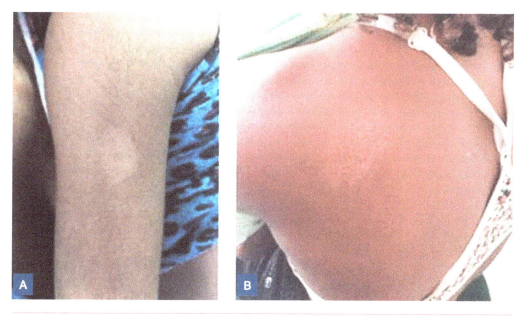

Figura 9.3. Hanseníase indeterminada.

Hanseníase na Infância

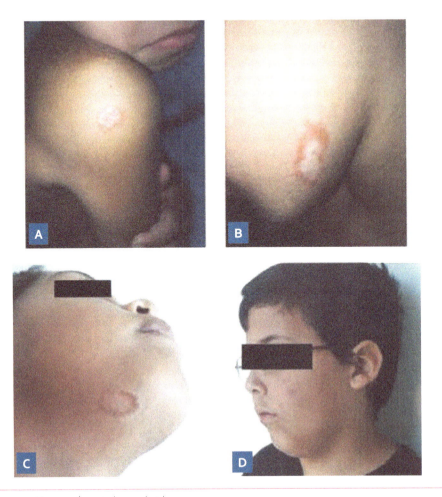

Figura 9.4. Hanseníase tuberculoide.

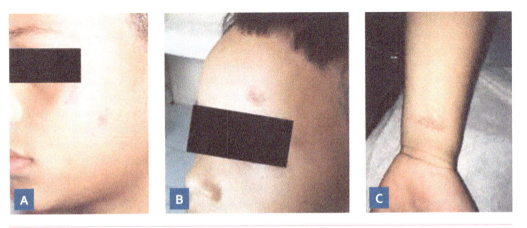

Figura 9.5. Hanseníase tuberculoide nodular da infância.

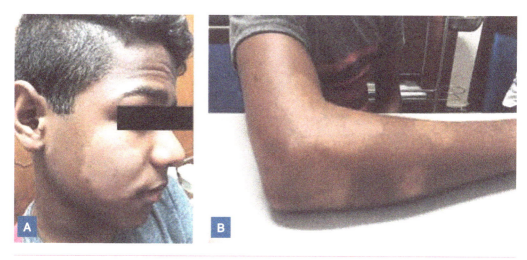

Figura 9.6. Hanseníase dimorfa-tuberculoide.

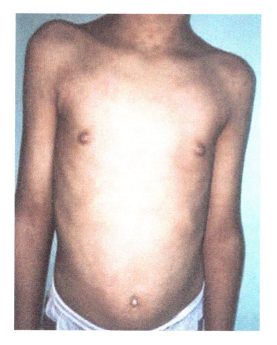

Figura 9.7. Hanseníase virchowiana.

a necessidade do exame físico em pessoas com hanseníase deva ser estendido à mucosa oral (veja no capítulo "Manifestações Orais da Hanseníase"), visto que essa área pode ser uma fonte secundária de transmissão e infecção pelo *M. leprae*.[18] De acordo com Sundharam,[21] o exame físico em menores de 15 anos de idade fica prejudicado em função da recusa de muitas crianças em se despir, ou ainda, pela dificuldade de comunicação com os profissionais de saúde.

Hanseníase na Infância

Uma maior e melhor estratégia de comunicação sobre a hanseníase à população precisa esclarecer sobre a ocorrência da doença em menores de 15 anos. No Brasil, por exemplo, o estado do Maranhão registrou 3165 novos casos em 2018, sendo 9,9% desses envolvendo crianças, o que pode evidenciar problemas no controle dessa enfermidade.[22] A divulgação dos sinais e sintomas da doença para a população em geral constitui-se em um instrumento adicional para o enfrentamento da endemia.[23-25]

Medidas de prevenção e controle mais específicas, voltadas para a parcela da população de menores de 15 anos, também poderiam ser adotadas, como: busca ativa em escolas e creches, a realização de palestras esclarecendo os sinais e sintomas da doença e a intensificação dos exames de comunicantes. Avaliar a necessidade da criação de novas estratégias para realizar a educação em saúde, com foco na hanseníase, também se faz importante, estimulando, durante as ações educativas, o autoexame entre as crianças capazes de realizá-lo. Com essas práticas, pode-se incrementar a detecção de casos novos e o tratamento precoce, gerando interrupção da cadeia de transmissão.

Referências bibliográficas

1. Levantezi, M., Moreira, T., Sena Neto, S. & De Jesus, A. L. Leprosy in children under fifteen years in Brazil, 2011. *Lepr Rev* 85, 118–122 (2014).
2. Noussitou, F. M., Sansarricq, H., Walter, J. & Organization, W. H. *Leprosy in children*. (World Health Organization, 1976).
3. Doull, A. J., Guinto, Rs., Rodriguez, J. N. & Bancroft, H. The Incidence of Leprosy in Cordova and Tallsay, Cebu, P.I. *International Journal of Leprosy* 10, 107–131 (1942).
4. Irgens, L. M. Leprosy in Norway. An epidemiological study based on a national patient registry. *Lepr Rev* 51 Suppl 1, i–xi, 1–130 (1980).
5. Duncan, M. E. Leprosy in young children--past, present and future. *Int J Lepr Other Mycobact Dis* 53, 468–473 (1985).
6. El-Zawahry, M. & El-Zawahry, K. Child leprosy. *J Egypt Med Assoc* 60, 457–460 (1977).
7. Vieira, M. C. A. *et al.* Leprosy in children under 15 years of age in Brazil: A systematic review of the literature. *PLoS Negl Trop Dis* 12, e0006788 (2018).
8. Ferreira, M. A. A. Evolução das taxas de detecção de casos de hanseníase em menores de 15 anos no estado de Minas Gerais de 2001 a 2010. (2012).
9. Mahajan, P. M., Jogaikar, D. G. & Mehta, J. M. Study of deformities in children with leprosy: an urban experience. *Indian J Lepr* 67, 405–409 (1995).
10. Neder, L. *et al.* Health-related quality of life evaluated by Pediatric Quality of Life Inventory 4.0 in pediatric leprosy patients with musculoskeletal manifestations. *Rev Bras Reumatol* 55, 414–419 (2015).
11. Yan, L., Shen, J., Zhou, M. & Zhang, G. Survey on child leprosy patients and problems resulted from the disease in China. *Lepr Rev* 86, 75–79 (2015).

12. WHO. Global leprosy update, 2018: moving towards a leprosy-free world. *Weekly epidemiological record* 94, 389–412 (2019).

13. Pinto, A. C. V. D., Wachholz, P. A., Silva, G. V. da & Masuda, P. Y. Profile of leprosy in children under 15 years of age monitored in a Brazilian referral center (2004-2012). *An Bras Dermatol* 92, 580–582 (2017).

14. Santos, M. J. S., Ferrari, C. K. B., de Toledo, O. R., de Moraes, E. V. & David, F. L. Leprosy among children and adolescents under 15 years-old in a city of Legal Amazon, Brazil. *Indian J Lepr* 84, 265–269 (2012).

15. Cunha, F. M. B., Melo, J. E. A. & Silva, M. J. A. Aspectos gerais da hanseníase no município de Crato - Ceará 1981-1983. *Hansen Int.* 10, 1982–5161 (1985).

16. Gitte, S. V., Sabat, R. N. & Kamble, K. M. Childhood Leprosy in an Endemic Area of Central India. *Indian Pediatr* 53, 221–224 (2016).

17. Monteiro, L. D., Mello, F. R. M., Miranda, T. P. & Heukelbach, J. Hansen's disease in children under 15 years old in the state of Tocantins, Brazil, 2001-2012: epidemiological patterns and temporal trends. *Rev Bras Epidemiol* 22, e190047 (2019).

18. Jain, M. Leprosy in an Eight-Year-Old Child - An Exceptional Case with Unusual Oral Manifestation. *J Clin Diagn Res* 11, ZD19–ZD20 (2017).

19. Bandeira, S. S., Pires, C. A. & Quaresma, J. A. S. Leprosy Reactions In Childhood: A Prospective Cohort Study In The Brazilian Amazon. *Infect Drug Resist* 12, 3249–3257 (2019).

20. Deps, P. D. *et al.* Delay in the diagnosis of leprosy in the Metropolitan Region of Vitória, Brazil. *Lepr Rev* 77, 41–47 (2006).

21. Sundharam, J. A. Leprosy in childhood. *Indian Pediatr* 27, 1126–1128 (1990).

22. Ministério da Saúde. *Estratégia Nacional para o Enfrentamento da Hanseníase - 2019 - 2022.* https://www.saude.gov.br/images/pdf/2019/marco/27/Estrategia-Nacional-CGHDE-Consulta-Publica-27mar.pdf (2019).

23. Jesudasan, K., Bradley, D., Smith, P. G. & Christian, M. Incidence rates of leprosy among household contacts of 'primary cases'. *Indian J Lepr* 56, 600–614 (1984).

24. Selvasekar, A. *et al.* Childhood leprosy in an endemic area. *Lepr Rev* 70, 21–27 (1999).

25. Groenen, G. Trends in prevalence and case finding in the ALERT leprosy control programme, 1979-1999. *Lepr Rev* 73, 29–40 (2002).

CAPÍTULO 10

Episódios Reacionais da Hanseníase

Patrícia D. Deps
Maria Angela B. Trindade

A hanseníase, doença de curso crônico e insidioso, apresenta amplo espectro de sinais e de sintomas que variam ao longo do espectro horizontal do polo tuberculoide ao virchowiano.

Os estados reacionais são complicações comuns da hanseníase, porém não as únicas. Tais episódios podem ocorrer em qualquer fase do curso da doença, incluindo o momento do diagnóstico. Desta forma, os estados reacionais podem ocorrer antes, durante ou após o tratamento da hanseníase, seja com a poliquimioterapia (PQT), seja com os esquemas alternativos, seja por variações cíclicas do sistema imune do indivíduo. De maneira geral, a reação hansênica pode ocorrer em até 60% das pessoas que desenvolvem hanseníase, mesmo anos após o final do tratamento, e em aproximadamente 20% daqueles que estão em curso de tratamento para hanseníase.[1-4]

A despeito de uma evolução prolongada no tempo, os episódios reacionais são exacerbações imunoinflamatórias, em geral decorrentes do aumento súbito da resposta imunológica ao *Mycobacterium leprae*, culminando em reações abruptas e agudas.

São considerados emergências em hanseníase principalmente pela agressividade e pela velocidade do dano neural, potencializando a ocorrência de incapacidades persistentes. O conhecimento amplo destes fenômenos é muito importante, para que sejam rapidamente identificados, a fim de evitar incapacidades, às vezes irreversíveis, sobretudo as associadas às lesões neurais.[5,6]

Tanto as incapacidades físicas neuromotoras, quanto as estéticas, estão diretamente relacionadas à degradação psicossocial, com aumento do estigma e piora da qualidade de vida das pessoas atingidas pela hanseníase.[7-10]

A patogênese dos episódios reacionais não está esclarecida.[11] A imunopatologia das reações hansênicas é apresentada no capítulo "Imunologia da hanseníase". Este capítulo aborda os episódios reacionais em quatro subdivisões: reação hansênica tipo 1, reação hansênica tipo 2, fenômeno de Lúcio e neurite isolada.

■ FATORES DE RISCO PARA REAÇÕES HANSÊNICAS

Diferentes situações e comorbidades têm sido relatadas como sendo possíveis fatores de risco para o desenvolvimento das reações hansênicas. Essas condições precisam ser avaliadas no momento do diagnóstico, além de verificadas e averiguadas caso já presentes, sejam graves ou recorrentes. Por conseguinte, torna-se importante o diagnóstico desses cenários precocemente, a fim de se tentar evitar e ou controlar o quadro. Tais atitudes são vitais devido ao quadro debilitante, muitas vezes por longo período e /ou recidivantes, inerentes às complicações.

Diversas condições têm sido relatadas como possíveis fatores de risco,[6,12-14] tais como:

- Infecções frequentes da pele, de vias aéreas superiores e de vias urinárias;
- Infecções dentárias;
- Parasitose intestinal;
- Uso de medicamentos contínuos, eventuais ou mesmo fitoterápicos;
- Vacina;
- Gravidez;
- Menstruação;
- Estresse emocional;
- Infecções pelo *Mycobacterium tuberculosis*;

- Infecções pelos vírus da família *Herpesviridae* (HHV-6, Citomegalovírus, Epstein-Barr, Varicela-Zoster);
- Infecções pelo HIV;
- Infecções pelo vírus influenza;
- Outras doenças, incluindo a malária, o calazar, o tifo e a filariose.

Os indivíduos afligidos por quadros de imunodeficiência podem desenvolver episódios reacionais. Exemplos clássicos dessa situação são os que ocorrem nas pessoas com SIDA provocada pelo HIV e nos transplantados ou nas pessoas com síndromes autoinflamatórias submetidos à imunossupressão. Nesse contexto, em geral no decorrer da PQT, com muitos antígenos expostos pela destruição bacilar, ocorre um quadro de reconstituição imunológica. A síndrome de reconstituição imunológica (SRI) afeta o ambiente do *M. leprae* no organismo e, consequentemente, facilitando as reações hansênicas.[15,16] Mais informações no capítulo "Coinfecções e imunossupressão e hanseníase".

Alguns agentes infecciosos, inclusive o SARS-CoV-2, teoricamente têm potencial para desencadear reações hansênicas por afetar a relação do *M. leprae* com o organismo, devido à modificação da resposta inflamatória do sistema imunológico do indivíduo, podendo provocar, inclusive, a reconstituição imunológica.[6,17]

UP E DOWN REGULATION

Estes conceitos estão diretamente relacionados com a quantidade de bacilos presentes no organismo do paciente e a capacidade de resposta do indivíduo, definindo a migração entre os polos do espectro de apresentação clínica da hanseníase. Este conceito inicialmente descrito como fenômenos que ocorrem na reação tipo 1 (Figura 10.1).[18]

Up regulation

Em geral, após a detecção da doença, quando é iniciado o tratamento, ocorre destruição bacilar levando a diminuição do número de bacilos portado pelo paciente. Esse contexto pode, por exemplo, caracterizar a mudança para o polo tuberculoide, no qual ocorrem as reações tipo 1. São mais agudas e agressivas, apresentam lesões bem demarcadas e podem ocasionar incapacidades em curto prazo. Por esse motivo, as reações tipo 1 deram origem ao termo "reação reversa", afinal, embora houvesse a diminuição de bacilos e fosse esperada a melhora do paciente, ocorriam reações súbitas que pioravam sua condição.

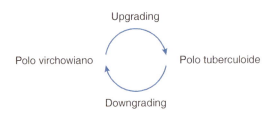

Figura 10.1. Esquema ilustrativo da dinâmica de down e upgrading na hanseníase.

Down regulation

Ao contrário do upgrading, um paciente que não foi diagnosticado ou não tratou a doença tem um aumento de bacilos. Um exemplo dessa condição é o de um paciente suscetível não tratado que é diagnosticado com características clínicas do polo virchowiano.

As reações hansênicas que ocorrem no polo virchowiano são conhecidas como tipo 2. As lesões cutâneas são insidiosas, pouco nítidas e pouco sintomáticas, e principalmente a longo prazo, são muito incapacitantes.

■ REAÇÃO HANSÊNICA TIPO 1

A reação do tipo 1 nomeia o evento desencadeado por aumento súbito da imunidade celular, sendo caracterizada por resposta em direção ao polo tuberculoide da hanseníase. Outros termos utilizados para descrever esse fenômeno são: reação reversa, reação da hanseníase dimorfa e reação tuberculoide.[5]

É considerada uma reação de hipersensibilidade tardia aos antígenos bacilares, preenchendo critérios dos tipos III e IV de Gell e Coombs.[19] Estudos sugerem a coexistência de imunidade celular e humoral durante a reação do tipo 1,[20,21] bem como evidências de aumento espontâneo da reatividade das células T aos antígenos do *M. leprae* com ativação macrofágica. Marcadores moleculares nas reações do tipo 1 estão sendo estudados.

É característica das formas dimorfas (dimorfa-tuberculoide, dimorfa-dimorfa e dimorfa-virchowiana) e pode ocorrer antes, durante ou após o tratamento, sendo mais frequente entre o segundo e o sexto mês da PQT.[22]

Manifestações dermatológicas da reação hansênica tipo 1

As alterações cutâneas ocorrem, em geral, em lesões pré-existentes, mas novas lesões podem surgir durante o estado reacional, com sinais de agudização.

Caracteristicamente as lesões, que outrora eram máculas hipocrômicas ou eritêmato-hipocrômicas, tornam-se mais avermelhadas e edematosas formando placas eritêmato-enduradas parestésicas e que às vezes ulceram, podendo evoluir com descamação. Os limites ou bordas das lesões tornam-se mais bem delimitados e o aspecto da pele se torna brilhoso e liso (Figuras 10.2 a 10.7).

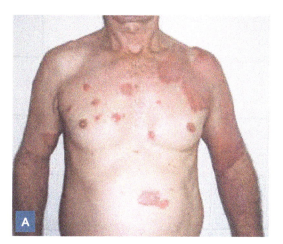
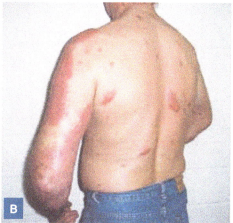

Figuras 10.2 A e B. Hanseníase dimorfa-dimorfa com reação tipo 1 – pápulas e placas eritêmato-violáceas edematosas no tronco e braços.

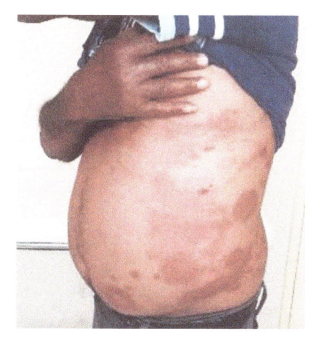

Figura 10.3. Hanseníase dimorfa-dimorfa com reação hansênica tipo 1, 15 dias após uso de corticóides sistêmicos.

10

Episódios Reacionais da Hanseníase

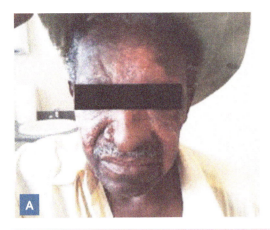
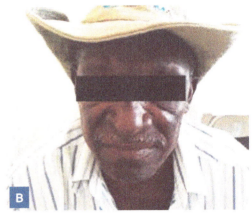

Figura 10.4 A. Reação hansênica tipo 1. Placa eritemato-edematosa com descamação no local das lesões faciais pré-existentes. **B.** Dois meses de tratamento com prednisona.

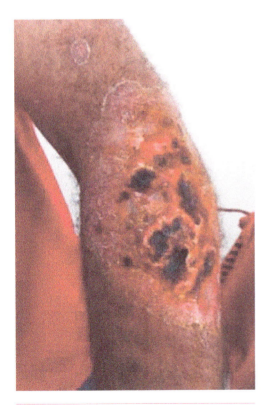

Figura 10.5. Reação hansênica tipo 1 (necrozante).

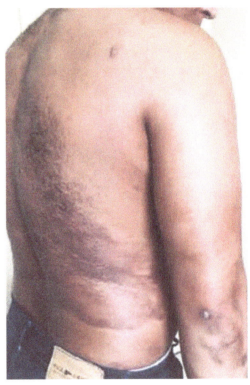

Figura 10.6. Hanseníase dimorfa-dimorfa com reação hansênica tipo 1.

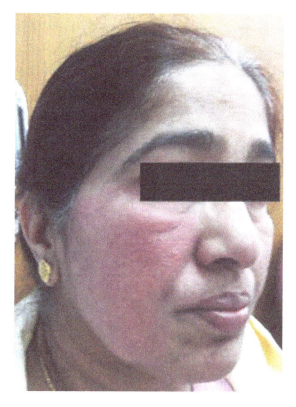

Figura 10.7. Hanseníase dimorfa-tuberculoide com reação tipo 1: placa eritêmato-edematosa unilateral.

Manifestações neurológicas da reação tipo 1

O acometimento neurológico pode ou não vir acompanhado das alterações cutâneas, embora essa seja uma associação frequente.[5,23] O risco da ausência de sinais dermatológicos, mais evidentes à inspeção clínica, reforça a importância da avaliação neurológica simplificada de rotina, ultrassonografia de nervos periféricos, eletroneuromiografia, ou ressonância nuclear magnética.

As alterações dos nervos periféricos na reação tipo 1, podem cursar com sinais e sintomas de neurite tais como espessamento, dor espontânea ou à apalpação, parestesia ou comprometimento da função neural. Os nervos mais acometidos são: o facial e seus ramos; o ulnar e o mediano nos membros superiores; o fibular e o tibial posterior nos membros inferiores.

Outras manifestações da reação tipo 1

Manifestações sistêmicas como febre, mal-estar e anorexia podem ocorrer. Ainda, edema na face e das orelhas, e nas extremidades das mãos (Figura 10.8) e dos pés (acroedema), assim como nos cotovelos (Figura 10.9) não são incomuns.

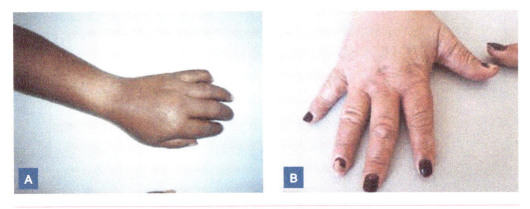

Figura 10.8. Reação hansênica tipo 1. Acroedema.

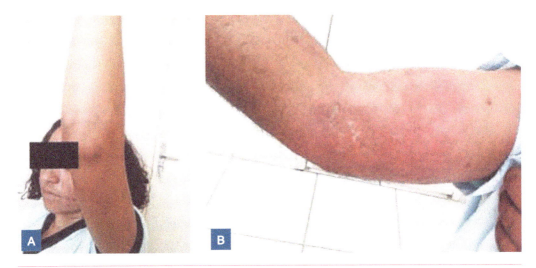

Figura 10.9. Reação hansênica tipo 1. Edema no cotovelo.

Reação hansênica tipo 1 *versus* recidiva

A reação hansênica do tipo 1 é uma emergência neurológica comum durante a PQT. Quando ocorre após o término da PQT, é essencial que seja diferenciada de um quadro de falha terapêutica ou de recidiva, as quais exigirão condutas terapêuticas distintas. A Tabela 10.1 resume as principais diferenças entre episódio reacional e a recidiva, podendo ser útil para reforçar contrastes percebidos ao exame.

É importante distinguir os episódios reacionais entre os próprios quadros da hanseníase, como também com outras doenças dermatológicas e de nervos periféricos. (veja os capítulos "Diagnósticos diferenciais das lesões cutâneas da hanseníase" e "Diagnósticos diferenciais de neuropatias periféricas da hanseníase").

Episódios Reacionais da Hanseníase

Tabela 10.1 Aspectos clínicos para diagnóstico diferencial entre reação hansênica tipo 1 e recidiva[24]		
Aspecto clínico	Reação Tipo 1	Recidiva
Período de ocorrência em geral	Em geral ocorre durante, ou em até dois anos após PQT ou ES	Em geral ocorre cinco anos após a PQT ou ES
Modo de instalação das LC e/ou ENP	Súbito e inesperado	Lento e insidioso
Sinais e sintomas gerais	Febre e mal-estar	Ausentes
LC antigas em geral	Recrudescimento com LC eritêmato-violáceas, edematosas e brilhantes	Lesões com bordas eritematosas
LC novas em geral	Em geral muitas	Em geral poucas
Ulceração das LC	Pode ocorrer	Rara
Regressão com descamação da LC	Presente	Ausente
ENP	Ocorrência de ENP em vários locais, acompanhado de dor e déficit sensitivo-motor	Pode ocorrer, em geral em um nervo
Resposta ao uso de corticóides sistêmicos	Sim	Não

Legenda: PQT – poliquimioterapia; ES – esquema substitutivo; LC – lesões cutâneas; ENP – espessamento de nervos periféricos.

Histopatolologia da reação hansênica tipo 1

Caracteriza-se pela presença de granulomas formados por abundantes células epitelióides e algumas células gigantes multinucleadas. Essas alterações vêm acompanhadas por edema dérmico moderado, quantidade variável de linfócitos e espessamento da epiderme podendo apresentar necrose, a qual raramente é caseosa (Figura 10.10).[13,25–27]

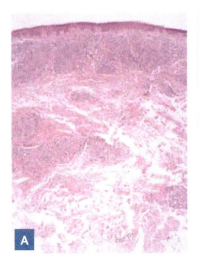
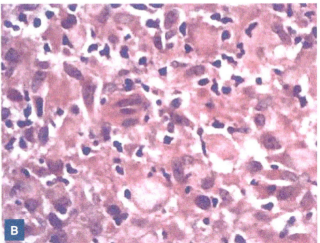

Figura 10.10. Reação hansênica tipo 1 (RH1). **A.** Processo inflamatório constituído por macrófagos epitelióides e linfócitos que se sobrepõem aos processos inflamatórios de lesões hansênicas pré-existentes (hematoxilina-eosina x2). **B.** Infiltrado inflamatório constituído por macrófagos epitelióides multivacuolados, por vezes formando células gigantes multinucleadas, permeados por linfócitos. Os granulomas da RH1 são parecidos com os granulomas tuberculoides das formas tuberculoide e dimorfa-tuberculoide, porém, comumente não apresentam o halo linfocitário na periferia dos granulomas (hematoxilina-eosina x40).

■ REAÇÃO HANSÊNICA TIPO 2

A reação hansênica tipo 2 ocorre na hanseníase multibacilar (MB), nas formas dimorfa-virchowiana e virchowiana.[28] A reação hansênica tipo 2 mais comum e a mais conhecida é o eritema nodoso hansênico (ENH), e menos frequentemente apresenta-se como eritema multiforme, síndrome de Sweet-símile ou com manifestações sistêmicas sem lesões cutâneas.

O ENH pode ocorrer como manifestação inicial da hanseníase, assim como ter seu início durante ou após a PQT. Em alguns casos raros, o ENH pode recorrer intermitentemente após vários anos.[22,29]

Manifestações neurocutâneas da reação hansênica tipo 2

As alterações cutâneas típicas do ENH são caracterizadas por múltiplos nódulos eritêmato-violáceos, usualmente pequenos e dolorosos, com ou sem ulceração. Os nódulos em geral, têm distribuição simétrica, podendo ocorrer na face, no tronco e, preferencialmente, nos membros. As lesões cutâneas do curso crônico da doença em geral mantêm-se inalteradas.[30] O ENH, quando ulcerado, é denominado eritema nodoso necrosante (Figuras 10.11 a 10.13).

A reação tipo 2 também pode se manifestar com lesões cutâneas de eritema polimorfo (ou multiforme), caracterizadas por placas eritêmato-purpúricas, podendo apresentar vesículas e bolhas (Figura 10.14) e também como síndrome de Sweet-símile.[31] Neurite pode estar presente.

É importante distinguir o ENH do eritema nodoso, que geralmente ocorre nas pernas, não úlcera e é causado em geral por estreptococcia ou efeito adverso a medicamentos.

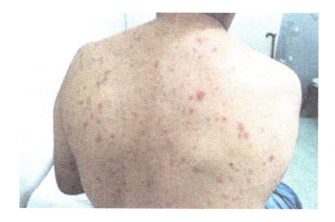

Figura 10.11. Múltiplos nódulos pequenos. Eritema nodoso hansênico (ENH).

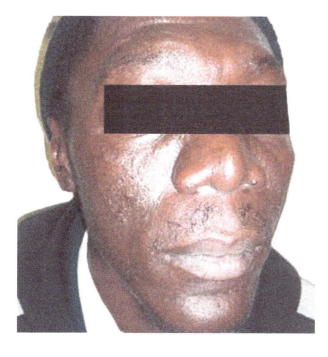

Figura 10.12. Reação hansênica tipo 2. Eritema nodoso hansênico na pálpebra superior direita.

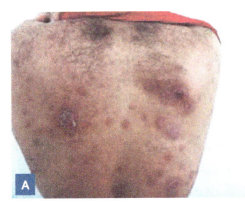
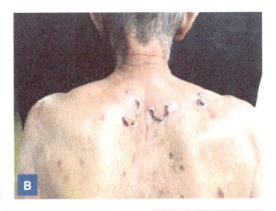

Figura 10.13. Reação hansênica tipo 2. Eritema nodoso hansênico. Alguns nódulos apresentam ulceração (eritema nodoso necrosante).

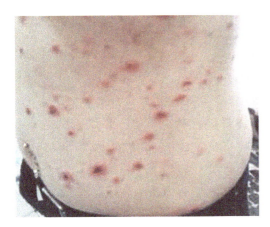

Figura 10.14. Reação hansênica tipo 2. Eritema polimorfo (ou multiforme).

Manifestações sistêmicas da reação hansênica tipo 2

As alterações sistêmicas podem fazer parte do quadro clínico, com leve a intenso envolvimento. Sinais e sintomas gerais como: febre, linfadenomegalia, perda de peso, mal-estar, insônia, mialgia, depressão e edema de extremidades ou generalizado estão presentes com relativa frequência. Envolvimento de outros órgãos pode tornar o quadro mais grave: hepatite, esplenite, uveíte, irite, orquiepididimite, laringite, rinite, tromboembolia pulmonar, depósito de substância amilóide nos rins, artrite, osteíte, sinovite e/ou dactilite.[19,31]

Muitos casos representam urgência médica com imediata necessidade de medicações anti-inflamatórias e imunomoduladoras devido ao seu potencial incapacitante.[32] O depósito de imunocomplexos na pele, nos nervos ou nos órgãos internos parece ocasionar o desenvolvimento das lesões, mas há também evidência de desregulação de células T e macrófagos com superprodução da citocina TNF-α.[11]

As manifestações sistêmicas do ENH, fazem diagnóstico diferencial com efeitos adversos tanto aos medicamentos da PQT, quanto de outras comorbidades, que podem também serem o fator desencadeante ou mantenedor do quadro reacional.

Classificação clínica do ENH

O ENH pode ser categorizado de acordo com o número de lesões por segmento do corpo e a sintomatologia (Tabela 10.2).

Tabela 10.2
Grau do ENH em relação ao número de nódulos por segmento corporal, o caráter da dor e sinais e sintomas sistêmicos.[33]

Grau	Número de nódulos por segmento corporal	Tipo de dor	Sinais e sintomas sistêmicos
Leve	Menos de 10	Dor leve à palpação	Ausentes ou de leve intensidade
Moderado	De 10 a 20	Dor à palpação	Febre baixa, poucos sintomas e lindadenomegalia regional
Grave	Mais de 20. Pode haver necrose	Dor espontânea	Febre alta, artralgias, calafrios, cefaleia intensa, anorexia, fadiga e linfadenomegalia generalizada

Histopatologia do ENH

A histologia do ENH caracteriza-se pela presença de infiltrado neutrofílico na derme e na hipoderme podendo acometer veias e artérias, apresentando edema pronunciado das células endoteliais e da parede vascular (Figuras 10.15 e 10.16).[13]

Episódios Reacionais da Hanseníase

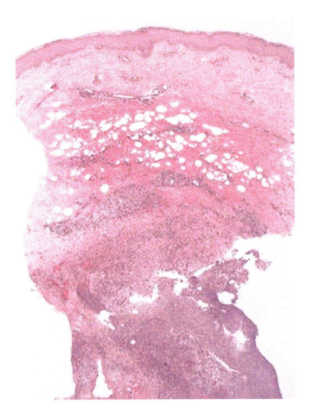

Figura 10.15. Eritema nodoso hansênico (ENH). Infiltrado inflamatório superficial e profundo envolvendo todos os componentes da derme e tecido subcutâneo associado ao afluxo de neutrófilos sobre os infiltrados inflamatórios dimorfo-dimorfo/dimorfo-virchowiano pré-existentes (hematoxilina-eosina x2).

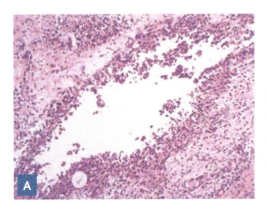
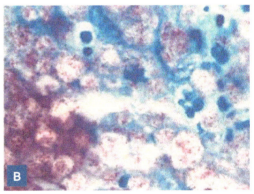

Figura 10.16. Eritema nodoso hansênico (ENH). **A.** Infiltrado inflamatório constituído por macrófagos multivacuolados, na grande maioria dos casos em lesões hansênicas dimorfa-virchowiana e virchowiana em regressão após o início do tratamento, com infiltrado neutrofílico associado, por vezes formando microabscessos neutrofílicos (hematoxilina-eosina x20). **B.** Baciloscopia apresentando macrófagos multivacuolados contendo bacilos fragmentados e neutrófilos de permeio (Fite-Faraco x100).

■ FENÔMENO DE LÚCIO

O Fenômeno de Lúcio constitui-se de um quadro reacional, assim como as reações tipo 1 e tipo 2. É considerado grave e raro, podendo ocorrer na hanseníase de Lúcio e Latapi na hanseníase virchowiana (ver capítulo "Manifestações Clínicas e Classificações da hanseníase").

Esse evento tem a sua patogênese caracterizada por congestão dos vasos sanguíneos, causada pela presença do agente causal no endotélio vascular, o que proporciona uma vasculite secundária ao processo inflamatório. Estudos apontam que é orquestrado por macrófagos, por meio da liberação de IL-1 e de TNF-α, gerando efeitos trombóticos e necrose tecidual. Tal cenário ocorre, geralmente, em pacientes com má adesão à farmacoterapia.[31,34,35]

Manifestações clínicas do Fenômeno de Lúcio

As lesões se iniciam nas extremidades, mãos, pés orelhas, nariz, se caracterizam por máculas eritêmato-vinhosas, edematosas, bolhas flácidas hemorrágicas de aspecto bizarro, que se rompem evoluindo com necrose central, e, posteriormente, com ulceração, o que gera cicatrizes atróficas de aspecto estelar (Figura 10.17).[34,35] As úlceras tem causas isquêmicas, são de início insidioso e crônicas.

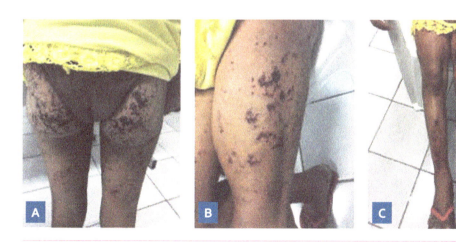

Figura 10.17. Fenômeno de Lúcio.

Imunologia e histopatologia do Fenômeno de Lúcio

A histopatologia desse episódio apresenta, normalmente, presença do bacilo (*M. leprae* ou *M. lepromatosis*) na derme. Desse modo, verifica-se a invasão vascular de células e do patógeno, promovendo inflamação associada ao estreitamento do

10

Episódios Reacionais da Hanseníase

lúmen vascular e à trombose. Esta é decorrente do infiltrado de células imunológicas, como os linfócitos, e a presença de granulomas perivasculares.[34]

■ NEURITE ISOLADA

A neurite em questão pode ocorrer, eventualmente, de forma insidiosa, proporcionando sequelas cumulativas, inclusive após o término do tratamento da hanseníase. Pode estar associada à recidiva, ou quadro reacional. A característica mais importante é a dor no nervo, presente à palpação ou mesmo de forma espontânea. Apesar da dor, essa neurite é conhecida como paralisia neural silenciosa e o nervo em geral não está espessado.[28] Tal reação possui potencial incapacitante, assim como as neurites intrínsecas às reações hansênicas tipo 1 e tipo 2.[7,36,37] Lesões cutâneas não típicas das reações hansênicas tipo 1 e 2, e edema localizado, podem ocorrer.

Além disso, é possível comparar sucintamente os episódios reacionais, como mostra a Tabela 10.3.

Tabela 10.3 Quadro comparativo dos aspectos clínicos mais comuns das reações hansênicas				
	Reação Tipo 1	Reação Tipo 2 (ENH)	Fenômeno de Lúcio	Neurite Isolada
Manifestação cutânea	Edema, placas eritêmato-edematosas e descamação	Múltiplos nódulos eritêmato--violáceos, de tamanhos variados e dolorosos	Máculas vinhosas, bolhas flácidas hemorrágicas, cicatriz estelar	Ausência de lesão cutânea no local da neurite. Pode ter edema
Dor	Neurite com parestesia e dor espontânea e à palpação	Dor à palpação dos nódulos	Dor intensa nas lesões cutâneas	Dor à palpação ou espontânea
Sistêmica	Em geral ausente	Febre, linfoadenomegalia, perda de peso, mal-estar, insônia, mialgia, artrite, uveíte/irite, orquiepididimite e edema	Ausente	Ausente

140

■ REAÇÕES HANSÊNICAS E QUALIDADE DE VIDA

As reações hansênicas podem causar incapacidades físicas levando à deterioração na qualidade de vida das pessoas acometidas. Estas ocorrem pela rapidez e intensidade dos danos que podem promover um agravamento do quadro físico e psicológico do paciente, afetando diretamente o bem-estar das pessoas afligidas pela hanseníase.[7,8] Nesse cenário, o aumento das incapacidades físicas associadas à já presente estigmatização da doença, alteram as relações sociais, diminuindo a autonomia, e ameaçando a saúde mental destes pacientes.[7-9]

Os pacientes classificados como multibacilares apresentam, geralmente, pior qualidade de vida, sendo os episódios reacionais, incluindo os de tipo 1, os principais fatores que debilitam estes indivíduos.[10] E finalmente, a piora da qualidade de vida ocasionada pelo aumento da dor, a incapacidade física sensitiva-motora, e a saúde mental afetada são aspectos importantes a serem considerados pelos profissionais de saúde.[9]

Referências bibliográficas

1. Becx-Bleumink, M. & Berhe, D. Occurrence of reactions, their diagnosis and management in leprosy patients treated with multidrug therapy; experience in the leprosy control program of the All Africa Leprosy and Rehabilitation Training Center (ALERT) in Ethiopia. *Int J Lepr Other Mycobact Dis* 60, 173–184 (1992).
2. Mowla, M. R., Ara, S., Mizanur Rahman, A. F. M., Tripura, S. P. & Paul, S. Leprosy reactions in post-elimination stage: the Bangladesh experience. *J Eur Acad Dermatol Venereol* 31, 705–711 (2017).
3. Oliveira, J. S. de S. *et al.* Leprosy in elderly people and the profile of a retrospective cohort in an endemic region of the Brazilian Amazon. *PLoS Negl Trop Dis* 13, e0007709 (2019).
4. Bandeira, S. S., Pires, C. A. & Quaresma, J. A. S. Leprosy Reactions In Childhood: A Prospective Cohort Study In The Brazilian Amazon. *IDR* Volume 12, 3249–3257 (2019).
5. Naafs, B. & Noto, S. Reactions in Leprosy. in *Leprosy* (eds. Nunzi, E. & Massone, C.) 219–239 (Springer Milan, 2012). doi:10.1007/978-88-470-2376-5_21.
6. Franco-Paredes, C. & Rodriguez-Morales, A. J. Unsolved matters in leprosy: a descriptive review and call for further research. *Ann Clin Microbiol Antimicrob* 15, 33 (2016).
7. Das, N. K. *et al.* A Quality of Life Study of Patients with Leprosy Attending the Dermatology OPD of a Tertiary Care Center of Eastern India. *Indian J Dermatol* 65, 42–46 (2020).
8. Costa, M. D. *et al.* Assessment of quality of life of patients with leprosy reactional states treated in a dermatology reference center. *An Bras Dermatol* 87, 26–35 (2012).
9. Guimenes Albuquerque, R. *et al.* Comparison of quality of life evaluated by SF-36 and DLQI in multibacillary and paucibacillary leprosy patients from Sao Paulo, Brazil. *Int J Dermatol* 58, 1415–1422 (2019).
10. Costa, L. G., Cortela, D., Soares, R. C. F. R. & Ignotti, E. Factors associated with the worsening of the disability grade during leprosy treatment in Brazil. *Lepr Rev* 86, 265–272 (2015).

11. Sarno, E. N., Grau, G. E., Vieira, L. M. & Nery, J. A. Serum levels of tumour necrosis factor-alpha and interleukin-1 beta during leprosy reactional states. *Clin Exp Immunol* 84, 103–108 (1991).

12. Saunderson, P., Gebre, S. & Byass, P. Reversal reactions in the skin lesions of AMFES patients: incidence and risk factors. *Lepr Rev* 71, 309–317 (2000).

13. Nery, J. *et al.* Características clínico-histopatológicas do estados reacionais na Hanseníase em pacientes submetidos à poliquimioterapia (PQT). *An Bras Dermatol* 74, (1999).

14. Deps, P. & Lockwood, D. N. J. Leprosy presenting as immune reconstitution inflammatory syndrome: proposed definitions and classification. *Lepr Rev* 81, 59–68 (2010).

15. Deps, P. *et al.* Clinical and histological features of leprosy and human immunodeficiency virus co-infection in Brazil. *Clin Exp Dermatol* 38, 470–477 (2013).

16. Trindade, M. A. B. *et al.* Leprosy and HIV co-infection in five patients. *Lepr Rev* 76, 162–166 (2005).

17. Antunes, D. E., Goulart, I. M. B. & Goulart, L. R. Will cases of leprosy reaction increase with COVID-19 infection? *PLoS Negl Trop Dis* 14, e0008460 (2020).

18. Opromolla, D. V. A. Um dos problemas da classificação da hanseníase. *Hansenologia Internationalis* 21, 29–36 (1996).

19. Choudhuri, K. The immunology of leprosy; unravelling an enigma. *Int J Lepr Other Mycobact Dis* 63, 430–447 (1995).

20. Britton, W. J. Immunology of leprosy. *Trans R Soc Trop Med Hyg* 87, 508–514 (1993).

21. Mohanty, K. K., Joshi, B., Katoch, K. & Sengupta, U. Leprosy reactions: humoral and cellular immune responses to M. leprae, 65kDa, 28kDa, and 18 kDa antigens. *Int J Lepr Other Mycobact Dis* 72, 149–158 (2004).

22. Araújo, M. G. [Leprosy in Brazil]. *Rev Soc Bras Med Trop* 36, 373–382 (2003).

23. Lockwood, D. N., Vinayakumar, S., Stanley, J. N., McAdam, K. P. & Colston, M. J. Clinical features and outcome of reversal (type 1) reactions in Hyderabad, India. *Int J Lepr Other Mycobact Dis* 61, 8–15 (1993).

24. Ministério da Saúde. *Diretrizes para vigilância, atenção e eliminação da hanseníase como problema de saúde pública: manual técnico-operacional.* http://www.saude.gov.br/images/pdf/2016/fevereiro/04/diretrizes-eliminacao-hanseniase-4fev16-web.pdf (2016).

25. Lockwood, D. N. J. *et al.* The histological diagnosis of leprosy type 1 reactions: identification of key variables and an analysis of the process of histological diagnosis. *J Clin Pathol* 61, 595–600 (2008).

26. Trindade, M. A. B., Varella, T. C. N., Cisneros, C. G. C., Bottini, V. & Moura, A. K. A. Delayed diagnosis of multibacillary leprosy: a report of eight cases. *Braz J Infect Dis* 13, 155–157 (2009).

27. Trindade, M. A. B. *et al.* Granulomatous reactivation during the course of a leprosy infection: reaction or relapse. *PLoS Negl Trop Dis* 4, e921 (2010).

28. Manandhar, R., LeMaster, J. W. & Roche, P. W. Risk factors for erythema nodosum leprosum. *Int J Lepr Other Mycobact Dis* 67, 270–278 (1999).

29. Sehgal, V. N. Reactions in leprosy. Clinical aspects. *Int J Dermatol* 26, 278–285 (1987).

30. Leprosy/Hansen Disease: Management of reactions and prevention of disabilities. https://www.who.int/publications-detail-redirect/9789290227595.

31. Talhari, S. *et al.* Manifestações cutâneas e diagnóstico diferencial. in *Hanseníase* (eds. Talhari, S., Penha, G., Oliveira, G., Gonçalves, H. S. & Oliveira, M. L.) (DiLivros, 2015).
32. Lockwood, D. N. Leprosy. *BMJ Clin Evid* 2007, (2007).
33. Guerra, J. G., Penna, G. O., de Castro, L. C. M., Martelli, C. M. T. & Stefani, M. M. A. Eritema Nodoso Hansênico: atualização clínica e terapêutica. *An Bras Dermatol* 77, (2002).
34. Rocha, R. H. *et al.* Lucio's phenomenon: exuberant case report and review of Brazilian cases. *An Bras Dermatol* 91, 60–63 (2016).
35. Monteiro, R. *et al.* Lucio's phenomenon: another case reported in Brazil. *An Bras Dermatol* 87, 296–300 (2012).
36. Croft, R., Richardus, J. H. & Smith, W. C. The effectiveness of corticosteroids in the treatment of long-term nerve function impairment. *Lepr Rev* 67, 342–343 (1996).
37. van Brakel, W. H. & Khawas, I. B. Nerve function impairment in leprosy: an epidemiological and clinical study--Part 2: Results of steroid treatment. *Lepr Rev* 67, 104–118 (1996).

11
CAPÍTULO

Manifestações Neurológicas da Hanseníase

Patrícia D. Deps
Jovana Gobbi Marchesi Ciríaco

O agente etiológico da hanseníase, *M. leprae*, possui notável especificidade imunológica para macrófagos e células de Schwann, residentes na pele e nos nervos periféricos.[1] Pode-se, inclusive, predizer que "toda pessoa acometida com hanseníase possui algum grau de envolvimento nervoso".[2] Sendo essa condição uma das principais contribuintes para o grau de morbidade da doença, é importante afirmar ser a avaliação neurológica um ponto crítico da abordagem clínica. Neste capítulo serão apresentadas as manifestações neurológicas da hanseníase e os passos envolvidos em sua propedêutica.

▪ MECANISMOS GERAIS DO DANO NEUROLÓGICO

O *M. leprae* é o único microrganismo cujo neurotropismo é muito seletivo para os nervos periféricos. Uma vez que um indivíduo suscetível é infectado pelo agente etiológico da hanseníase, este tende a parasitar para as células de Schwann daquele, adentrando-as por intermédio de um componente específico na lâmina basal dessas células: o domínio G da cadeia alfa-2 da laminina 2, presente apenas em nervos periféricos.[3] Os mecanismos de entrada desta micobacteria não são completamente esclarecidos e muitas são as moléculas apontadas como potenciais participantes desse processo. Por ter sido descrito no século XIX, a maioria dos estudos de patogênese foram realizados utilizando o modelo com *M. leprae* embora se acredite que o mesmo processo ocorra com o *Mycobacterium lepromatosis*.

Uma vez no interior das células de Schwann, os bacilos encontram um ambiente protegido contra o reconhecimento externo, ao passo que também não conseguem ser degradados, pela falta de enzimas adequadas nessas células. Após as fases iniciais da infecção, o processo é lapidado pela resposta imune celular do hospedeiro contra o *M. leprae*, fomentando diferentes apresentações dentro do espectro clínico da hanseníase, já descrito em capítulos anteriores.[3] Didaticamente, é possível distinguir duas principais vias de acometimento neurológico: a direta e a indireta,[1] as quais podem ocorrer isolada ou concomitante:

- Via direta: nesta via, a lesão nervosa é atribuída à capacidade do *M. leprae* de infectar a célula de Schwann e se replicar nela. É favorecida pela carga bacilar e, portanto, é preponderante na hanseníase multibacilar (MB).
- Via indireta: nesta via, a lesão nervosa é atribuída à resposta imune do hospedeiro contra as células infectadas. Ocorre a despeito da carga bacilar e é preponderante na hanseníase paucibacilar (PB). É importante citar o dano gerado pelo edema, compressão das estruturas nervosas e fibrose,[4] os quais podem estar envolvidos na degeneração e apoptose das células nervosas. Os processos inflamatórios contra o tecido nervoso estão fortemente envolvidos nas manifestações neurológicas da hanseníase.[5]

ASPECTOS GERAIS DA APRESENTAÇÃO CLÍNICA

O acometimento neurológico do paciente com hanseníase é caracterizado pelo prejuízo aos nervos periféricos, dependente do perfil de resposta imune celular do hospedeiro. De maneira geral, pode-se dizer que ele varia conforme as formas da doença, sendo o polo tuberculoide caracterizado por lesões de distribuição assimétrica e áreas mais bem delimitadas, e o polo virchowiano caracterizado por uma distribuição simétrica e mais difusa. Além disso, quanto mais próximo do polo tuberculoide, mais precocemente podem ser observadas as consequências neurológicas ao exame físico, visto que a resposta imune neste campo do espectro tende a gerar danos

Manifestações Neurológicas da Hanseníase

rápidos e agressivos pela via indireta. Em geral, acredita-se que os sinais e sintomas costumam aparecer quando mais de 30% das fibras nervosas estão comprometidas.[6]

Como tipicamente ocorre no acometimento de nervos periféricos, a neuropatia da hanseníase não distingue fibras nervosas sensitivas, motoras e autonômicas. O resultado do dano neural irá depender do nervo ou ramo neural acometido. Quanto mais proximais os danos, maior a área na qual será observado o prejuízo funcional. Assim, além de variar na simetria e quantidade de lesões pelo corpo, as fibras nervosas podem também, num mesmo segmento corporal, apresentar proporção de acometimento diferente. Uma alteração sensitiva, por exemplo, pode variar de uma área bem delimitada, associada a uma lesão cutânea, até a perda completa de sensibilidade do segmento corporal, como o pé ou a mão do paciente.

Para a classificação das neuropatias periféricas, o médico deve estar familiarizado com os três principais grupos de neuropatias, agrupadas pelos padrões de distribuição do déficit sensório-motor: as mononeuropatias isoladas, as mononeuropatias múltiplas e as polineuropatias distais. Na hanseníase, a presença desses padrões pode variar com a forma de hanseníase apresentada pelo paciente. Esses conceitos serão brevemente explorados nos tópicos e na Figura 11.1:

Mononeuropatia	Mononeuropatia múltipla	Polineuropatia distal
Tuberculoide 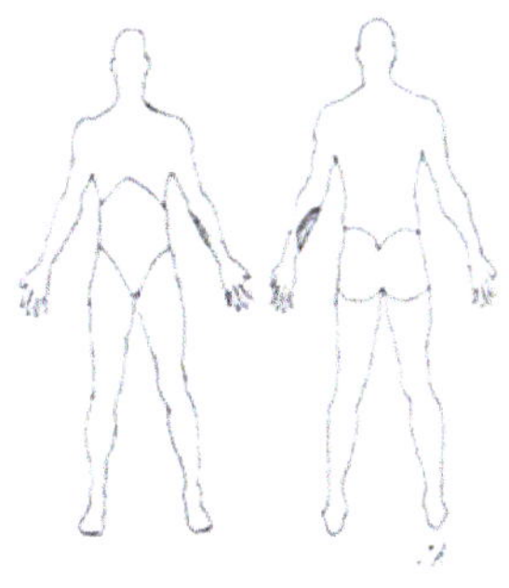	Dimorfa virchowiana Dimorfa tuberculoide Dimorfa dimorfa Virchowiana (fase inicial) 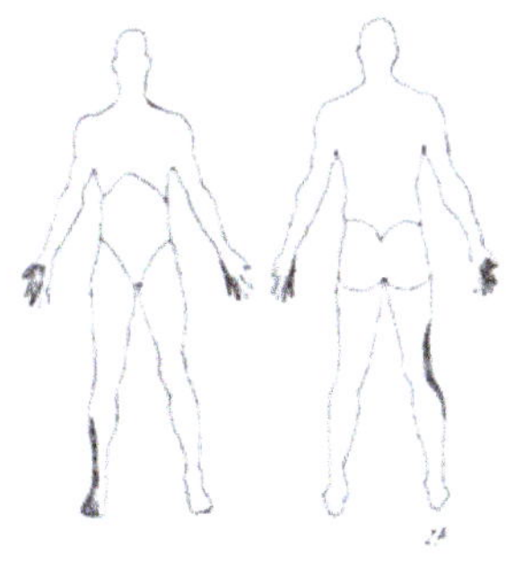	Virchowiana 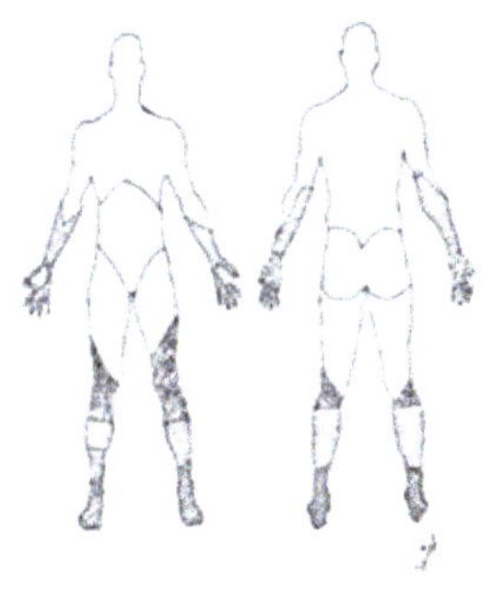

Figura 11.1. Relação entre os tipos de neuropatias periféricas e as formas clínicas de hanseníase as quais elas comumente se associam. A área comprometida é progressivamente maior quando comparados os polos tuberculoide e virchowiano (figura adaptada de D. Ciampi).

- **Mononeuropatia isolada**: quando um único tronco nervoso é acometido. Ocorre na forma tuberculoide.
- **Mononeuropatia múltipla**: quando vários troncos nervosos são acometidos isoladamente, em geral, em um padrão assimétrico. Ocorre nas formas dimorfas e virchowiana em fase inicial.
- **Polineuropatias distais**: quando mais de um nervo é acometido, em geral, em um padrão difuso e relativamente simétrico. Ocorre na forma virchowiana.

Apesar do *M. leprae* não distinguir entre tipos de fibras nervosas, existem alguns fatores que influenciam a topografia das lesões: 1) a distância do nervo à superfície da pele; 2) o diâmetro do nervo e 3) as relações anatômicas para com o nervo.[6] Isso acontece porque:

1. O *M. leprae* tem predileção por áreas de menor temperatura corporal. Assim sendo, os trajetos nervosos mais próximos da superfície da pele são zonas especiais para proliferação do *M. leprae*.
2. Quanto maior o diâmetro de um nervo, maior a densidade de fibras envoltas pelo epineuro e menor a tolerância ao edema endoneural e à compressão extrínseca.
3. Frente ao edema do nervo, algumas estruturas anatômicas podem tornar-se elementos constritivos e traumáticos.

Os pacientes com acometimento neurológico podem apresentar queixas de:

- Perda de força, por acometimento de inervação motora.
- Parestesia, hipoestesia, anestesia, hipoalgesia, analgesia, dor crônica e não discriminação de temperatura, por prejuízo à inervação sensitiva.
- Pele seca, por prejuízo à inervação autonômica.

Todos esses sintomas e sinais devem ser ativamente investigados pelo médico.

Deve-se ressaltar que, muito embora a hanseníase seja uma condição diretamente relacionada às lesões cutâneas, elas nem sempre estão presentes, existindo quadros de hanseníase neural primária (HNP): uma forma de hanseníase na qual as manifestações neurológicas são as únicas presentes (veja capítulo "Manifestações Clínicas e Classificação da Hanseníase").

De maneira extrema, áreas de ulceração, traumas e queimaduras devem suscitar suspeita de anestesia na região (Figuras 11.2 a 11.4). Situações dessa condição são representadas nas imagens a seguir, reforçando a relevância do diagnóstico precoce da hanseníase e da necessidade de cobertura de serviços de saúde, como forma de prevenir desfechos graves.[5,7]

Manifestações Neurológicas da Hanseníase

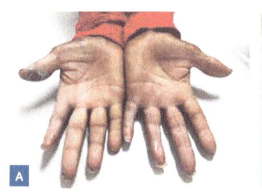
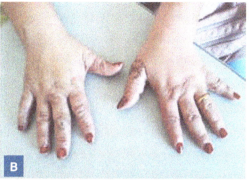

Figura 11.2 A e B. apresentando cicatrizes pós-traumáticas e úlceras traumáticas nas mãos oriundas de anestesia por dano neural da hanseníase.

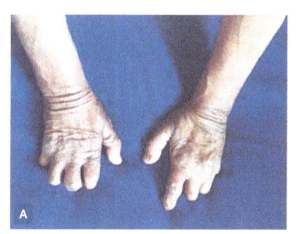
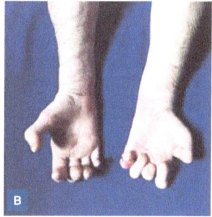

Figura 11.3. A. Cicatrizes pós-traumáticas em áreas articulares das mãos, reabsorção óssea e perda de segmentos dos quirodáctilos de ambas as mãos. **B.** Lesão ulcerada no 5º quirodáctilo da mão esquerda. Mãos em garra rádio-ulnar-mediano. Em **A** e **B** existe intenso acometimento bilateral dos nervos radiais, medianos e ulnares.

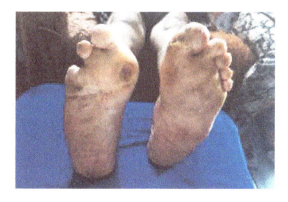

Figura 11.4. Úlcera plantar nos dois pés, e reabsorção óssea – perda de pododáctilos no pé direito. As lesões resultantes de danos neurais dos nervos fibulares comuns e tibiais anteriores.

149

NEURITE SILENCIOSA

Este tipo de neuropatia caracteriza-se pela deficiência da função sensitiva e/ou motora na ausência de espessamento neural evidente e dor à palpação do nervo, sem queixas espontâneas de parestesia ou dormência.

PROPEDÊUTICA NEUROLÓGICA NA HANSENÍASE.

Nesta seção, serão privilegiadas as técnicas recomendadas pelo Ministério da Saúde do Brasil em seus documentos para a abordagem e vigilância da hanseníase, os quais protagonizam cinco aspectos principais de avaliação.[8,9] O monitoramento da função neural deveria ser feito mensalmente. Com finalidade mnemônica, os autores simplificaram essas recomendações no acrônimo **MEDOS** (Tabela 11.1).

Tabela 11.1	
O acrônimo MEDOS e os aspectos mais importantes na avaliação física neurológica da pessoa afetada pela hanseníase	
M	**Motricidade/Músculos:** a avaliação começa na anamnese, com atenção a dificuldades relatadas na rotina do paciente. O examinador deve dirigir atenção especial para regiões inervadas pelos troncos nervosos mais acometidos.
E	**Espessamento dos Nervos:** o examinador deve palpar os troncos nervosos, percebendo regiões de espessamento dessas estruturas e/ou relatos de dor à palpação.
D	**Dor:** também devem ser avaliadas regiões de dor espontânea.
O	**Olhos/Ocular:** essa região merece especial atenção na avaliação da hanseníase. O método do fio dental é utilizado para a avaliação da sensibilidade corneana.
S	**Sensibilidade:** a sensibilidade térmica e tátil deve ser avaliada nas áreas de nervos usualmente envolvidos na hanseníase, de lesões cutâneas, de pés, mãos e olhos. O uso dos monofilamentos de Semmes-Weinstein é recomendado para essa finalidade.

Na abordagem de cada um dos tópicos mencionados acima, serão evocados os nervos mais acometidos pelo *M. leprae*,[1,9] para os quais se deve ter atenção redobrada. Mencionando das zonas mais superiores para as mais inferiores:

- Nervos da face: os nervos trigêmeo e facial.
- Nervos dos membros superiores: são principalmente acometidos os nervos ulnares, radiais e medianos.
- Nervos dos membros inferiores: são principalmente acometidos os nervos tibiais posteriores e fibulares comuns.

■ AVALIAÇÃO DA MOTRICIDADE

Ao escutar a pessoa afetada pela hanseníase, o examinador precisa estar atento às dificuldades na rotina, as quais revelam regiões de especial interesse no exame físico. Para exemplificar esse contexto, a tabela abaixo relaciona os nervos mais acometidos em membros superiores e inferiores com queixas comuns de cunho motor (Tabela 11.2). É importante reforçar que cada relato é único e muda de acordo com o estilo de vida do paciente. Dificuldades na motricidade podem ser notadas quando associadas a desafios no trabalho, os quais variam a depender da ocupação laboral.

A avaliação da força e do trofismo muscular se dá por meio do teste de força motora (Voluntary Muscle Test -VMT), o qual compreende provas de força e avaliação do tônus. A inspeção do tônus muscular pode ser feita com a movimentação passiva das articulações do paciente em toda sua amplitude. Já as provas de força são feitas testando os músculos um a um, por meio de manobras de oposição. As fotos a seguir revelam sinais semiológicos que demonstram prejuízo aos nervos mais acometidos.

Tabela 11.2
Relação entre os principais nervos acometidos em membros superiores e inferiores e queixas comuns em motricidade

Nervos acometidos em membros superiores	Alteração observada ao exame neurológico
N. mediano e N. ulnar	• Dificuldade de segurar copos, agarrar objetos • Dificuldade de pinçar objetos • Dificuldade para manusear uma chave de fenda
N. radial	• Dificuldade na extensão da mão
Nervos acometidos em membros inferiores	**Alteração observada ao exame neurológico**
N. tibial posterior	• Dificuldade para utilizar calçados como chinelos, que passam a escorregar dos pés com muita frequência
N. fibular comum	• A marcha assume o padrão de "marcha escarvante"

■ AVALIAÇÃO DO NERVO MEDIANO

O nervo mediano supre a musculatura do 1º e 2º músculos lumbricais, bem como da maior parte da musculatura tenar. Assim, quando é requisitado que o paciente com lesão nesse nervo cerre o punho (Figura 11.5A), ele não consegue cumprir a ordem adequadamente, executando o sinal da "Mão do Pregador" ou "Mão em Benção" (Figura 11.5B). O nome é uma referência ao sinal feito por padres e pastores nas pregações em igrejas e acontece pela dificuldade para fletir as articulações metacarpofalângicas do 2º e do 3º dedos, bem como realizar a oposição do polegar. Cerrar os punhos é normal.

O nervo mediano também é responsável pela flexão normal da articulação interfalângica distal do segundo dedo e, portanto, seu prejuízo impossibilita a execução desse movimento (Figuras 11.6A e B).

Quando a lesão do nervo mediano ocorre isoladamente em um de seus ramos, o nervo interósseo anterior, a musculatura tenar mantém-se preservada, enquanto o movimento da articulação interfalângica distal é perdido. Assim, quando requisitado a performar o pinçamento dos dedos, o paciente gera o sinal da pinça anormal ou Sinal de "Okay" (Figura 11.7A), quando comparado com o sinal da pinça normal (Figura 11.7B).

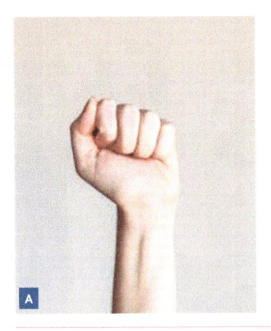 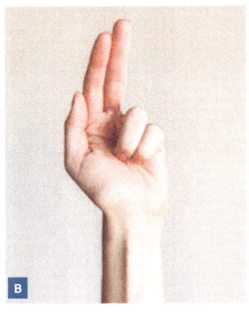

Figura 11.5. A. Punho fechado, exame normal. **B.** O sinal da Mão do Pregador ou Mão em Benção (demonstração), lesão do nervo mediano.

Manifestações Neurológicas da Hanseníase

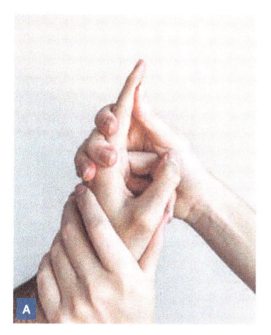
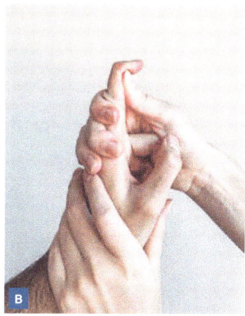

Figura 11.6. A. Exame alterado, por impossibilidade de fletir a articulação distal do 2º quirodáctilo (demonstração). **B.** O movimento é normal.

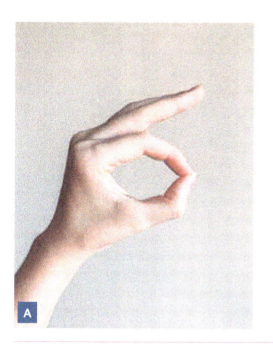
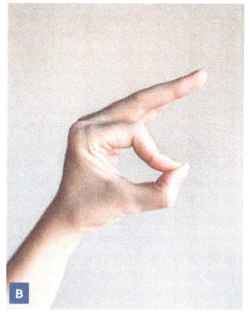

Figura 11.7. A. Sinal do "Okay" normal (demonstração). **B.** Sinal da pinça (não consegue fazer o sinal do "Okay" normal).

■ AVALIAÇÃO DO NERVO ULNAR

O comprometimento do nervo ulnar tem como consequência a atrofia dos músculos interósseos por ele supridos. Nessa circunstância há a descompensação do estado da mão em repouso (Figura 11.8A), gerando o aspecto da mão em garra (Figura 11.8B e Figura 11.9 e 11.10). Esse sinal deve-se a ação sem oposição dos músculos extensores e flexor profundo dos dedos.

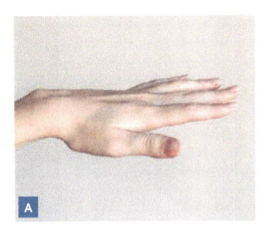 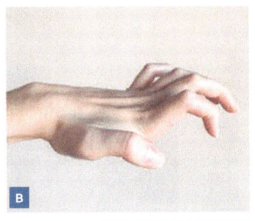

Figura 11.8. A. Mão normal em repouso. **B.** Mão em garra (demonstração).

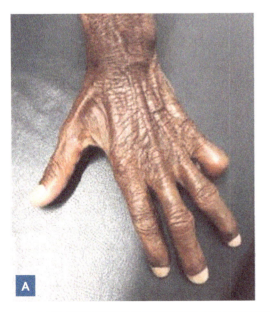 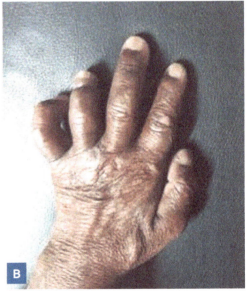

Figura 11.9. A. Garra ulnar. **A.** Atrofia de músculos interósseos (n. mediano). **B.** Garra ulnar, dedos salcichoides reacionais.

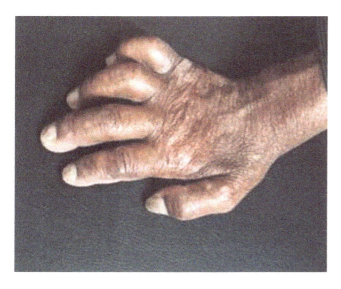

Figura 11.10. Garra ulnar-mediano.

■ AVALIAÇÃO DO NERVO RADIAL

O nervo radial é o grande responsável pela musculatura extensora da mão e, portanto, seu comprometimento pode gerar o sinal da Mão Caída (Figuras 11.11A e B), na qual o paciente é incapaz de realizar a extensão dos dedos e do punho.

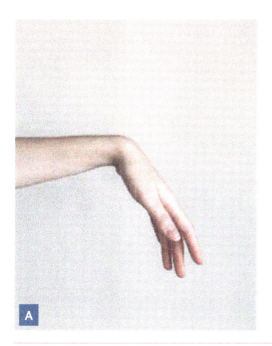
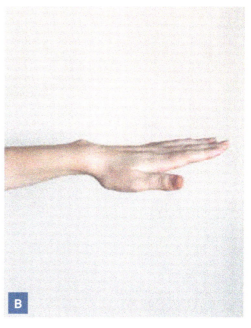

Figura 11.11. A. Mão caída (demonstração). B. Mão normal.

■ AVALIAÇÃO DO NERVO TIBIAL POSTERIOR

No acometimento do nervo tibial posterior, pode haver a flexão dos metatarsianos, gerando o padrão de Garra dos Artelhos (Figura 11.12A e B).

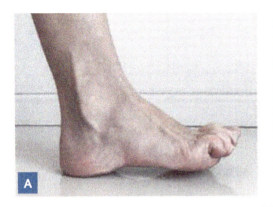
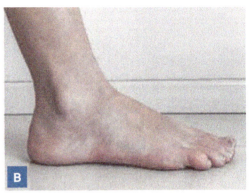

Figura 11.12. A. Garra dos artelhos (demonstração). **B.** Pé normal.

■ AVALIAÇÃO DO NERVO FIBULAR COMUM

Com o acometimento do nervo fibular comum, pode haver a paralisia da musculatura extensora dos dedos e do hálux, da musculatura dorsiflexora e eversora do pé. Nesse contexto, o paciente é incapaz de elevar o pé, gerando o sinal do "Pé Caído". Esse sinal motiva alteração da dinâmica da marcha, com elevação dos joelhos como mecanismo compensatório à não extensão do pé, gerando a chamada "Marcha Escarvante". Na Figura 11.13, pode-se observar a prova de força que testa a musculatura extensora do pé por meio de movimentos de contraposição.

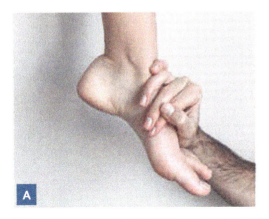
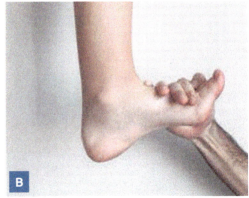

Figura 13. A. Paciente não realiza a extensão do dorso do pé (demonstração). **B.** Movimento de extensão realizado normalmente.

■ ESPESSAMENTO DE NERVOS

O espessamento dos nervos reflete a fibrose e o edema que acomete essas estruturas (Figuras 11.14, 11.15 e 11.16). Consiste em um achado neurológico importante na hanseníase, visto que a fibrose extensa é encontrada em casos severos e pode resultar em prejuízo funcional permanente.[4] Essa condição pode ser encontrada por meio da palpação ao exame físico, acompanhada ou não de dor.

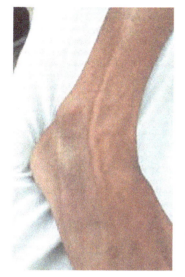

Figura 11.14. Nervo fibular superficial espessado.

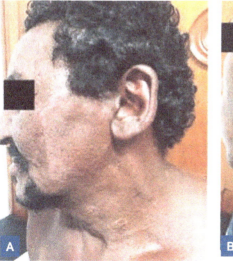
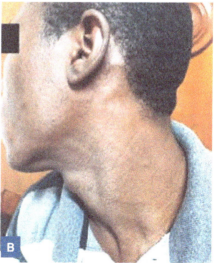

Figura 11.15. A. Espessamento do n. grande auricular. **B.** Espessamento do ramo cervical do facial, linfadenomegalia retro-auricular.

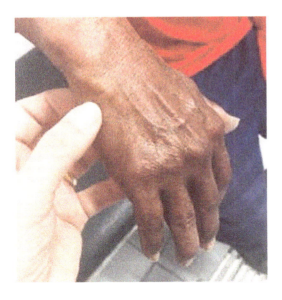

Figura 11.16. Nervo cubital dorsal espessado.

As manobras semiológicas para palpação de nervos mais acometidos em membros superiores (Figura 11.17 e 11.18) e inferiores (Figura 11.19) são demonstradas nas fotos a seguir.

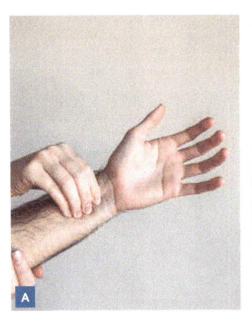
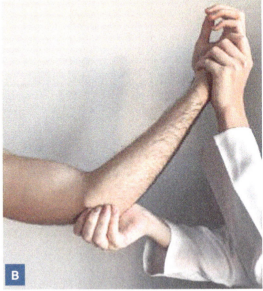

Figura 11.17. Palpação dos principais nervos acometidos nos membros superiores: nervo mediano e nervo ulnar respectivamente. **A.** A palpação do *nervo mediano* pode ser feita na face anterior punho, entre os tendões de músculos flexores da mão. **B.** O *nervo ulnar* pode ser palpado na goteira epitroclear, um sulco que se localiza lateralmente ao epicôndilo medial do úmero.

Manifestações Neurológicas da Hanseníase

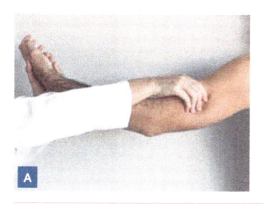 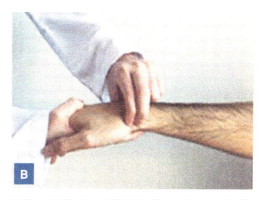

Figura 11.18. Palpação dos principais nervos acometidos nos membros superiores: nervo radial e radial cutâneo, respectivamente. **A.** O *nervo radial* pode ser palpado em seu trajeto no braço, ao nível do canal de torção do úmero. **B.** O *nervo radial cutâneo* pode ser palpado em seu trajeto no dorso da mão próximo ao polegar e parte medial do punho.

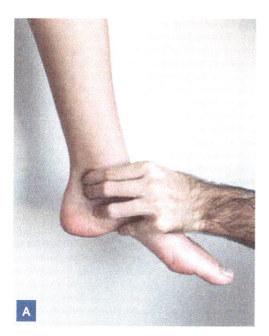 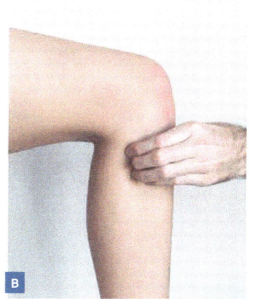

Figura 11.19. Palpação dos principais nervos acometidos em membros inferiores: n. tibial posterior e n. fibular comum, respectivamente. **A.** O *nervo tibial posterior* pode ser palpado no ponto intermediário entre o tendão de Aquiles e o maléolo medial. **B.** O *nervo fibular comum* pode ser palpado inferiormente na cabeça da fíbula, região na qual o nervo cruza anteriormente essa porção do osso.

Apesar da avaliação clínica pela palpação ser a mais comum na identificação de espessamento nervoso, por ser prática e acessível, existem outras técnicas mais sensíveis para essa finalidade. O ultrassom de alta resolução é uma forma não invasiva de visualizar nervos espessados, tendo boa correlação com estudos de condução nervosa (veja capítulo "Ultrassonografia de Nervos Periféricos na Hanseníase").[10]

Também é interessante ressaltar que, a despeito da aparente aleatoriedade no acometimento nervoso da hanseníase, existem estudos que exploram padrões de acometimento dos troncos nervosos. No caso do nervo ulnar, por exemplo, foi observado que a área de diâmetro máximo do nervo ulnar acometido pelo *M. leprae*, definida como zona de "pico de espessamento", localiza-se aproximadamente 4 centímetros acima do epicôndilo medial na articulação do cotovelo, onde pode ser palpado.[10]

■ DOR NEUROPÁTICA

A dor neuropática em pacientes com hanseníase parece ter sua prevalência subestimada, variando entre 11% e 60% entre diversos relatos na literatura.[11,12] Alguns estudos concentram-se no processo inflamatório adjacente à área da lesão como líderes desse processo, mencionando participação de vasculite persistente,[13] desequilíbrio de citocinas,[14] e hiperexcitabilidade secundária à inflamação.[15]

Além dos mecanismos moleculares, a dor neuropática parece estar associada a quadros avançados de hanseníase, sendo uma consequência tardia. Também é mais frequente na forma virchowiana do que na forma tuberculoide, o que sugere que a dor é mais um dos fatores que variam dentro do amplo espectro clínico da hanseníase.[12] Deve-se, portanto, reforçar o papel central do diagnóstico precoce da hanseníase como forma de evitar desfechos que aumentem a morbidade.

Um dos aspectos mais preocupantes relacionados à dor neuropática em hanseníase está associado ao declínio na qualidade de vida dos pacientes que a detém. Classificada como moderada a severa em alguns inquéritos, para muitos dos pacientes acometidos ela é debilitante o suficiente para prejudicar o sono e as atividades diárias. Não bastando a dor espontânea ser suficientemente debilitante, pacientes diagnosticados com a "neuropatia dolorosa" também foram associados a piores desfechos psicológicos, apresentando maior prevalência de ansiedade e depressão.[12] O território do nervo ulnar foi uma das zonas mais acometidas em dor espontânea. Também foram destacadas as regiões de palmas das mãos, pés e joelhos.

Manifestações Neurológicas da Hanseníase

◼ AVALIAÇÃO OCULAR

Na inspeção dos olhos, a avaliação da sensibilidade corneana com uso de um fio dental (sem sabor) é parte do protocolo de exames do Ministério da Saúde do Brasil. Para tanto, o avaliador deve gentilmente encostar o fio dental no quadrante lateral inferior dos olhos (córnea) do paciente sem que ele veja. A resposta esperada é o piscamento dos olhos. Essa técnica avalia tanto a sensibilidade corneana, por meio do ramo oftálmico do nervo trigêmeo, quanto a motricidade do músculo orbicular dos olhos na atitude do piscamento (nervo facial).[1] Quando a sensibilidade corneana é acometida, o paciente está sujeito a irritabilidade nos olhos, ulceração corneana, e consequente diminuição da acuidade visual.

Já o lagoftalmo é uma condição resultante do acometimento do ramo zigomático do nervo facial, na qual o paciente não consegue ocluir as pálpebras. O examinador deve estar atento a essa condição pois ela torna os olhos mais suscetíveis à fricção, infecção, ressecamento, entre outras agressões externas que podem lesionar os olhos e causar prejuízo à visão.[5,8,9] Para informações mais detalhadas sobre o acometimento ocular, recomenda-se a leitura do capítulo "Alterações Oculares na Hanseníase", dedicado às manifestações oftalmológicas da hanseníase.

◼ AVALIAÇÃO DA SENSIBILIDADE

O acometimento da sensibilidade na hanseníase é frequente e a pele deve ser testada tanto nas regiões com lesões, quanto nas aparentemente íntegras. Sendo as diversas modalidades de sensibilidade importantes mecanismos de defesa, todas elas devem ser testadas como parte da prevenção de danos secundários, como lesões traumáticas e queimaduras. Essas lesões corroboram com o aumento do grau de incapacidade (GI) do paciente e merecem busca ativa por parte do examinador, especialmente em mãos e pés.

A técnica dos monofilamentos de Semmes-Weinstein (ou estesiômetro) tem destaque especial na avaliação da pessoa afetada pela hanseníase. Essa técnica baseia-se no uso de filamentos de nylon graduados de acordo com sua espessura (0,05g, 0,2g, 2g, 4g, 10g e 300g).[9] Eles indicam a variação de um teste de sensibilidade normal à insensibilidade tátil completa e são principalmente utilizados na aferição da sensibilidade das palmas das mãos e das plantas dos pés. Na ausência de um kit de monofilamentos, o teste pode ser improvisado com o uso de uma caneta esferográfica ou espátula de madeira partida ao meio, a qual deve ser levemente pressionada nas áreas testadas.[8,9]

Nas imagens abaixo (Figuras 11.20 e Figuras 11.21), o leitor pode relembrar as áreas de inervação cutânea dos nervos mais acometidos.

Os monofilamentos de Semmes Weinstein são utilizados na aferição da sensibilidade de mãos e pés. Além da hanseníase, também são utilizados no rastreamento de outras neuropatias periféricas, sendo a neuropatia do pé diabético um dos exemplos mais comuns de seu uso. Esses monofilamentos são graduados entre 300g (rosa) e 0,05g (verde) e estão dispostos em ordem de espessura como na Figura 11.22.

A constatação da perda de sensibilidade em um território deve vir muito bem acompanhada da educação do paciente. Recomendações como distância de fogo e objetos cortantes são úteis na prevenção do auto traumatismo, evitando, em último caso, sequelas graves como úlceras e perdas de segmentos ósseos, como os demonstrados nas Figuras 11.3 e 11.4, no início do capítulo.

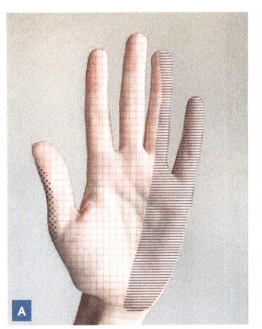 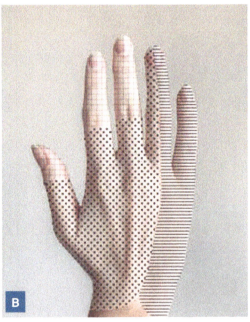

Figura 1120. Os nervos mediano (quadriculado xadrez), ulnar (listrado horizontal) e radial (pontilhado) compõem, juntos, a inervação sensitiva cutânea da mão, conforme demonstrado nos territórios marcados na imagem. É relevante destacar a grande contribuição do nervo mediano na palma da mão, justamente no ponto no qual a mão agarra objetos. O dorso da mão possui contribuição relevante do nervo radial e, na palma e no dorso da região medial da mão, merece destaque a contribuição do nervo ulnar.

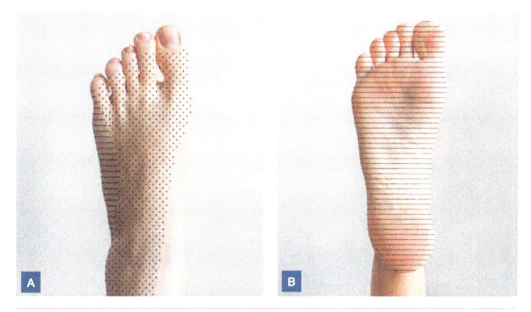

Figura 11.21. No mapa de inervação sensitiva cutânea do dorso e planta dos pés é essencial destacar o papel dos nervos plantares e calcâneos na sensibilidade plantar. Esses são ramos do nervo tibial posterior (área listrada), cuja lesão tem grande peso no mal perfurante plantar: resultado de forças de fricção e trauma continuado, culminando em ulcerações importantes. Também pode ser observada a zona de inervação de outro nervo amplamente acometido nos pés: o n. fibular comum, representado na área pontilhada nas áreas de inervação de seus ramos fibular superficial e fibular profundo.

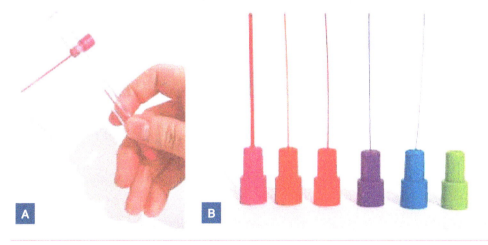

Figura 11.22. Os monofilamentos de Semmes Weinstein são graduados entre 300g (rosa) e 0,05g (verde) e estão dispostos em ordem de espessura.

Referências bibliográficas.

1. Madigan, C. A. *et al.* A Macrophage Response to Mycobacterium leprae Phenolic Glycolipid Initiates Nerve Damage in Leprosy. *Cell* 170, 973-985.e10 (2017).
2. Scollard, D. M., Truman, R. W. & Ebenezer, G. J. Mechanisms of nerve injury in leprosy. *Clin Dermatol* 33, 46–54 (2015).
3. Nunzi, E. & Massone, C. *Leprosy A Practical Guide*. (2012).
4. Antunes, S. L. G. *et al.* Fibrosis: a distinguishing feature in the pathology of neural leprosy. *Mem. Inst. Oswaldo Cruz* 114, e190056 (2019).
5. Pfaltzgraff, R. E. & Ramu, G. Clinical leprosy. in *Leprosy* (ed. Hastings, R. C.) (Churchill Livingstone, 1994).
6. Nunzi, E. & Leiker, D. *Manuale di leprologia*. (1990).
7. Meyers, W. M. Leprosy. in *Tropical Infectious Diseases: Principles, Pathogens and Practice (Expert Consult - Online and Print), 3e* (eds. Guerrant, R. L., Walker, D. H. & Weller, P. F.).
8. Ministério da Saúde. *Diretrizes para vigilância, atenção e eliminação da hanseníase como problema de saúde pública: manual técnico-operacional.* 58 http://www.saude.gov.br/images/pdf/2016/fevereiro/04/diretrizes-eliminacao-hanseniase-4fev16-web.pdf (2016).
9. Ministério da Saúde. *Guia prático sobre hanseníase*. https://portalarquivos2.saude.gov.br/images/pdf/2017/novembro/22/Guia-Pratico-de-Hanseniase-WEB.pdf (2017).
10. Bathala, L. *et al.* Extensive sonographic ulnar nerve enlargement above the medial epicondyle is a characteristic sign in Hansen's neuropathy. *PLoS Negl Trop Dis* 11, e0005766 (2017).
11. Raicher, I. *et al.* Neuropathic pain in leprosy. *Clinics in Dermatology* 34, 59–65 (2016).
12. Shukla, B. *et al.* Pathological, ultrasonographic, and electrophysiological characterization of clinically diagnosed cases of pure neuritic leprosy. *J Peripher Nerv Syst* 25, 191–203 (2020).
13. Bowen, J. R. C. Vasculitic neuropathy in a patient with inactive treated lepromatous leprosy. *Journal of Neurology, Neurosurgery & Psychiatry* 68, 496–500 (2000).
14. Lund, C. *et al.* Histopathological and clinical findings in leprosy patients with chronic neuropathic pain: a study from Hyderabad, India. *Lepr Rev* 78, 369–380 (2007).
15. Madan, N. K., Agarwal, K. & Chander, R. Serum cytokine profile in leprosy and its correlation with clinico-histopathological profile. *Lepr Rev* 82, 371–382 (2011).

CAPÍTULO 12

Incapacidades Físicas Determinadas pela Hanseníase

Patrícia D. Deps
Marcos Túlio Raposo

A história da hanseníase está estreitamente interligada a uma herança bíblica de estigmatização e de preconceito.[1] Tanto no Velho como no Novo Testamento podemos encontrar numerosos registros de curas "milagrosas" de pessoas afetadas pela hanseníase pelos antigos profetas, por Cristo e seus Apóstolos.[2] Entretanto, durante a Idade Média foram produzidos numerosos registros do quadro clínico da hanseníase, através de pinturas e esculturas. Nesses registros, já havia descrições sobre os sinais da doença e a presença de deformidades que eram retratadas por lesões pápulo-nodulares, cegueira, contrações dos quirodáctilos tipo "mão-em-garra", cortes e queimaduras ocorridas por traumas e mutilações, madarose, infiltração na face e lóbulos das orelhas.[3] Essas deformidades físicas impressionavam os medievos, para quem o corpo nada mais era que o espelho do próprio espírito.

No Brasil e no mundo, a arte e a literatura contribuíram sobremaneira para a popularização da hanseníase como uma doença incapacitante, através de descrições acentuando as características físicas das deformidades.[2]

Apesar de muitos países terem alcançado a meta da eliminação da hanseníase por meio de programas estratégicos globais de combate à doença, em 2019 a hanseníase ainda estava presente em mais de 120 países e endêmica em mais de 23 países (veja capítulo "Epidemiologia da Hanseníase").[4] A Estratégia Global para Hanseníase estabelecida pela Organização Mundial da Saúde (OMS) para o quinquênio 2016-2020 tinha como um dos objetivos a redução da taxa de pacientes com Grau de Incapacidade Física (GIF) 2 a menos de um por milhão de habitantes.[5] Veja as metas e desafios da Estratégia Global da Hanseníase para o período 2021-2030 no capítulo "Introdução à Hanseníase".

Há uma década estimava-se que mais de um bilhão de pessoas, cerca de 15% da população mundial, vivia com alguma deficiência, das quais 2 a 4% com dificuldades funcionais significativas.[6] A hanseníase é uma das principais causas de deficiências preveníveis,[7,8] sendo estimadas dois milhões de pessoas com deficiências visíveis e irreversíveis determinadas por esta enfermidade.[9] Em termos mundiais, entre 2010 e 2019, 129.271 dos casos novos foram diagnosticados com GIF 2. Em 2019, 10.813 (5,34%) do total de casos recém-diagnosticados exibiam GIF 2, sendo que 90,6% ocorreram nos 23 países endêmicos para hanseníase. Das 10.813 pessoas afetadas pela hanseníase com GIF 2 (deformidades visíveis) no momento do diagnóstico registradas no Mundo, 2.351 (21,74%) estavam no Brasil.[4]

Uma recente caracterização das incapacidades no país analisou dados dos anos 2009 a 2018. No período foram diagnosticados 311.384 casos novos, dos quais 85.212 (27,4%) exibiam alguma incapacidade registrada como GIF 1 ou GIF 2. A proporção de casos com avaliação do GIF ao diagnóstico passou de 89,3% em 2009 para 86,5% em 2018. A proporção de GIF 2 entre os casos novos com GIF avaliado foi 8,5% em 2018, a maior no período e que contrasta com 6,6% verificados no ano 2014 e com 7,52% equivalente à média do período. A taxa de casos de pessoas com GIF 2 no momento do diagnóstico (por milhão de habitantes) oscilou durante a série histórica, com decréscimo de 12,72 em 2009 para 8,42 em 2016, alcançando 10,08 em 2018.[10,11] Pelos motivos e peculiaridades supracitados, a Estratégia Nacional para Enfrentamento da Hanseníase 2019-2022 apresenta objetivos particulares para a realidade brasileira, como o de reduzir em 12% (de 10,08/1 milhão de habitantes em 2018 para 8,83/1 milhão de habitantes em 2022) a taxa de pessoas com GIF 2.[12]

Dentre as pessoas afetadas pela hanseníase, os homens com hanseníase multibacilar, especialmente a forma virchowiana, e pacientes com algum tipo de reação hansênica têm maior risco de desenvolverem incapacidades físicas.[13,14]

■ MECANISMO DE PRODUÇÃO DO DANO NEURAL

Diferentes mecanismos fisiopatológicos são descritos para explicar o dano neural e consideram, essencialmente, os seguintes aspectos: ação direta do bacilo, respostas inflamatórias e imunomediadas, processos mecânicos traumáticos e edema.[15-20] A ocorrência de lesão na estrutura do nervo pode estar presente em todas as formas clínicas da doença,[16,18] e acontecer antes, durante ou após a poliquimioterapia,[21-23] durante as reações hansênicas ou independente delas.[18] Neste processo patológico, a inflamação intra e perineural é uma característica comum na neuropatia hansênica,[15,18] que pode determinar incapacidades de instalação aguda ou gradativa que podem se converter em permanentes (veja capítulo de "Alterações Neurológicas da Hanseníase").[19,23]

As causas neurogênicas e/ou inflamatórias determinam déficits sensitivos, motores e autonômicos classificados como incapacidades primárias. As incapacidades secundárias, por sua vez, são aquelas consequentes à não adoção de cuidados preventivos ou terapêuticos voltados para as incapacidades primárias, e que correspondem a agravamento do padrão de comprometimento com evolução para lesões traumáticas, infecções, retrações, garras, alterações tróficas, amputações, dentre outras.[24] É devido ao seu potencial incapacitante, sobretudo para estruturas como nariz, olhos, mãos e pés,[20,25] que a hanseníase persiste como um grave problema de saúde pública no Brasil e no mundo.[4]

■ AVALIAÇÃO E MONITORAMENTO DA FUNÇÃO NEURAL

Com o propósito de analisar e monitorar a função neural, a avaliação neurológica simplificada (ANS) é um instrumento empregado individualmente como roteiro para realização de exame criterioso e para registro dos achados obtidos à verificação clínica de face (Tabela 12.1), membros superiores (Tabela 12.2) e membros inferiores (Tabela 12.3).[25,26] A leitura do capítulo "Alterações Neurológicas da Hanseníase" é fundamental para a melhor compreensão da ANS. O profissional deve acomodar o paciente, na medida do possível, em ambiente limpo, privado, iluminado e silencioso. Em linhas gerais, devem ser realizadas: inspeção da pele, da face e da parte interna do nariz; exame dos olhos, mensuração da acuidade visual; palpação de nervos; aferição da força muscular, verificação da mobilidade articular e a avaliação sensitiva.[25,26]

Material para a ANS

1. Formulário específico para ANS.
2. Lupa de mão portátil.
3. Lanterna clínica (LED) de bolso para avaliação pupilar (ou lupa com lanterna acoplada).
4. Fio dental (sem sabor).

12

Incapacidades Físicas Determinadas pela Hanseníase

5. Régua.

6. Canetas hidrográficas coloridas (verde, azul, violeta/roxo, vermelha, preta), caneta esferográfica (aconselha-se o modelo clássica cristal 1 mm – altura 1 cm, largura 1 cm, profundidade 14 cm, peso 0,015kg, com bola de tungstênio, corpo transparente, tampa e plug).

7. Conjunto de monofilamentos de Semmes -Weinstein (Estesiômetro), escala optométrica de Snellen e oclusor ocular.

8. Tabela LogMAR.

9. Oclusor ocular.

A comunicação, em linguagem compreensível, é necessária para esclarecer ao paciente sobre o exame físico a ser realizado. O profissional deve estar atento às reações dos pacientes, principalmente relacionados com comportamentos e situações que possam prejudicar a execução da avaliação e a confiabilidade das respostas fornecidas por eles.

Tabela 12.1
Formulário de Avaliação Neurológica Simplificada – dados gerais e face

Nome do paciente: Prontuário No

Data de nascimento: /   /   Ocupação: Sexo: M [ ]   F [ ]

Município: UF

Classificação operacional: Data Início PQT-U: Data Alta PQT-U:
        PB [   ]   MB [   ]   /   /   /   /

		1ª / /	2ª / /	3ª / /
FACE				
NARIZ		D E	D E	D E
Queixas				
Ressecamento	(S/N)			
Ferida	(S/N)			
Perfuração de septo	(S/N)			
OLHOS		D E	D E	D E
Queixas	(S/N)			
Diminuição da sensbilidade da córnea	(S/N)			
Diminuição da força muscular da pálpebra superior	"o" ou "mm"			
Fecha olhos sem força (Lagoftalmo)	"o" ou "mm"			
Triquíase	(S/N)			
Ectrópio	(S/N)			
Opacidade da córnea cental	(S/N)			
Acuidade visual	Tabela LogMAR			

Legenda: S = Sim;   N = Não.
Pesquisa de **Lagoftalmo:** em caso de fenda, registrar o tamanho em **milímetros (mm)**; na ausência de fenda, anotar **0 (zero)**.
Avaliação da **Acuidade Visual:** se a pessoa usa óculos, o teste de acuidade visual deverá ser feito com o paciente usando os óculos.

Adaptada de: Ministério da Saúde. Secretaria de Vigilância em Saúde. Departamento de Doenças de Condições Crônicas e Infecções Sexualmente Transmissíveis. Coordenação-Geral de Vigilância das Doenças em Eliminação. Ofício circular No 11/2021/CGDE/DCCI/SVS/MS. Brasília, DF: Ministério da Saúde, 16 ago. 2021. Assunto: Atualização do Formulário para avaliação neurológica simplificada e classificação do grau de incapacidade física.
Ministério da Saúde. Guia prático sobre hanseníase. Brasília. Editora MS. 2017. P.36-39..

Incapacidades Físicas Determinadas pela Hanseníase

Tabela 12.2
Formulário de Avaliação Neurológica Simplificada – membros superiores

MEMBROS SUPERIORES	1ª / /		2ª / /		3ª / /	
Queixas						
Palpação dos nervos	D	E	D	E	D	E
Ulnar						
Mediano						
Radial						

Legenda: N = Normal; **E** = Espessado; **D** = Dor ; **C** = Choque

Avaliação de força*	1ª / /		2ª / /		3ª / /	
	E	D	E	D	E	D

N. Radial
Elevar o punho
Extensão do
  punho.

N. Ulnar
Abrir dedo
  mínimo.
Abdução do
  5º dedo.

N. Mediano
Elevar o
  polegar
Abdução do
  polegar.

Legenda: F = Forte; **D** = Diminuída; **P** = Paralisado OU Graus de força (Medical Research Council – MRC)*; **5** = Realiza movimento completo contra gravidade e resistência máxima, **4** = Realiza o movimento completo contra gravidade com resistência parcial, **3** = Realiza o movimento completo contra gravidade; **2** = Realiza o movimento parcial contra a gravidade; **1** = Contração muscular sem movimento; **0** = Paralisia (nenhum movimento)

Inspeção e avaliação sensitiva**

1ª / /		2ª / /		3ª / /	
D	E	D	E	D	E

Legenda: Monofilamentos: Seguir padronização com cores** ou Caneta (2g): Sente ✓; Não sente **X**

Garra móvel = **M**; Garra rígida = **R**; Reabsorção = ▨ ; Lesões tróficas = ☐ ; Lesões traumáticas = △

Continua

Tabela 12.2 (*continuação*)
Formulário de Avaliação Neurológica Simplificada – membros superiores

Estesiômetro e registro da resposta (Monofilamentos de Semmes-Weinstein)**			Registro com caneta (2 g)	
Primeira resposta ao filamento da cor:	Interpretação	Legenda		Legenda
Verde: 0,07 g	Sensibilidade dentro da faixa considerada "normal" para mão e pé.	Verde	🟢	Sente ✓
Azul: 0,2 g	Sensibilidade diminuída na mão, com dificuldades quanto à discriminação fina. Ainda dentro do "normal" para o pé.	Azul	🔵	Sente ✓
Lilás/Roxo: 2 g	Sensibilidade protetora na mão diminuída, permanecendo o suficiente para prevenir lesões. Dificuldades com a discriminação de forma e temperatura.	Lilás/Roxo	🟣	Não sente ✗ ╳
Vermelho escuro: 4 g	Perda de sensação protetora para a mão e, às vezes, para o pé. Vulnerável a lesões. Perda de discriminação quente/frio.	Vermelho (fechado)	🔴	Não sente ✗
Laranja: 10 g	Perda de sensação protetora para o pé, ainda podendo sentir pressão profunda e dor.	Vermelho (marcar com "X")	⚪	Não sente ✗
Magenta/Rosa: 300 g	Sensibilidade à pressão profunda mantida, podendo ainda sentir dor.	Vermelho (círculo)	⭕	Não sente ✗
Nenhuma resposta	Perda de sensibilidade à pressão profunda, normalmente não podendo sentir dor.	Preto	⚫	Não sente ✗

Adaptada de: Ministério da Saúde. Secretaria de Vigilância em Saúde. Departamento de Doenças de Condições Crônicas e Infecções Sexualmente Transmissíveis. Coordenação-Geral de Vigilância das Doenças em Eliminação. Ofício circular No 11/2021/CGDE/DCCI/SVS/MS. Brasília, DF: Ministério da Saúde, 16 ago. 2021. Assunto: Atualização do Formulário para avaliação neurológica simplificada e classificação do grau de incapacidade física.
Ministério da Saúde. Guia prático sobre hanseníase. Brasília. Editora MS. 2017. P.36-39. Ministério da Saúde. Manual de prevenção de incapacidades. Brasília. Editora MS. 2008. P.59, 112-113. 36-39.
* Medical Research Council. Aids to examination of the peripheral nervous system. Memorandum no. 45 (superseding War Memorandum no. 7). London: Her Majesty's Stationery Office; 1976.
**Estesiômetro Sorri®. Kit para testes de sensibilidade cutânea. Manual do usuário. Disponível em < https://sorribauru.com.br/custom/678/uploads/manual_kit_portugues.pdf >. Acesso em 11/11/2020

Incapacidades Físicas Determinadas pela Hanseníase

12 CAPÍTULO

Tabela 12.3
Formulário de Avaliação Neurológica Simplificada – membros inferiores

MEMBROS INFERIORES	1ª / /		2ª / /		3ª / /	
Queixas						
Palpação dos nervos	D	E	D	E	D	E
Fibular						
Tibial posterior						

Legenda: N = Normal; **E** = Espessado; **D** = Dor ; **C** = Choque

Avaliação de força*	1ª / /		2ª / /		3ª / /	
	E	D	E	D	E	D

N. Fibular
Elevar o hálux.
Extensão do
hálux.

N. Fibular
Elevar o pé.
Dorsiflexão
do pé.

Legenda: F = Forte; D = Diminuída; P = Paralisado   OU
Graus de força (seguir padronização do Medical Research Council – MRC)*: **5, 4, 3, 2, 1, 0**.

Inspeção e avaliação sensitiva**

1ª / /		2ª / /		3ª / /	
D	E	D	E	D	E

Legenda: Monofilamentos: Seguir padronização com cores** ou Caneta (2g): Sente ✓ , Não sente **X**

Garra móvel = **M**, Garra rígida = **R**, Reabsorção = ▨ , Lesões tróficas = ▢ , Lesões traumáticas = △

Adaptada de: Ministério da Saúde. Secretaria de Vigilância em Saúde. Departamento de Doenças de Condições Crônicas e Infecções Sexualmente Transmissíveis. Coordenação-Geral de Vigilância das Doenças em Eliminação. Ofício circular No 11/2021/CGDE/DCCI/SVS/MS. Brasília, DF: Ministério da Saúde, 16 ago. 2021. Assunto: Atualização do Formulário para avaliação neurológica simplificada e classificação do grau de incapacidade física.
Ministério da Saúde. Guia prático sobre hanseníase. Brasília. Editora MS. 2017. P.36-39. Ministério da Saúde. Manual de prevenção de incapacidades. Brasília. Editora MS. 2008. P.59, 112-113. 36-39.
* Medical Research Council. Aids to examination of the peripheral nervous system. Memorandum no. 45 (superseding War Memorandum no. 7). London: Her Majesty's Stationery Office; 1976.
**Estesiômetro Sorri®. Kit para testes de sensibilidade cutânea. Manual do usuário. Disponível em < https://sorribauru.com.br/custom/678/uploads/manual_kit_portugues.pdf >. Acesso em 11/11/2020

GRAU DE INCAPACIDADE E ESCORE OLHO-MÃO-PÉ

A classificação das incapacidades físicas é feita através de três diferentes graus (0, 1 e 2), numa escala crescente de comprometimento (Tabela 12.4).[26,28]

Tabela 12.4		
Componentes do grau de incapacidade, por estrutura examinada		
Grau	Olhos	Mãos	Pés
	Sinais e sintomas	Sinais e sintomas	Sinais e sintomas
0	Força muscular da pálpebra e sensibilidade da córnea central preservadas. **E** Acuidade visual ≥ 0,1 a 3 m **OU** Conta dedos a 6 metros	Força muscular das mãos preservada **E** Sensibilidade palmar: sente o monofilamento 2g (lilás/roxo) ou toque da ponta de caneta esferográfica	Força muscular dos pés preservada **E** Sensibilidade plantar: sente o monofilamento 2g (lilás/roxo) ou o toque da ponta de caneta esferográfica
1	**Diminuição da força muscular** da pálpebra sem deficiências visíveis **E/OU Diminuição ou perda da sensibilidade da córnea central:** resposta ausente ao toque do fio dental ou diminuição/ausência do piscar	**Diminuição da força muscular** da mão sem deficiências visíveis **E/OU Diminuição ou perda da sensibilidade palmar:** não sente o monofilamento 2g (lilás/roxo) ou toque da ponta de caneta esferográfica	**Diminuição da força muscular** dos pés sem deficiências visíveis **E/OU Diminuição ou perda da sensibilidade plantar:** não sente o monofilamento 2g (lilás/roxo) ou toque da ponta de caneta esferográfica
2	**Deficiência(s) visível(eis) causada(s) pela hanseníase,** como: lagoftalmo; ectrópio; entrópio; triquíase; opacidade corneana central, **E/OU** Acuidade visual <0,1 a 3 metros ou não conta dedos a 6 metros, **excluídas outras causas**	**Deficiência(s) visível(eis) causada(s) pela hanseníase,** como: garras, reabsorção óssea, atrofia muscular, mão caída, lesões tróficas e/ou traumáticas	**Deficiência(s) visível(eis) causada(s) pela hanseníase,** como: garras, reabsorção óssea, atrofia muscular, pé caído, lesões tróficas e/ou traumáticas

Adaptada de: Ministério da Saúde. Secretaria de Vigilância em Saúde. Departamento de Doenças de Condições Crônicas e Infecções Sexualmente Transmissíveis. Coordenação-Geral de Vigilância das Doenças em Eliminação. Ofício circular No 11/2021/CGDE/DCCI/SVS/MS. Brasília, DF: Ministério da Saúde, 16 ago. 2021. Assunto: Atualização do Formulário para avaliação neurológica simplificada e classificação do grau de incapacidade física. Ministério da Saúde. Guia prático sobre hanseníase. Brasília. Editora MS. 2017. P.36-39.

Informações referentes aos aspectos clínicos e epidemiológicos são necessários para o preenchimento do formulário de avaliação neural e a consequente classificação do GIF. Cada estrutura é examinada isoladamente e a cada uma delas será atribuída uma gradação para incapacidade. O GIF atribuído ao caso será

Incapacidades Físicas Determinadas pela Hanseníase

definido como o máximo valor conferido a qualquer um dos seis sítios avaliados (olhos, mãos e pés) naquele momento (Tabela 12.5). O Escore OMP, também denominado Soma OMP, é determinado pela soma dos graus atribuídos a cada uma das estruturas avaliadas (olhos, mãos e pés), podendo alcançar valores entre 0 e 12, numa escala crescente de gravidade.[27]

Tabela 12.5							
Classificação do grau de incapacidade e escore olho-mão-pé							
Data da avaliação	Olhos		Mãos		Pés		Grau de Incapacidade (máximo atribuído)	Escore OMP Olho-Mão-Pé (a+b+c+d+e+f)
	D (a)	E (b)	D (c)	E (d)	D (e)	E (f)		
1ª: / /							GIF0 [ ] GIF1 [ ] GIF2 [ ]	
2ª: / /							GIF0 [ ] GIF1 [ ] GIF2 [ ]	
3ª: / /							GIF0 [ ] GIF1 [ ] GIF2 [ ]	

Adaptada de: Ministério da Saúde. Secretaria de Vigilância em Saúde. Departamento de Doenças de Condições Crônicas e Infecções Sexualmente Transmissíveis. Coordenação-Geral de Vigilância das Doenças em Eliminação. Ofício circular No 11/2021/CGDE/DCCI/SVS/MS. Brasília, DF: Ministério da Saúde, 16 ago. 2021. Assunto: Atualização do Formulário para avaliação neurológica simplificada e classificação do grau de incapacidade física.
Ministério da Saúde. Guia prático sobre hanseníase. Brasília. Editora MS. 2017. P.36-39.

A determinação do GIF direciona ações a nível individual e coletivo. Pode indicar um diagnóstico tardio, bem como orientar medidas preventivas e terapêuticas individuais.[27] Conhecer o GIF é importante a nível coletivo para determinar indicadores operacionais e definir ações estratégicas e políticas públicas.[29]

Indicadores epidemiológicos e operacionais são definidos a partir da classificação do GIF. A ANS e a classificação do GIF deverão ser realizadas, minimamente, no momento do diagnóstico e da alta por cura. O ideal, nos pacientes sem queixas relacionadas com a ANS, é realizar a classificação do GIF no diagnóstico (início do tratamento) e a cada três meses durante a PQT. Repetir a classificação do GIF nos casos com suspeita de dano neural agudo, nas reações hansênicas, no monitoramento após cirurgia para descompressão neural e incapacidades após a alta por cura.[25,29] Portanto, a identificação do GIF é uma das atividades rotineiras essenciais para a vigilância e a atenção à saúde, dentro do conjunto de ações para a redução da carga da hanseníase estabelecidas nas diretrizes e estratégias de enfrentamento à esta doença.[12,25]

A detecção de incapacidades físicas decorrentes de hanseníase, em qualquer fase da vida, é indicativa de déficits no cumprimento de ações programáticas como educação para saúde, diagnóstico e tratamento precoces da doença.[25] As repercussões das incapacidades sobre a funcionalidade de uma pessoa e os domínios da qualidade de vida (QDV) são agravadas à medida que as deficiências, limitações e restrições se interpõem no percurso de sua vida e demandam incorporação de medidas de avaliação da funcionalidade e da qualidade de vida em diferentes níveis de atenção à saúde.[30] Os programas de enfrentamento da hanseníase devem ter as bases na medicina centrada na pessoa e fundamentados em aspectos biopsicossociais, considerando a multiplicidade dos aspectos da doença e seu potencial incapacitante.

Referências bibliográficas

1. Monteiro, Y. N. Doença e estigma. *Rev. hist.* 131–139 (1993) doi:10.11606/issn.2316-9141.v0i-127-128p131-139.
2. Grön, K. Leprosy in literature and art. *Int J Lepr Other Mycobact Dis* 41, 249–283 (1973).
3. Cunha, A. Z. S. da. Hanseníase: aspectos da evolução do diagnóstico, tratamento e controle. *Ciênc. saúde coletiva* 7, 235–242 (2002).
4. World Health Organization. Global leprosy (Hansen disease) update, 2019: time to step-up prevention initiatives. *Weekly epidemiological record* 95, 417–440 (2020).
5. *Global Leprosy Strategy 2016–2020. Accelerating towards a leprosy-free world. Monitoring and Evaluation Guide.* (World Health Organization. Regional Office for South-East Asia, 2017).
6. World Health Organization. *Summary : World report on disability 2011.* https://apps.who.int/iris/bitstream/handle/10665/70670/WHO_NMH_VIP_11.01_eng.pdf?sequence=1 (2011).
7. Britton, W. J. & Lockwood, D. N. J. Leprosy. *Lancet* 363, 1209–1219 (2004).
8. Srinivas, G. *et al.* Risk of disability among adult leprosy cases and determinants of delay in diagnosis in five states of India: A case-control study. *PLOS Neglected Tropical Diseases* 13, e0007495 (2019).
9. WHO | What is leprosy? http://www.who.int/lep/disease/en/.
10. Ministério da Saúde. *Boletim Epidemiológico Especial Hanseníase 2020.* https://antigo.saude.gov.br/images/pdf/2020/janeiro/31/Boletim-hanseniase-2020-web.pdf (2020).
11. Ministério da Saúde. *Hanseníase no Brasil: caracterização das incapacidades físicas.* http://bvsms.saude.gov.br/bvs/publicacoes/hanseniase_brasil_caracterizacao_incapacidades_fisicas.pdf (2020).
12. Ministério da Saúde. *Estratégia Nacional para o Enfrentamento da Hanseníase – 2019 – 2022.* 16 https://www.saude.gov.br/images/pdf/2019/marco/27/Estrategia-Nacional-CGHDE--Consulta-Publica-27mar.pdf (2019).

Incapacidades Físicas Determinadas pela Hanseníase

13. de Paula, H. L. *et al.* Risk Factors for Physical Disability in Patients With Leprosy: A Systematic Review and Meta-analysis. *JAMA Dermatol* (2019) doi:10.1001/jamadermatol.2019.1768.

14. Assis, B. P. N., Lyon, S., Grossi, M. A. de F. & Rocha, M. O. da C. Risk factors for physical disability upon release from multidrug therapy in new cases of leprosy at a referral center in Brazil. *Rev. Inst. Med. Trop. Sao Paulo* 61, e13 (2019).

15. Lockwood, D. N. & Saunderson, P. R. Nerve damage in leprosy: a continuing challenge to scientists, clinicians and service providers. *Int Health* 4, 77–85 (2012).

16. Job, C. K. Nerve damage in leprosy. *Int J Lepr Other Mycobact Dis* 57, 532–539 (1989).

17. Scollard, D. M. The biology of nerve injury in leprosy. *Lepr Rev* 79, 242–253 (2008).

18. Kumar, V. Emerging Concept on Peripheral Nerve damage in Leprosy. *International Journal of Research Studies in Medical and Health Sciences* 2, 11 (2017).

19. Wilder-Smith, E. P. & Van Brakel, W. H. Nerve damage in leprosy and its management. *Nat Clin Pract Neurol* 4, 656–663 (2008).

20. Van Brakel, W. H. *et al.* International workshop on neuropathology in leprosy--consensus report. *Lepr Rev* 78, 416–433 (2007).

21. Croft, R. P. *et al.* A clinical prediction rule for nerve function impairment in leprosy patients-revisited after 5 years of follow-up. *Lepr Rev* 74, 35–41 (2003).

22. Kumar, A., Girdhar, A. & Girdhar, B. K. Risk of developing disability in pre and post-multidrug therapy treatment among multibacillary leprosy: Agra MB Cohort study. *BMJ Open* 2, e000361 (2012).

23. van Brakel, W. H. *et al.* Disability in people affected by leprosy: the role of impairment, activity, social participation, stigma and discrimination. *Glob Health Action* 5, (2012).

24. Ministério da Saúde. *Manual de prevenção de incapacidades.* 141 https://central3.to.gov.br/arquivo/345188/ (2008).

25. Ministério da Saúde. *Diretrizes para vigilância, atenção e eliminação da hanseníase como problema de saúde pública: manual técnico-operacional.* 58 http://www.saude.gov.br/images/pdf/2016/fevereiro/04/diretrizes-eliminacao-hanseniase-4fev16-web.pdf (2016).

26. Ministério da Saúde. Secretaria de Vigilância em Saúde. Departamento de Doenças de Condições Crônicas e Infecções Sexualmente Transmissíveis. Coordenação-Geral de Vigilância das Doenças em Eliminação. Ofício circular N° 11/2021/CGDE/DCCI/SVS/MS. Brasília, DF: Ministério da Saúde, 16 ago. 2021. Assunto: Atualização do Formulário para avaliação neurológica simplificada e classificação do grau de incapacidade física.

27. Ministério da Saúde. *Guia prático sobre hanseníase.* https://portalarquivos2.saude.gov.br/images/pdf/2017/novembro/22/Guia-Pratico-de-Hanseniase-WEB.pdf (2017).

28. WHO Expert Committee on LeprosyLeprosy. *WHO Expert Committee on leprosy : eighth report.* (World Health Organization, 2012).

29. Raposo, M. T. *et al.* Grade 2 disabilities in leprosy patients from Brazil: Need for follow-up after completion of multidrug therapy. *PLoS Negl Trop Dis* 12, e0006645 (2018).

30. Raposo, M. T., Reis, M. C., Caminha, A. V. de Q., Nemes, M. I. B. & Pastor-Valero, M. Funcionalidade e qualidade de vida na hanseníase: ferramentas de avaliação aplicadas no campo da atenção primária. in *Qualidade de vida e saúde em uma perspectiva interdisciplinar* (Editora CRV, 2018).

CAPÍTULO 13

Alterações Orais na Hanseníase

Marilda Aparecida Milanez Morgado de Abreu
Patrícia D. Deps
Raquel Baroni de Carvalho

Cada vez mais os estudos sobre as doenças sistêmicas e as orais se entrelaçam na busca do conhecimento científico mútuo para a melhoria do diagnóstico, do entendimento e do tratamento. No caso da hanseníase, muitas vezes, é necessária a atuação de uma equipe multidisciplinar para a atenção às pessoas acometidas, o que não é diferente para a cavidade oral, onde a atuação do médico, especialmente junto ao dentista, muitas vezes se faz necessária.[1,2]

A cavidade oral e o biofilme dentário são fontes potenciais de microrganismos, e o desequilíbrio dessa flora, associado a fatores do hospedeiro, podem resultar em doenças orais ou sistêmicas.[3] O estudo mundial *Global Burden of Disease*, desenvolvido em 1990, 2010 e 2017, mostra que a cárie não tratada, a doença periodontal grave e a perda dentária estão entre as condições que mais afetaram a saúde da população.[4,5]

O envolvimento da face e da cavidade oral, em pessoas com hanseníase, vem sendo relatado desde a Idade Média,[6] quando a doença era endêmica na Europa. Assim, o exame clínico deve se estender à cavidade oral, permitindo não só o reconhecimento de sinais e sintomas oriundos de alterações do complexo buco-maxilo-facial, mas também informações sobre a saúde geral da pessoa.[7]

Acredita-se que lesões na mucosa oral sejam fontes de infecção em pessoas com hanseníase, as quais podem expelir grande número de bacilos quando cospem, espirram, tossem ou falam. Estudo indica que, uma vez liberados no ambiente, os bacilos são viáveis por nove dias ou mais.[8]

■ FREQUÊNCIA DO COMPROMETIMENTO DA MUCOSA ORAL NA HANSENÍASE

As lesões orais hansênicas são mais frequentes na forma virchowiana e nos estágios mais avançados da doença, ou seja, elas surgem no curso natural da doença, sem tratamento adequado.[9-16] Em estágios menos avançados e com a instituição da poliquimioterapia (PQT), as lesões orais são, na sua maioria, inespecíficas.[8,15,17] Assim, hoje, o que se observa é a redução dramática da frequência de lesões orais na hanseníase.[15,17-19] Porém, essas têm sido relatadas durante os fenômenos reacionais, tanto na reação hansênica tipo 1 quanto no eritema nodoso hansênico.[20,21]

As frequências de comprometimento da mucosa oral na hanseníase relatadas na literatura são muito variáveis, pois os estudos diferem entre si, com relação aos critérios de inclusão dos pacientes, como as formas clínicas, o tempo de evolução da doença ou a ausência ou a vigência de tratamento; o tipo de exame realizado além do exame clínico, como baciloscópico, histopatológico, imunohistoquímico ou molecular; e alguns incluindo, além de mucosa lesada, mucosa clinicamente normal. Assim, o envolvimento específico na mucosa oral relatado vai desde a ausência até 70%.[17,18]

■ LOCALIZAÇÃO DAS LESÕES ORAIS NA HANSENÍASE

Lesões orais na hanseníase parecem ser mais frequentes no teto da cavidade oral, no palato duro ou no palato mole, locais de temperaturas menores por estarem expostos ao fluxo de ar frio,[13,14,24] mas também podem ser encontradas na úvula, nos lábios, na língua, nas gengivas e nas paredes faringeanas, incluindo as tonsilas palatinas. Porém, há polêmica se o local preferencial é o palato duro,[13,14,18,22,23] que está mais próximo à cavidade nasal, local de frequente comprometimento pelo *M.*

leprae, ou o palato mole,[9-11,25-27] visto que a irrigação dessa região é a partir das artérias esfenopalatinas, relacionadas com a mucosa nasal.[11,28] Já, há os que acreditam que o palato duro ou o palato mole não são as regiões de comprometimento mais frequente, porém há unanimidade pela região posterior da boca, como a úvula [29] e os pilares tonsilares.[28] A mucosa jugal não costuma ser comprometida ou raramente o é,[9,10,13,29-31] a não ser nos casos mais graves,[9,11] mas pode existir comprometimento histopatológico, mesmo sem lesões visíveis.[32]

O quadro a seguir (Tabela 13.1) mostra a frequência de localização das lesões orais, em ordem decrescente, nas diferentes áreas da mucosa oral.

Tabela 13.1 Frequência de localização das lesões hansênicas na mucosa oral, segundo os tipos de estudos relatados da literatura					
Autor (ano)	Tipo de estudo	Localização por ordem decrescente de frequência			
		1ª	2ª	3ª	4ª
Pinkerton (1932) [29]	clínico	úvula	palato mole	pilar	faringe
Silva (1938) [25]	clínico	palato mole	úvula	palato duro	gengiva
Bechelli, Berti (1939) [31]	clínico	palato duro	palato mole	úvula	lábio
Porto (1965) [10]	clínico	palato duro	língua	palato mole	-
Pellegrino et al. (1970) [28]	clínico e bacil.	pilar	úvula	palato mole	palato duro
Brasil et al. (1974) [11]	clínico e bacil.	palato mole e úvula	palato duro	lábio	-
Girdhar, Desikan (1979) [13]	clínico e bacil.	palato duro	gengiva	palato mole	pilar
Scheepers et al. (1993) [14]	clínico e histop.	palato duro	palato mole	gengiva	língua
Castellano et al. (2020) [23]	clínico e histop.	palato duro	lábio	-	-

Legenda: Bacil. – exame baciloscópico; Histop. – exame histopatológico

■ TIPOS DE LESÕES ORAIS NA HANSENÍASE

Apesar de não haver lesão oral patognomônica da hanseníase,[17] são suspeitas úlceras bilaterais de distribuição simétrica e lesões localizadas no palato.[14] Costumam ser assintomáticas, exulceram-se facilmente e contém maior quantidade de bacilos que as da pele.[11] São descritos manchas, infiltração, pápulas, placas, nódulos, úlceras, atrofia, perda de sensibilidade local e perfurações nasopalatinas. Problemas de fonação e regurgitação nasal de alimentos são complicações.[13] Além disso, podem ser observados atrofia do processo alveolar da maxila, perda dentária, aumento da abertura nasal e atrofia da espinha nasal anterior em esqueletos, configurando a síndrome rinomaxilar (facies leprosa), achado típico de hanseníase virchowiana [33] (veja os capítulos "Alterações Ósseas da Hanseníase" e "Paleopatologia da Hanseníase").

■ CLASSIFICAÇÃO DAS LESÕES ORAIS NA HANSENÍASE E SUAS MANIFESTAÇÕES CLÍNICAS

Várias classificações foram propostas ao longo do tempo para as lesões da hanseníase na cavidade oral. Uma classifica em três tipos: (1) com produção de hansenomas, (2) com perturbação da sensibilidade e (3) com a participação de ambas.[34]

Outra divide as lesões orais em (1) ativas e (2) residuais, sendo as ativas mácula, infiltração, pápula, tubérculo e placa e as residuais atrofia, destruição, retração, cicatriz e perfuração.[11] Especificamente, no palato mole, úvula e faringe as lesões foram classificadas em dois estágios: (1) inicial, com hansenoma e ulceração, e (2) tardio, com fibrose, cicatriz e desarranjos funcionais [27]. Mais recentemente, foram classificadas em (1) específicas ou (2) inespecíficas, conforme, respectivamente, a presença ou a ausência de bacilos álcool ácido resistentes (BAAR) nas mesmas.[15,16,17,35] Neste texto, seguiremos a última classificação.

1. Lesões específicas

Formas virchowiana e dimorfas

- **Palato:** No palato, as lesões iniciam-se por modificação da cor da mucosa, que se torna pálida ou eritematosa, e evoluem para infiltrações, pápulas, placas, tubérculos e nódulos que se ulceram e, ao curarem, deixam cicatrizes, atrofia e deformidades (Figuras 13.1 a 13.3).[9,10,12,13,22,25,27,29-31]

  As lesões do palato duro podem terminar em perfuração óssea, atribuída ao processo ulcerativo atingindo as camadas profundas da mucosa e o osso, complicação de incidência baixa e dependente de fatores como tempo, gravidade e forma clínica da doença ou surtos reacionais. [9,10,31,36] No palato mole, podem resultar em diminuição da mobilidade. [12]

Alterações Orais na Hanseníase

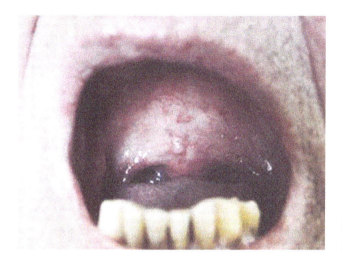

Figura 13.1. Pápula no palato mole, acima da úvula.

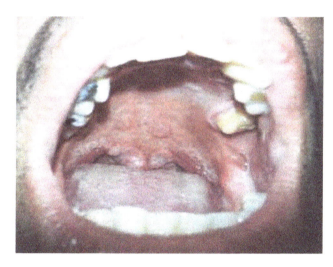

Figura 13.2. Infiltração e formação de nódulos no palato mole e na úvula.

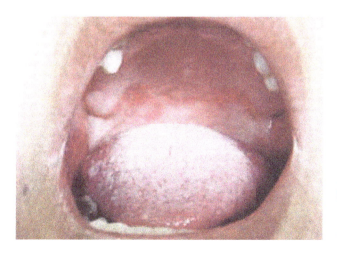

Figura 13.3. Ulcerações na transição do palato duro com o palato mole.

- **Língua:** A superfície dorsal da língua é a área mais comumente afetada, especialmente os dois terços anteriores.[13,37,38] São alterações descritas: Glossite, língua geográfica, leucoplasia, hipertrofia das papilas, saburra, placas, nódulos, às vezes separados por fissuras (aparência em "cobble-stone"), fissuras de variadas profundidades, infiltração, erosões, ulcerações, macroglossia, fibrose e granulações (Figura 13.4).[10,12,13,16,17,22,25,26,30-32,35,37-40]

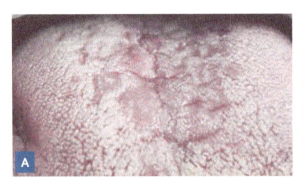 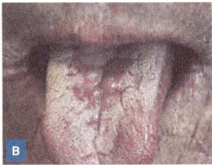

Figura 13.4. Glossite hansênica, com infiltração e formação de pápulas na região mediana da superfície dorsal da língua.

- **Gengiva:** Há alta incidência de gengivite, periodontite e periodontoclasia (Figura 13.5).[9,12,22,26,41-43] Além do aparecimento de bolsas periodontais, inflamação e degradação dos tecidos moles, a halitose é uma consequência das doenças periodontais.[44] Em doentes no estágio avançado da doença, o mal estado de conservação dos dentes decorre da precariedade da higiene oral consequente, principalmente, da mutilação de dedos das mãos e da função mastigatória anormal. Infiltração, retração, atrofia do processo maxilar e nódulos,[12,13,22] esses raramente vistos nesta localização,[9] são outras alterações observadas (Figura 13.6). Na maioria das vezes, as lesões das gengivas são extensão das do palato duro.[13]
- **Úvula:** A úvula pode apresentar hansenomas ou atrofia e destruição (Figura 13.2).[11,13,22,25,29,31]
- **Mucosa jugal:** A mucosa jugal não costuma ser acometida [10,28,31] ou raramente o é.[9,13,14,30] Foram relatadas, nesta localização, úlceras decorrentes da desintegração de hansenomas.[18,22]
- **Lábios:** Nos lábios, podem ser observados nódulos, borrando os limites com a pele, infiltrações e ulcerações com crostas, sendo que as úlceras, quando comprometem o músculo orbicularis-oris, ao cicatrizarem, levam à diminuição da abertura da boca, alteração denominada boca de peixe (Figuras 13.7 a 13.9).[9,12,22,23,31]

13

Alterações Orais na Hanseníase

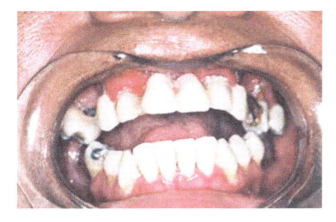

Figura 13.5. Gengivite.

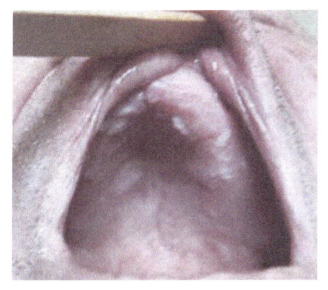

Figura 13.6. Infiltração gengival, com aumento do volume à esquerda.

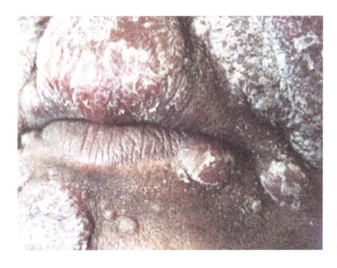

Figura 13.7. Hansenomas infiltrando os lábios, borrando o contorno labial no lábio superior.

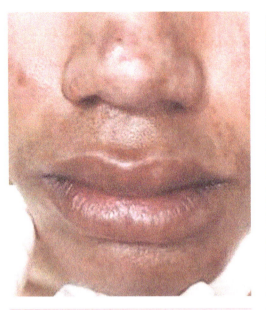

Figura 13.8. Infiltração labial, com aumento do volume dos lábios.

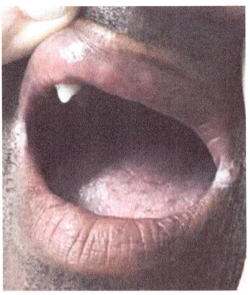

Figura 13.9. Lado esquerdo do lábio superior com infiltração e formação de pápulas.

Forma tuberculoide

As lesões na forma tuberculoide são, geralmente, decorrentes de comprometimento nervoso. Manifestam-se por úlceras tróficas, paralisia parcial ou completa, geralmente bilateral, dos músculos dos lábios, da face e do palato mole, sendo os músculos da mastigação poupados.[9,10,22,29] Pode haver alteração da sensibilidade das mucosas,[9,10,22,31,45] que quando presente, é uma característica que pode diferenciar as lesões da hanseníase das de outras doenças, como tuberculose e sífilis.[45] O paladar pode estar diminuído [22,38] ou conservado.[31,39]

Reações hansênicas

Nos surtos reacionais, os achados clínicos na mucosa oral são os mesmos, mas as lesões existentes se tornam edematosas, dolorosas e se ulceram, levando à atrofia cicatricial (Figuras 13.10 e 13.11).[16,21,27,31] A úvula pode ser destruída.[21] Pode ocorrer deformidades, macroqueilia e pseudo-paralisia por edema ou paralisia dos músculos do palato.[14,25,29,31] Nas formas tuberculoide ou dimorfa-tuberculoide foi descrito enantema, infiltração, edema, pápulas e menos frequentemente, placas e ulceração do palato duro (Figuras 13.12 e 13.13).[20]

Alterações Orais na Hanseníase

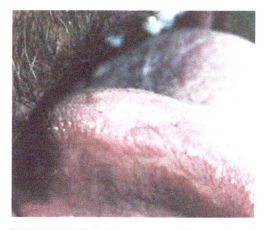

Figura 13.10. Úlcera na borda lateral direita da língua, durante a reação hansênica tipo 1.

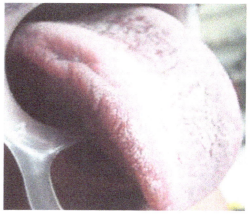

Figura 13.11. Mesmo paciente da figura 10, com atrofia cicatricial após 6 meses de PQT.

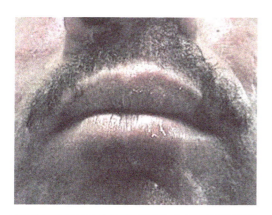

Figura 13.12. Descamação labial após edema em reação hansênica tipo 1.

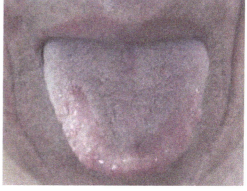

Figura 13.13. Edema e despapilação das bordas laterais e ponta da língua durante a reação hansênica tipo 1.

2. Lesões inespecíficas

Muitas lesões encontradas na mucosa oral de indivíduos normais ou com outras doenças podem também comprometer a mucosa oral de indivíduos com hanseníase, sendo essas inespecíficas.[15-17,35] A importância de se distinguir as lesões específicas das inespecíficas é principalmente porque somente as primeiras podem ser fonte de contágio, por apresentarem BAAR.[15,17,35,46] As alterações inespecíficas também são mais frequentes nos pacientes multibacilares (MB), principalmente nos virchowianos.[15,35]

Dentre uma variedade de lesões inespecíficas na mucosa oral, segundo a localização, foram descritas (Figuras 13.14 a 13.17):[47,16-18]

- No palato: pápulas e placas;
- Na mucosa jugal: máculas eritematosas, hipocrômicas ou hipercrômicas, enantema e palidez;
- Na língua: língua fissurada (alteração mais frequentemente observada), infiltração, atrofia e língua geográfica;
- Na gengiva: gengivite.

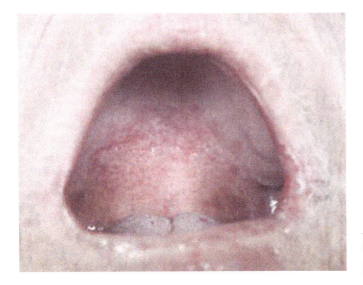

Figura 13.14. Placas leucoplásicas no palato mole.

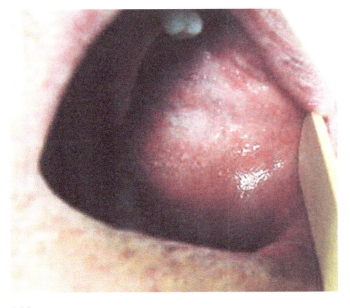

Figura 13.15. Manchas hipocrômicas na mucosa jugal esquerda.

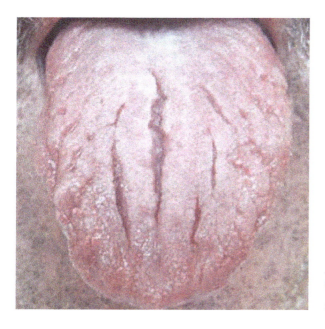

Figura 13.16. Fissuras na superfície dorsal da língua.

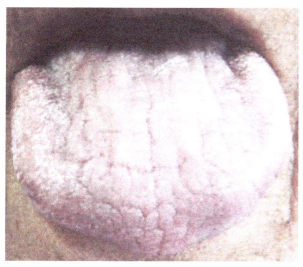

Figura 13.17. Infiltração difusa com dificuldade à protusão da língua. Mucosa esbranquiçada, atrófica e despapilada. Fissuras rasas, conferindo aparência de mosaico.

ALTERAÇÕES DENTÁRIAS NA HANSENÍASE

Pesquisas apontaram alterações nos dentes incisivos de esqueletos medievais na Dinamarca e foram descritas como odontodisplasia virchowiana. Essa condição rara, apresentada em casos estudados pela paleopatologia parece resultar de uma alteração no desenvolvimento da dentição permanente de jovens acometidos pela hanseníase virchowiana, na qual os incisivos exibiram uma constrição radicular característica (veja capítulo "Paleopatologia da Hanseníase").[48]

A literatura demonstra o envolvimento frequente dos incisivos centrais superiores, levando à perda dos mesmos, principalmente na hanseníase virchowiana avançada.[33,49] A análise radiológica do osso alveolar sugeriu acometimento da porção óssea anterior superior da maxila, promovendo uma extensa perda óssea interdental, por vezes seguida de esfoliação prematura dos dentes anteriores superiores.[50] Isso pode ser explicado pela infecção da mucosa nasal que se espalha, invadindo a espinha nasal anterior e, mais abaixo, até a região do incisivo superior.[50] Se a doença não for tratada, mais tardiamente pode evoluir com comprometimento e destruição dos ossos da face.[51]

É comum a cárie dentária, com índice muito acima do recomendado pela Federação Dentária Internacional e pela Organização Mundial da Saúde, requerendo tratamento odontológico e próteses dentárias (Figura 13.18).[41] Porém, a situação de saúde bucal na hanseníase,[9,41-43] não é pior que a da população em geral no Brasil.[44,52]

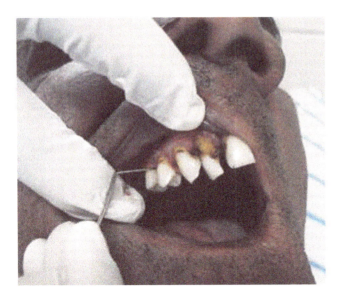

Figura 13.18. Dentes em mau estado de conservação.

■ DIAGNÓSTICO LABORATORIAL DAS LESÕES ORAIS NA HANSENÍASE

1. Exame baciloscópico

A pesquisa de BAAR em esfregaços de lesões orais ativas, em pacientes virchowianos, pode mostrar positividade, mostrando que tais lesões podem ser fonte de bacilos, com implicações importantes do ponto de vista epidemiológico.[13,53] Lesões orais residuais apresentam baciloscopia negativa.[11]

Alterações Orais na Hanseníase

A mucosa oral clinicamente normal de pacientes virchowianos também pode apresentar baciloscopia positiva, sugerindo a existência de processo hansênico ainda não diagnosticável clinicamente.[28,53,54] Esfregaços do palato mole,[28,53,54] gengiva e língua [54] mostraram positividade, assim como em lavado da boca.[54] Porém, o índice bacilar na mucosa oral clinicamente normal é menor em comparação aos esfregaços de lesão.

2. Exame histopatológico

Alguns estudos analisaram biópsias de lesões orais em pessoas afetadas pela hanseníase, através do exame histopatológico, para confirmar a etiologia hansênica das mesmas e verificar as suas características estruturais.[14,16-18,37,39,40,47] Outros estudos analisaram biópsias de mucosa oral clinicamente normal para verificar a frequência do comprometimento subclínico.[16-19,32,39,47]

Características histopatológicas das lesões orais específicas

O exame histopatológico de lesões orais hansênicas, presentes em determinadas áreas, como língua,[37,39,40] palato duro,[18,32,55] palato mole,[16,47,55] mucosa jugal[32] ou áreas não mencionadas[14] evidenciaram epitélio normal ou achatado, mas na maioria hiperplásico (em contraste à atrofia e ao achatamento da epiderme vistos nas lesões hansênicas da pele) e ausência de zona subepitelial clara, com extensão dos granulomas ao epitélio (ocorrência não habitual nas lesões da pele), o que poderia implicar na presença de bacilos na superfície da mucosa, mesmo quando esta estiver intacta, possibilitando a eliminação dos mesmos na saliva. A composição do infiltrado inflamatório e o padrão dos granulomas eram similares aos das lesões hansênicas da pele.[14,16,18,32,37,39,40,55] A pesquisa de BAAR mostrou positividade em diversas estruturas, tais como: nervos, macrófagos, células multinucleadas, epitélio, parede dos vasos sanguíneos, tecido conectivo intersticial, ducto do epitélio da glândula salivar e entre feixes musculares, com bacilos sólidos ou fragmentados.[14,16,32,37,39,47]

Nos estágios tardios não foi observado tecido granulomatoso ou *M. leprae*, somente fibrose e coleção focal de células redondas pequenas e histiócitos na submucosa.[27]

Em pacientes dimorfos e tuberculoides reacionais a histopatologia revelou pequena extensão do infiltrado, baixo índice baciloscópico, bacilos de aspecto granuloso e epitélio usualmente íntegro, demonstrando que essas lesões não são fonte importante de bacilos, apresentando pouco significado epidemiológico.[20]

Características histopatológicas das lesões orais inespecíficas

Em pacientes MB, foi observado infiltrado inflamatório linfomononuclear perivascular, sem bacilo, em diferentes tipos de lesões e localizações, incluindo máculas eritematosas ou hipocrômicas na mucosa jugal, pápulas no palato mole e fissuras, infiltração, atrofia e edema na língua ou língua geográfica.[16,47] Em pacientes PB, também foram encontradas reações inflamatórias crônicas inespecíficas sem bacilos [17,18] em lesões da mucosa jugal e da língua,[17,47] além de congestão e ectasia vascular.[18]

Características histopatológicas de mucosa oral clinicamente normal

Em alguns pacientes MB, sem lesões orais, no exame histopatológico de biópsias da mucosa jugal,[32,16] do palato duro,[32] da língua e do palato mole [16] foram encontrados granulomas e BAAR (Figura 13.19). Porém, no palato mole de outros pacientes MB, foram encontrados somente infiltrados inflamatórios inespecíficos, sem

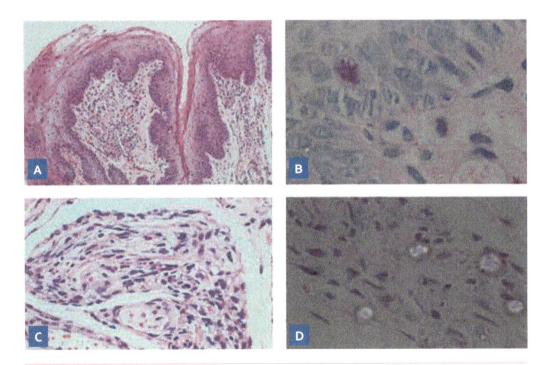

Figura 13.19. A. Língua: Processo inflamatório granulomatoso macrofágico no cório papilar (HE; 100x). **B.** Palato mole: BAAR no epitélio (ZN; 1000x). **C.** Língua: Processo inflamatório granulomatoso macrofágico no nervo (HE; 400x). **D.** Língua: BAAR resistentes no nervo (ZN; 1000x). Fonte: Abreu MAMM, 2003.[47]

Alterações Orais na Hanseníase

granuloma ou bacilo,[16,18,19]. Já, em pacientes PB, em biópsias da língua, da mucosa jugal e do palato mole, foram encontrados infiltrados inflamatórios inespecíficos apenas no palato mole clinicamente normal.[17]

Um estudo histopatológico dos elementos nervosos da base da língua, em autópsias de pacientes virchowianos avançados, evidenciou o comprometimento seletivo das papilas circunvaladas, com ligeiras alterações nos elementos nervosos, sendo que os bacilos se localizavam nos condutores nervosos destas papilas, ao longo das fendas perineurais.[56]

3. Exame ultraestrutural

A eletromicroscopia de material de biópsias de lesões orais de pacientes virchowianos e dimorfo-virchowianos mostrou corpos representando aglomerados de *M. leprae*, em íntima relação com o retículo endoplasmático, de superfície grosseira e com ribossomas ativos, localizados no citoplasma das células epitelióides. As células epiteliais, situadas junto à lâmina basal, às vezes continham corpos elétron-densos lembrando grânulos de queratohialina e feixes de tonofilamentos supra e infranuclear. Os bacilos eram encontrados em aglomerados dentro de vacúolos citoplasmáticos. Quando individualizados, eram circundados por halo elétronlucente. O citoplasma tinha aparência granular ou densa. Células de pacientes com eritema nodoso hansênico revelaram número aumentado de lisossomas.[57]

4. Exames molecular e de imunohistoquímica

Estudos empregando PCR e imunohistoquímica com anticorpos anti-BCG e anti-PGL1, apontam que a mucosa oral, assim como a nasal, pode ser local de infecção primária, com aparente predileção pela língua, e bacilos são detectados tanto em pacientes PB quanto em MB, mesmo quando a mucosa está clinicamente normal, sugerindo que a mucosa oral é um meio potencial de transmissão da hanseníase (Figura 13.20).[46,58-60]

Tratamento das lesões orais na hanseníase

O tratamento das lesões orais é o preconizado para a hanseníase, usando a PQT, com esquemas recomendados, conforme a classificação dos pacientes, não havendo um tratamento sistêmico específico para elas, apenas adicionando cuidados locais. A redução das lesões ocorre com o decorrer do tratamento, parecendo ser as primeiras lesões a desaparecerem.[51]

Alterações Orais na Hanseníase

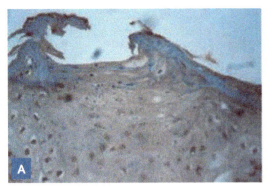 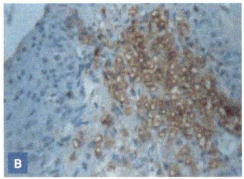

Figura 13.20. A. Imunoexpressão do marcador BCG em bacilos livres (forma granular) na superfície do epitélio da língua; (100x). B. Imunoexpressão do marcador BCG no citoplasma de macrófagos presentes no córion do palato mole; (400x). (Fonte: Abreu MAMM, 2010)[35]

Referências bibliográficas

1. Faget GH, Pogge RC, Johansen FA, Dinan JF, Prejean BM, Eccles CG. The promin treatment of leprosy. A progress report. Int J Lepr Other Mycobact Dis. 1966;34(3):298-310.
2. Organização Mundial da Saúde. Marco para ação em educação interprofissional e prática colaborativa. 2010. Disponível em: <www.who.int/hrh/nursing_midwifery/en/>. Acesso em: 27 de março de 2020.
3. Paster BJ, Boches SK, Galvin JL, Ericson RE, Lau CN, Levanos VA, et al. Bacterial diversity in human subgingival plaque. J Bacteriol. 2001;183(12):3770-83.
4. GBD 2017 Oral Disorders Collaborators *et al*. Global, regional, and national levels and trends in burden of oral conditions from 1990 to 2017: A systematic analysis for the global burden of disease 2017 Study. J Dent Res. 2020;99:362–73.
5. Silva-Junior MF, Sousa ACC, Batista MJ, Sousa MLR. Condição de saúde bucal e motivos para extração dentária entre uma população de adultos (20-64 anos). Ciênc Amp Saúde Coletiva. 2017;22:2693–702.
6. Grön K. Leprosy in literature and art. Int J Lepr Mycobact Dis. 1973;41:249–83.
7. Cortela DCB, Ignotti E. Lesões visíveis na hanseníase: o papel do cirurgião-dentista na suspeita de casos novos. Rev Bras Epidemiol. 2008;11(4):619–32.
8. Vohra P, Rahman M, Subhada B, Tiwari R, Nabeel AMS, Gahlawat M. Oral manifestation in leprosy: A cross-sectional study of 100 cases with literature review. J Family Med Prim Care. 2019;8(11):3689-94.
9. Lighterman I, Watanabe Y, Hidaka T. Leprosy of the oral cavity and adnexa. Oral Surg Oral Med Oral Pathol. 1962;15:1178–94.
10. Porto M. Lesões orais na lepra. Estudo clínico [tese]. Araraquara: Universidade de São Paulo. Faculdade de Farmácia e Odontologia; 1965.
11. Brasil J, Opromolla DVA, Souza-Freitas JAS, Fleury RN. Incidência de alterações patológicas da mucosa bucal em pacientes portadores de hanseníase virchowiana. Estomatol Cult. 1974;8(1):137-52.

12. Reichart, P. Facial and oral manifestations in leprosy: An evaluation of seventy cases. Oral Surg Oral Med Oral Pathol. 1976;41:385–9.
13. Girdhar BK, Desikan KV. A clinical study of the mouth in untreated lepromatous patients. Lepr Rev. 1979;50:25–35.
14. Scheepers A, Lemmer J, Lownie JF. Oral manifestations of leprosy. Lepr Rev. 1993;64(1):37-43.
15. Santos GG, Marcucci G, Marchese LM, Guimarães Junior J. Aspectos estomatológicos das lesões específicas e não-específicas em pacientes portadores da moléstia de Hansen. Pesqui Odontol Bras. 2000;14(3):268-72.
16. Abreu MAMM, Michalany NS, Weckx LLM, Neto Pimentel DR, Hirata CHW, Alchorne MMA. A mucosa oral na hanseníase: um estudo clínico e histopatológico. Rev Bras Otorrinolaringol. 2006;72:312–6.
17. De Abreu MA, Alchorne MM, Michalany NS, Weckx LL, Pimentel DR, Hirata CH. The oral mucosa in paucibacillary leprosy: a clinical and histopathological study. Oral Surg Oral Med Oral Pathol Oral Radiol Endod. 2007;103(5):e48-52.
18. Costa A, Nery J, Oliveira M, Cuzzi T, Silva M. Oral lesions in leprosy. Indian J Dermatol Venereol Leprol. 2003;69(6):381-5.
19. Palaskar S. Histopathological study of apparently normal oral mucosa in lepromatous leprosy. Indian J Dent Res. 2005;16(1):12-4.
20. Alfieri N, Fleury RN, Opromolla DVA, Ura S, Campos I. Oral lesions in borderline and reactional tuberculoid leprosy. Oral Surg Oral Med Oral Pathol. 1983;55(1):52-7.
21. Scheepers A, Lemmer J. Erythema nodosum leprosum: a possible cause of oral destruction in leprosy. Int J Lepr Other Mycobact Dis. 1992;60(4):641-3.
22. Prejean BM. Oral aspects of leprosy. J Am Dent Assoc. 1930;17:1030–8.
23. Castellano GM, Villarroel-Dorrego M, Lessmann LC. Caracterización de lesiones bucales de pacientes con enfermedad de Hansen. Actas Dermosifiliogr. 2020;111(8):671-7.
24. Rendall JR, McDougall AC, Willis LA. Intra-oral temperatures in man with special reference to involvement of the central incisors and premaxillary alveolar process in lepromatous leprosy. Int J Lepr Mycobact Dis. 1976;44:462–8.
25. Silva LO. Tratamento das localizações leprosas nas vias éreas superiores e na boca. Rev Méd Minas Gerais. 1938;6:9-21.
26. Mela B, Casotti L. Sulle manifestazioni orali e mascellari sulla lebbra. Stomatol Ital. 1939;1:755-63.
27. Reichart P. Pathologic changes in the soft palate in lepromatous leprosy. An evaluation of ten patients. Oral Surg Oral Med Oral Pathol. 1974;38(6):898-904.
28. Pellegrino D, Opromolla DVA, Campos I. Lesões lepróticas da cavidade oral: sua importância sob o ponto de vista profilático. Estomatol Cult. 1970;4(2):123-8.
29. Pinkerton FJ. Leprosy of the ear, nose and throat: observations on more than two hundred cases in Hawaii. Arch Otolaryngol. 1932;16:469-87.
30. Pavloff N. Leprosy in the nose and mouth. Lepr Rev. 1930;1:21-5.
31. Bechelli LM, Berti A. Lesões lepróticas da mucosa bucal: estudo clínico. Rev Bras Leprol. 1939;7(esp):187-99.
32. Kumar B, Yande R, Kaur I, Mann SB, Kaur S. Involvement of palate and cheek in leprosy. Indian J Lepr. 1988;60(2):280-4.

33. MØller-Christensen V, Bakke SN, Melson RS, Waaler E. Changes in the anterior nasal spine and the alveolar process of the maxillary bone in leprosy. Int J Lepr. 1952;20:335–40.

34. Blanco T. Lesiones bucales en la lepra. Trab. del Sanatorio Nac. de Fontilles. 1933;1(1932/):53-4.

35. Abreu MAMM. Imunoistoquímica e reação em cadeia da polimerase (PCR) em material de biópsias da mucosa oral de pacientes com hanseníase [tese]. São Paulo: Universidade Federal de São Paulo. Programa de Pós-graduação em Dermatologia Clínica e Cirúrgica; 2010.

36. Mariano J. Contribuição ao estudo das perfurações da abóbada palatina em hansenianos. Rev Bras Leprol. 1943;11:201-6.

37. Mukherjee A, Girdhar BK, Desikan KV. The histopathology of tongue lesions in leprosy. Lepr Rev. 1979;50(1):37-43.

38. Soni NK. Leprosy of the tongue. Indian J Lepr. 1992;64(3):325-30.

39. Sharma VK, Kaur S, Radotra BD, Kaur I. Tongue involvement in lepromatous leprosy. Int J Dermatol. 1993;32(1):27-9.

40. Sharma VK, Kumar B, Kaur S, Dutta BN. Involvement of tongue in leprosy. Indian J Lepr. 1985;57(4):841-4.

41. Souza VA, Emmerich A, Coutinho EM, Freitas MG, Silva EH, Merçon FG, et al. Dental and oral condition in leprosy patients from Serra, Brazil. Lepr Rev. 2009;80(2):156–63.

42. Núñez-Martí JM, Bagán JV, Scully C, Peñarrocha M. Leprosy: dental and periodontal status of the anterior maxilla in 76 patients. Oral Dis. 2004; 10:19–21.

43. Subramaniam K, Marks SC, Seang Hoo Nah. The rate of loss of maxillary anterior alveolar bone height in patients with leprosy. Lepr Rev. 1983;54(2):119-27.

44. Matos FZ, Aranha AM, Borges ÁH, Pedro FL, Raslan SA, Hamida F, et al. Can different stages of leprosy treatment influence the profile of oral health? Oral status in leprosy. Med Oral Patol Oral Cir Bucal. 2018;23(4):e376-e383.

45. Jeanselme MM, Laurens. Localisations de la lèpre sur le nez, la gorge et le larynx. In: Lepra Conferenz, 1887. Ann Dermat Syphil. 1898;9:187-8.

46. Morgado de Abreu MA, Roselino AM, Enokihara M, Nonogaki S, Prestes-Carneiro LE, Weckx LL,et al.. Mycobacterium leprae is identified in the oral mucosa from paucibacillary and multibacillary leprosy patients. Clin Microbiol Infect. 2014;20(1):59-64.

47. Abreu MAMM. A mucosa oral na hanseníase: um estudo clínico e histopatológico [tese]. São Paulo: Universidade Federal de São Paulo. Programa de Pós-graduação em Dermatologia; 2003.

48. Donoghue HD, Taylor GM, Mendum TA, Stewart GR, Rigouts L, Lee Oona, et al. The Distribution and origins of ancient leprosy. In: Hansen's Disease - The Forgotten and Neglected Disease. 2019. 10.5772/intechopen.75260.

49. Southam JC, Venkataraman BK. Oral manifestations of leprosy. Br J Oral Surg. 1973; 10:272–9.

50. Babu AB, Ravikiran A, Samatha Y, Nayayar AS, Arif M, BuduruK. Oral manifestations of patients with leprosy: A disease, actually infectious but not always, still a stigma in society. Egypt J Dermatol Venerol. 2015;35(1):37–44.

51. Rodrigues GA, Qualio NP, de Macedo LD, Innocentini L, Ribeiro-Silva A, Foss NT, et al. The oral cavity in leprosy: what clinicians need to know. Oral Dis. 2017;23(6):749–56.

52. Pereira RMS, Silva TSO, Silva LS Santos TC, Falcão CAM, Pinto LSS. Orofacial and dental condition in leprosy. Braz J Oral Sci. 2013;12(4)330–4.

Alterações Orais na Hanseníase

53. Brasil J, Opromolla DVA, Souza-Freitas JAS, Rossi JES. Estudo histológico e baciloscópico de lesões lepróticas da mucosa bucal. Estomatol Cult. 1973;7(2):113-9.

54. Hubscher S, Girdhar BK, Desikan KV. Discharge of Mycobacterium leprae from the mouth in lepromatous leprosy patients. Lepr Rev. 1979;50(1):45-50.

55. Motta AC, Komesu MC, Silva CH, Arruda D, Simão JC, Zenha EM et al. Leprosy- specific oral lesions: a report of three cases. Med Oral Patol Oral Cir Bucal. 2008;13(8):E479-82.

56. Ermakova NE. Injury of nerve elements of the tongue root in lepromatous leprosy. Int J Lepr. 1947;15(1):15-20.

57. Reichart PA, Metah D, Althoff J. Ultrastructural aspects of oral and facial lepromatous lesions. Int J Oral Surg. 1985;14(1):55-60.

58. Martinez TS, Figueira MM, Costa AV, Gonçalves MA, Goulart LR, Goulart IM. Oral mucosa as a source of Mycobacterium leprae infection and transmission, and implications of bacterial DNA detection and the immunological status. Clin Microbiol Infect. 2011;17(11):1653-8.

59. Carvalho RS, Foschiani IM, Costa MRSN, Marta SN, da Cunha LVM. Early detection of M. leprae by qPCR in untreated patients and their contacts: results for nasal swab and palate mucosa scraping. Eur J Clin Microbiol Infect Dis. 2018;37(10):1863-1867.

60. Santos GG, Marcucci G, Guimarães Júnior J, Margarido LC, Lopes LHC. Pesquisa de Mycobacterium leprae em biópsias de mucosa oral por meio da reação em cadeia da polimerase. An Bras Dermatol. 2007;82(3):245-9.

CAPÍTULO 14

Alterações Oftalmológicas na Hanseníase

Adriana Vieira Cardozo
Patrícia Grativol Costa Saraiva

■ INTRODUÇÃO

Apesar de a hanseníase ser a doença infecciosa sistêmica com maior incidência de comprometimento ocular,[1] pouco se discute sobre como ela afeta a visão. As lesões oculares desencadeadas pelo *M. leprae* podem ocorrer antes, durante ou após a poliquimioterapia (PQT)[2,3] e apresentam gravidade variável, a depender de fatores que oscilam desde o componente orgânico da doença até seus determinantes sociais.

Ao tratar do máximo prejuízo ocular, a cegueira, percebe-se o impacto da hanseníase na vida de seus acometidos: enquanto a taxa de cegueira na população geral varia de 0,5-2%,[4] na hanseníase esses números variam entre 2-11%,[5,6] a depender de fatores como: tempo de exposição inadequada de estruturas nobres do olho e evolução da doença,[4] ocorrência de episódios reacionais, resposta inflamatória individual e fatores sociais e geográficos, como dificuldade de

14 Alterações Oftalmológicas na Hanseníase

acesso a tratamento especializado com diagnóstico tardio,[7] situações reforçadas pelo contexto de disparidade socioeconômica brasileira.

Mesmo sem causar a cegueira completa, o *M. leprae* pode provocar sintomas oculares em 70-75% dos acometidos, sendo que 10-50% sofrem sintomas oculares graves, os quais podem ser suficientes para prejudicar a qualidade de vida.[5,6] Sendo a visão um sentido nobre, o atendimento integral do paciente deve, portanto, acolher queixas do espectro da perda de autonomia e dos estigmas sociais derivados do dano ocular, ressaltando o impacto físico e o social da hanseníase.

■ MECANISMOS DO COMPROMETIMENTO OCULAR

Assim como já mencionado nos capítulos anteriores, a natureza dos danos causados pelo *M. leprae* podem ser didaticamente distinguidos em duas vias: uma *direta*, na qual os danos são causados pela capacidade do bacilo em invadir e se replicar nas células do hospedeiro; e outra *indireta*, cujos prejuízos ao hospedeiro são consequência de sua própria resposta imune. Essas vias podem ser sinérgicas ou ocorrer isoladamente.

A topografia na qual o bacilo se instala também desempenha importante papel no desenvolvimento da lesão. A região ocular, em especial, possui acometimento bastante lógico de suas estruturas. Dado que o *M. leprae* tem predileção por temperaturas abaixo de 37ºC [8] e os olhos são estruturas expostas na superfície da face, a dispersão da população de bacilos se inicia pelas estruturas anteriores (como esclera e córnea) e progride para as estruturas posteriores (como íris e corpo ciliar).[4,5] Considerando isso, pode-se dizer que o segmento anterior do olho é o palco ideal da infecção primária,[9] uma vez que estudos experimentais sugerem ter temperatura até 3ºC menor que a ambiente.[10] Podem ser observados nódulos esclerais, ceratite pontilhada superficial, conjuntivite, uveíte e acometimento de nervos da córnea, que se tornam proeminentes.[5,8,9,10]

O neurotropismo do *M. leprae* também já foi discutido em capítulos anteriores e, apesar da possibilidade de comprometimento dos nervos superficiais da córnea já apontada, muitos dos danos oculares na verdade se devem ao acometimento de feixes nervosos fora dos olhos, ao seu redor. Nesses casos, o acometimento dos nervos trigêmeo e facial, responsáveis pela sensibilidade corneana e pela motricidade das pálpebras, respectivamente, podem refletir em alterações oculares indiretas. Os danos oculares motivados pelo comprometimento dessas estruturas estão associados à exposição prolongada dos olhos [4,5,6,11] e serão discutidos adiante neste capítulo.

Alterações Oftalmológicas na Hanseníase

Além dos mecanismos de acometimento ocular já citados, é imprescindível comentar sobre os episódios reacionais, os quais conferem certa imprevisibilidade à estabilidade clínica, ativando respostas agudas e deterioração do quadro. Essas reações de hipersensibilidade, descritas no capítulo próprio, podem se manifestar de duas formas: as reações hansênicas do tipo 1 e do tipo 2, as quais apresentam como desfechos oculares mais comuns o lagoftalmo e as uveítes, respectivamente.[5]

MANIFESTAÇÕES CLÍNICAS

A hanseníase é uma doença que carrega consigo uma ampla gama de manifestações clínicas e, nos olhos e estruturas associadas, isso não é diferente. O texto deste capítulo se atém às *principais manifestações oculares*, as quais serão topograficamente organizadas das estruturas mais superficiais na região ocular para as mais profundas, com finalidade didática. Na tabela abaixo são amplamente citadas as manifestações clínicas relacionadas à hanseníase, nem todas detalhadas nessa seção.

Tabela 14.1 Quadro de manifestações clínicas associadas a hanseníase.[2,12,13,14,15,16,17]	
Local de Manifestação	Manifestações Clínicas
Pálpebras	Lagoftalmo; Ectrópio; Entrópio; Hansenoma
Cílios e Sobrancelhas	Ptose de cílios; Triquíase; Madarose
Córnea	Ulceração; Opacificação; Estafiloma; Ceratite pontilhada; Diminuição da sensibilidade; Mudanças vasculares no limbo esclerocorneano; Espessamento dos nervos
Esclera e Episclera	Esclerite; Episclerite; Mudanças vasculares no limbo esclerocorneano; Hansenoma
Sistema lacrimal	Hipossecreção; Dacriocistite
Trato Uveal	Iridociclite aguda ou crônica; Atrofia iriana; Nódulos de íris; Pérolas irianas; Esclerite e episclerite; Anormalidades pupilares
Cristalino	Catarata com diminuição da acuidade visual
Pupila	Sinéquias posteriores com consequente deformidade pupilar
Bulbo Ocular	Panoftalmite; Phthisis bulbi

*Em crianças, a catarata com diminuição da acuidade visual é secundária ao processo inflamatório da iridociclite

Antes de seguir para a abordagem topográfica das manifestações clínicas, é oportuno ressaltar que as três causas mais importantes de deficiência visual e cegueira na hanseníase são secundárias à invasão direta do segmento anterior pelo *M. leprae*, ou como resultado de dano neural nas pálpebras. Destacam-se:[8,18]

- Opacificação e cicatrizes corneanas
- Danos nas estruturas do trato uveal
- Catarata secundária

Estruturas externas ao olho 1: Pálpebras

O músculo orbicular é o responsável pelo fechamento das pálpebras e é inervado pelo nervo facial. A disfunção da motricidade das pálpebras pode ser causada tanto pela infiltração de bacilos no músculo orbicular do olho quanto pelo dano ao nervo facial e/ou aos seus ramos occiptotemporal e zigomático. A oclusão palpebral inadequada caracteriza uma condição clínica denominada *lagoftalmo* (Figuras 14.1 e 14.2), a qual prolonga a exposição dos olhos ao ambiente. Nesse contexto, os olhos tornam-se mais suscetíveis aos danos provocados por corpos estranhos e a córnea tende a ressecar, dada a dificuldade de sua lubrificação na ausência de piscamento.[4,8]

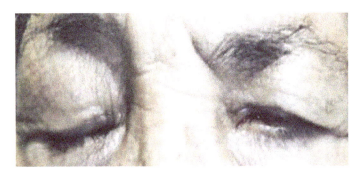

Figura 14.1. Lagoftalmo por fraqueza no músculo orbicular do olho esquerdo.

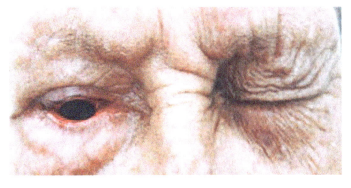

Figura 14.2. Lagoftalmo paralítico à direita, por lesão do nervo facial.

O diagnóstico de lagoftalmo é feito por meio da observação da superfície ocular durante a execução do comando de fechar os olhos suavemente: se a esclera ou a córnea forem visíveis mesmo no paciente com "olhos fechados", o lagoftalmo é confirmado. Se essas estruturas continuam visíveis mesmo após um segundo comando para fechar os olhos com força, atesta-se condição mais grave.[4,8] O lagoftalmo pode receber tratamento farmacológico com esteroides sistêmicos, geralmente resolutivo quando seu reconhecimento é precoce (antes de 6 meses). A fisioterapia também pode ajudar, no entanto, casos mais graves costumam exigir intervenções cirúrgicas.[4,8]

Outra alteração que também interfere no mecanismo de oclusão palpebral é o *ectrópio* (Figura 14.3), caracterizado pela eversão palpebral, a qual impede que o globo ocular fique completamente vedado. Devido à exposição do globo ocular, suas repercussões clínicas são as mesmas do lagoftalmo.[4,18]

Nas circunstâncias de oclusão palpebral inadequada, como o lagoftalmo e ectrópio, é importante a pesquisa do fenômeno fisiológico de Bell, que se caracteriza pela elevação do bulbo ocular durante o fechamento dos olhos. Ele protege a córnea da exposição prolongada, uma vez que a mesma fica escondida pela pálpebra superior. Um fenômeno de Bell fraco aumenta o risco de complicações corneanas, como opacificações, ulcerações e perfuração com perda do conteúdo intraocular e cegueira.

Outra condição importante é o *entrópio* (Figuras 14.4 e 14.5), caracterizado pela inversão da borda palpebral, que se volta para a superfície do bulbo ocular causando maior atrito entre a pálpebra e cílios e a córnea, fragilizando-a de modo a promover *ulcerações* e/ou *estafiloma* (protusão ou ectasia da córnea ou esclera resultante de trauma ou inflamação, por onde pode ocorrer herniação da úvea). Tais lesões podem gerar soluções de continuidade entre o interior do bulbo ocular e o ambiente, tornando-o mais suscetível à invasão de patógenos.[4]

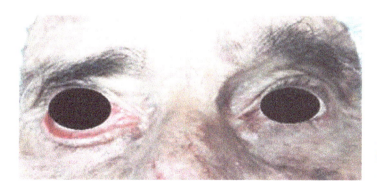

Figura 14.3. Ectrópio da pálpebra inferior direita.

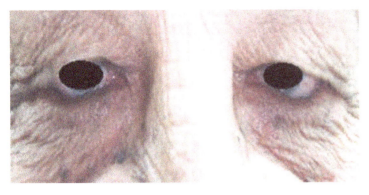

Figura 14.4. Entrópio da pálpebra inferior bilateral.

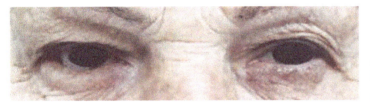

Figura 14.5. Entrópio da pálpebra inferior direita.

Estruturas externas ao olho 2: Cílios e sobrancelhas

A *ptose de cílios* e a *triquíase* (Figura 14.6) são duas condições distintas, frequentemente confundidas entre si, que direcionam os cílios em direção ao bulbo ocular. Elas possuem mecanismos diferentes. A ptose dos cílios refere-se ao abaixamento dos cílios secundário à perda do tônus da lamela anterior palpebral, consequência da hipotonia do músculo orbicular do olho. A triquíase acontece por irregularidades na formação dos cílios. Na triquíase, a borda palpebral encontra-se posicionada normalmente, porém os cílios crescem direcionados posteriormente, entrando em contato com a superfície do bulbo ocular.

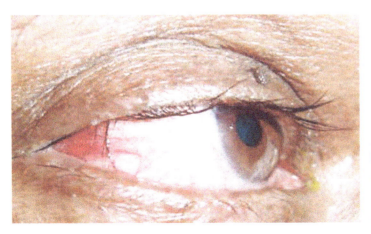

Figura 14.6. Irritação corneana na porção lateral do olho secundária a triquíase na pálpebra superior.

A triquíase e a ptose ciliar também podem contribuir para o dano corneano, já que nessas duas situações, os cílios que se voltam em direção ao bulbo ocular podem atritar com a córnea. É válido ressaltar que, se a ulceração da córnea não for tratada prontamente, pode ocorrer perfuração das estruturas oculares, ocasionando cegueira.[19]

Já a perda dos pelos dos cílios e/ou sobrancelhas é denominada *madarose* (Figuras 14.7 e 14.8). É uma manifestação comum em pacientes com hanseníase, a qual pode ocorrer no supercílio e/ou na pálpebra.[,19]

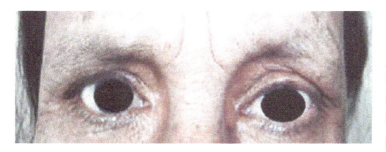

Figura 14.7. Madarose no supercílio e no terço lateral da pálpebra superior esquerda.

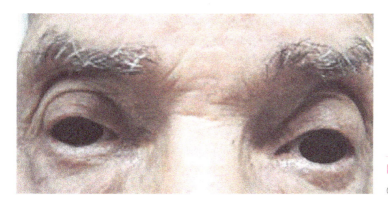

Figura 14.8. Madarose de cílios.

Estruturas do olho 1: Córnea

Conforme mencionado na introdução desta seção, a maior parte dos danos oculares em hanseníase não acontece pela invasão bacilar, mas sim como consequência de outras repercussões, como o dano nervoso. Nesse contexto, condições como o lagoftalmo e o ectrópio promovem exposição prolongada do bulbo ocular, tornando o olho mais suscetível à agressão por corpos estranhos e/ou desidratado, pela dificuldade de lubrificação ocular secundária ao prejuízo do piscar. Além disso, é importante mencionar que a perda de sensibilidade corneana, por prejuízo do quinto nervo craniano, desencadeia menor secreção de lágrimas,[20] contribuindo para o ressecamento da superfície dos olhos. Tais circunstâncias podem suscitar um processo de opacificação da córnea,[8] o qual pode ser potencializado por ulcerações (mais frequentes por conta de ceratites infecciosas).[21,22]

É importante citar que a *hipoestesia e anestesia da córnea e/ou conjuntiva* tendem a aumentar as chances de infecção e ulceração corneanas, uma vez que destituem o paciente do incômodo com corpos estranhos e minimizam suas chances de intervir em sua retirada. Nesses casos, o médico deve orientar o paciente a inspecionar os olhos com frequência. No tratamento das ulcerações podem ser utilizados colírios e/ou pomadas antibióticas sem esteroides, de modo a prevenir complicações. O uso de óculos e lubrificantes oculares também podem ser profiláticos, dificultando a entrada de corpos estranhos nos olhos e evitando ressecamento, respectivamente.[4,8]

Muito embora a infiltração bacilar na córnea não seja o maior problema na perda de visão, a proliferação exacerbada do *M. leprae* na córnea pode levar à morte de alguns grupos celulares.[4] A *ceratite puntata* (Figura 14.9) é manifestação clínica desse cenário.

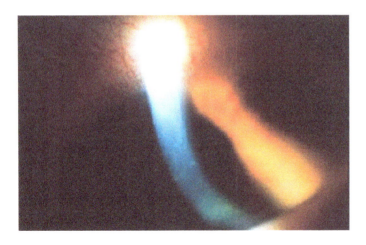

Figura 14.9. Ceratite puntata superficial (corada pela fluoresceína e evidenciada pela luz azul cobalto)

Estruturas do olho 2: Trato uveal

Complicações na úvea são uma das causas mais graves de cegueira nos pacientes e se expressam, inicialmente, por um quadro assintomático, acompanhado de pequenos *nódulos na íris*. A invasão bacilar nas estruturas do olho é sucedida pela disseminação vascular do *M. leprae*, a qual segue com prejuízo bilateral dos olhos, expressado por nódulos conjuntivais e comprometimento da córnea e da úvea anterior.[4,18,19]

Sinal patognomônico são as *pérolas irianas*, formadas a partir de bactérias mortas. Elas crescem lentamente e coalescem, tornam-se pedunculadas e caem na câmara anterior do olho, onde eventualmente desaparecem.[23]

A inflamação do trato uveal anterior pode gerar quadro de *uveíte anterior*, também chamado de *iridociclite*: condição grave e silenciosa, que pode cursar aguda ou cronicamente. O momento no qual o paciente tem maior propensão de apresentar esse quadro é quando os bacilos de Hansen começam a se multiplicar no corpo ciliar, tornando o corpo ciliar e a íris vulneráveis às reações inflamatórias. Essas reações também podem acontecer a despeito da presença de bacilos, durante episódios de hipersensibilidade.[4]

Nas formas agudas e subagudas, os episódios inflamatórios podem passar despercebidos ou associados a dor e rubor nos olhos,[8,19] os quais são acompanhados de atrofia gradual da íris. Nessa ocasião, as pupilas podem se tornar irregulares e a íris pode apresentar falhas, como buracos em sua estrutura.[24] Alguns episódios podem ser suficientemente severos, de modo a levar à perda irreversível da visão, como nos episódios reacionais do tipo 2.[8]

Já a forma crônica da iridociclite é quase exclusivamente, desenvolvida por pacientes multibacilares.[8] As manifestações clínicas incluem dor, fotofobia com lacrimejamento, turvação visual, injeção perilímbica, seclusão pupilar e turvação do aquoso com exsudato inflamatório.[4] O processo inflamatório pode cursar com sinéquias (aderências entre tecidos adjacentes) anteriores e/ou posteriores, as quais podem restringir o fluxo do humor aquoso e causar glaucoma.[4] Alguns pacientes podem evoluir com hipotensão ocular, caso o controle adrenérgico seja desregulado, situação que acontece por prejuízo de fibras do sistema nervoso autônomo. Tal quadro também influencia o corpo ciliar e a malha trabecular.[4] O uso de corticoides tópicos e midriáticos pode ser útil na tentativa de reduzir as sequelas em reações inflamatórias intraoculares.[4,8]

Outras alterações importantes no trato uveal envolvem a invasão bacilar e/ou dano nervoso: a *atrofia da íris* (Figura 14.10), por exemplo, que pode se dever à ruptura e destruição muscular, provocada por um processo inflamatório, ou ser secundária à atrofia muscular por dano ao sistema nervoso autônomo da íris.[4,25] As *anormalidades da pupila*, em geral, devem-se mais comumente a irite crônica com perda do estroma iriano, miose, diminuição da reação à luz, dificuldade de dilatação em resposta a colírios anticolinérgicos e presbiopia precoce. Há relato na literatura de pupila tônica em paciente com a forma lepromatosa, caracterizada por midríase, ausência de reação à luz e para perto, e hipersensibilidade a fraca concentração de solução colinérgica.[24,27]

14

Alterações Oftalmológicas na Hanseníase

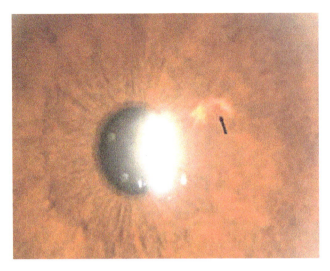

Figura 14.10. Atrofia de íris

É válido ressaltar que em estágios avançados da doença, a atrofia do estroma iriano e a sinéquia podem se associar ao desenvolvimento da miose[28,27,29,30,31] e formas graves de atrofia iriana podem levar à policoria e afetar a visão.[32,3]

A destruição dos nervos do corpo ciliar pode se estender com o tempo para os nervos ciliares posteriores, além do polo posterior do bulbo ocular e lateral ao nervo óptico, num processo de axonopatia ascendente, semelhante à anestesia em luva e bota.[26]

O envolvimento do segmento posterior do olho ou do nervo óptico são raros na hanseníase,[27] porém alguns estudos sugerem comprometimento subclínico do nervo óptico, principalmente na fase reacional da hanseníase.

Exames histológicos concluem que pacientes com hanseníase podem desenvolver catarata secundária aos processos inflamatórios.[16,33] O tratamento de pacientes portadores de hanseníase, nesses casos, difere dos demais apenas na cautela quanto à uveíte crônica, visto que esses são casos complexos e podem ter complicações.[8] Além disso, os pacientes com atrofia de íris ocasionalmente apresentam maiores dificuldades na realização de intervenção cirúrgica.[8]

■ OUTRAS MANIFESTAÇÕES OCULARES NA HANSENÍASE

Variações de pressão ocular

A hipotensão ocular pode ser causada pela destruição e atrofia do corpo ciliar, provavelmente secundárias à invasão bacilar dessa estrutura,[29] o que acarreta diminuição da produção do humor aquoso, e predispõe a redução da pressão intraocular. Alterações da malha trabecular também podem interferir na drenagem do humor aquoso, causando glaucoma. No caso das iridociclites, o exsudato proteico eleva a densidade do humor aquoso, dificultando sua drenagem e aumentando a pressão ocular.[30]

O uso de corticoides sistêmicos para tratamento das neurites e reações hansênicas, pode levar a algumas complicações oculares, como o glaucoma secundário e a catarata.[10,33]

Diminuição da produção da camada aquosa da lágrima e instabilidade do filme lacrimal

Os pacientes com hanseníase podem apresentar quadro de olho seco por diversos fatores: hipossecreção da camada aquosa do filme lacrimal (por lesão das fibras nervosas parassimpáticas que inervam a glândula lacrimal e que acompanham o nervo facial);[27] disfunção das glândulas de Meibomius (glândulas sebáceas que se localizam na lamela posterior da pálpebra e são responsáveis pela produção da camada lipídica do filme lacrimal, sendo esta camada importante para evitar a evaporação da camada aquosa da lágrima);[27] hipoestesia ou anestesia corneana (sensibilidade corneana é um estímulo importante para produção da lágrima);[27] aumento da evaporação da lágrima devido à maior exposição da superfície ocular secundária às alterações palpebrais (lagoftalmo, ectrópio), já discutidas anteriormente. Os pacientes portadores de hanseníase podem apresentar tempo de ruptura do filme lacrimal (Figura 14.11) menor a 10 segundos (BUT positivo) e teste de Schirmer I (Figura 14.12) diminuído (≤10mm). Estas alterações, identificadas no momento do diagnóstico, podem ser atribuídas à infecção ou ao processo inflamatório resultante da invasão pelo *M. leprae*. Os pacientes, em especial os multibacilares, podem manter os mesmos resultados após a POT, com intensificação dos sintomas, pelo uso da clofazimina.[3] Os cristais de clofazimina podem se depositar na periferia da córnea, na região da fenda palpebral.[40,41]

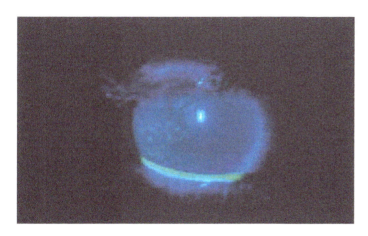

Figura 14.11. Teste de tempo de ruptura do filme lacrimal- BUT. Áreas não coradas pela fluoresceína demonstram onde a córnea está seca.

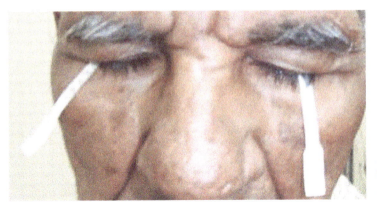

Figura 14.12. Teste de Schirmer I

Dacriocistite

A dacriocistite (Figura 14.13) em pacientes hansenianos decorre de alterações da mucosa nasal, onde poderia ocorrer um bloqueio do canal lacrimal e consequentemente infecção bacteriana com uma incidência de 2,6% de dacriocistite purulenta.[4,2]

Tendo em vista que as manifestações oculares da hanseníase continuam a acontecer, mesmo com o diagnóstico precoce e tratamento adequado da doença, se faz necessária avaliação periódica dos pacientes de hanseníase durante e após o tratamento.

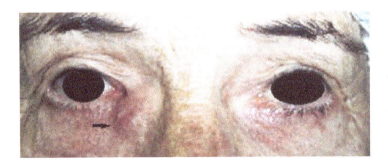

Figura 14.13. Dacriocistite. A seta aponta o saco lacrimal dilatado e inflamado.

Referências bibliográficas

1. Joffrion VC. Ocular Leprosy. In: Hastings RC and Opromolla DVA (eds). Leprosy 2nd ed. Churchill Livingstone, Edinburgh, 1994, pp. 353-65.
2. Courtright P, Daniel E, Sundarrao, Ravanes J, Mengistu F, Belachew M, Celloria RV, Ffytche T. Eye disease in multibacillary leprosy patients at the time of their leprosy diagnosis: findings from the Longitudinal Study of Ocular Leprosy (LOSOL) in India, the Philippines an Ethiopia. *Lepr Rev*. 2002; 73:225-38.
3. Cardozo AV. Avaliação das manifestações oculares no diagnóstico e durante o tratamento de pacientes com hanseníase. [tese de mestrado]. Vitória: Universidade Federal do Espírito Santo, Centro Biomédico, 2010.

4. Cohen J. Manifestações oftalmológicas. Em Talhari S, Penna GO, Gonçalves HS, Oliveira MLW. Hanseníase. 5ª Edição. DiLivros, 2015. Manaus. Páginas 95-100.

5. Citirik M, Batman C, Aslan O, Adabag A, Ozalp S, Zilelioglu O. Lepromatousiridocyclitis. *Ocul Immunol Inflamm.* 2005;13(1):95-99. doi:10.1080/09273940490912380

6. Kagame GK. Ocular leprosy in Africa. *SocSci Med.* 1983;17(22):1737-1742. doi:10.1016/0277-9536(83)90385-4

7. Toribio RC, Mendes GF, Alvarez RRA, Souza ALB. Alterações oculares e incapacidade visual em pacientes com hanseníase - um estudo no Distrito Federal. *AnBras Dermatol.* 2001; 76: 543-50.

8. Nunzi, E.; Massone, C. Leprosy: A Pratical Guide. Milano: Spinger, 2012.

9. Shamsi FA, Chaudhry IA, Moraes MO, Martinez AN, Riley FC. Detection of Mycobacterium leprae in ocular tissues by histopathology and real-time polymerase chain reaction. *Ophthalmic Res.* 2007;39(2):63-68. doi:10.1159/000099375

10. Cohen AV, Deps P, Antunes JM, Belone Ade F, Rosa PS. Mycobacterium leprae in ocular tissues: histopathological findings in experimental leprosy. *Indian J Dermatol VenereolLeprol.* 2011;77(2):252-253. doi:10.4103/0378-6323.77490

11. Courtright P, Johnson GJ. Prevenção da cegueira em hanseníase. The International Centre of Eye Health; London: Ediçãorevisada 1991;1-43.

12. Monteiro LG, Campos WR, Oréfice F. Estudos das alterações oculares em hansenianos de controle ambulatorial. *Rev Bras Oftalmol.* 1992; 51:43-6.

13. Santos PM, Melo CM, Martins SAR, Chaves AA, Sá DSP, Santos RCR. Estudo da microbiota fúngica da conjuntiva ocular em portadores de hanseníase e seus comunicantes.*Arq Bras Oftalmol.* 2006; 69:915-8.

14. Chaves C, Cohen J, Ribeiro E. Manifestações oculares em doenças tropicais. *Rev Bras Oftalmol.* 1992; 51:21-24.

15. Colodetti SCZ, Colodetti LDS, Moraes Junior HD. Estudos das alterações oculares em pacientes hansenianos provenientes de área hiperendêmica (Município de Sooretema, Espírito Santo). *Rev Bras Oftalmol.* 2003; 62:516-523.

16. Elliot DC. An interpretation of the ocular manifestations of leprosy. *Ann N Y Acad Sci.* 1951; 54:84-9.

17. Farooq Rahman Soomro, Ghulam Murtaza Pathan, Parvez Abbasi, Nuzhat Seema Bhatti, Javeed Hussain, Yoshihisahashiguchi. Ocular disabilities in leprosy, Larkana District, Sindh, Pakistan. Journal of Pakistan Association of Dermatologists 2007; 17: 11-13.

18. Lewallen S, Tungpakorn NC, Kim SH, Courtright P. Progression of eye disease in "cured" leprosy patients: implications for understanding the pathophysiology of ocular disease and for addressing eyecare needs. *Br J Ophthalmol.* 2000;84(8):817-821. doi:10.1136/bjo.84.8.817

19. Wroblewski KJ, Hidayat A, Neafie R, Meyers W. The AFIP history of ocular leprosy. *Saudi J Ophthalmol.* 2019;33(3):255–259. doi:10.1016/j.sjopt.2019.09.003

20. Jordan A, Baum J. Basic tear flow. Does it exist? *Ophthalmology.* 1980;87(9):920-930. doi:10.1016/s0161-6420(80)35143-9

21. Mvogo CE, Bella-Hiag AL, Ellong A, Achu JH, Nkeng PF. Ocular complications of leprosy in Cameroon. *Acta Ophthalmol Scand.* 2001;79(1):31-33. doi:10.1034/j.1600-0420. 2001.079001031.x

22. John D, Daniel E. Infectious keratitis in leprosy. *Br J Ophthalmol*. 1999;83(2):173-176. doi:10.1136/bjo.83.2.173

23. Kaushik J, Jain VK, Parihar JKS, Dhar S, Agarwal S. Leprosy Presenting with Iridocyclitis: A Diagnostic Dilemma. *J Ophthalmic Vis Res*. 2017;12(4):437–439. doi:10.4103/jovr.jovr_155_15

24. Lana-Peixoto MA, Campos WR, Reis PA, Campos CM, Rodrigues CA. Tonic pupil in leprosy. *Arq Bras Oftalmol*. 2014;77(6):395–396. doi:10.5935/0004-2749.20140098

25. Daniel E, Ebenezer GJ, Job CK. Pathology of iris in leprosy. *Br J Ophthalmol*. 1997;81(6):490-492. doi:10.1136/bjo.81.6.490

26. Ebenezer GJ, Daniel E. Expression of protein gene product 9.5 in lepromatous eyes showing ciliary body nerve damage and a "dying back" phenomenon in the posterior ciliary nerves. *Br J Ophthalmol*. 2004;88(2):178-181. doi:10.1136/bjo.2003.027276

27. Ffytche TJ. Role of iris changes as a cause of blindness in lepromatous lepra. Br J Ophthalmol. 1981;65(4):231-9. 10

28. Slem G. Clinical studies in ocular leprosy. Am J Ophthalmol. 1971;71(1 Pt 2):431-4.

29. Ffytche TJ. The eye and leprosy. *Lepr Rev*. 1981;52(2):111-9.

30. Choyce DP. The diagnosis and management of ocular leprosy. *Br J Ophthalmol* 1969; 53(4):217-23.

31. Last RJ. Wolff's Anatomy of the eye and orbit. 6th ed. London: Lewis;1968.

32. Daniel E, Sundar Rao PS, Ffytche TJ, Chacko S, Prasanth HR, Courtright P. Iris atrophy in patients with newly diagnosed multibacillary leprosy: at diagnosis, during and after completion of multidrug treatment. *Br Ophthalmol*. 2007;91(8):1019-22. Epub 2006 Nov 15.

33. Waddell KM, Saunderson PR. Is leprosy blindness avoidable? The effect of disease type, duration, and treatment on eye damage from leprosy in Uganda. *Br J Ophthalmol*. 1995;79(3):250-256. doi:10.1136/bjo.79.3.250

34. Lewallen S, Courtright P, Lee HS. Ocular autonomic dysfunction and intraocular pressure in leprosy. *Br J Ophthalmol*. 1989;73(12):946-949. doi:10.1136/bjo.73.12.946

35. Brandt F, Malla OK, Anten JG. Influence of untreated chronic plastic iridocyclitis on intraocular pressure in leprous patients. *Br J Ophthalmol*. 1981;65(4):240-242. doi:10.1136/bjo.65.4.240

36. Baxter JD. Glucocorticoid hormone action. In Gill GN. Pharmacology of adrenal cortical hormones. Oxford, Pergamon, 1979:67.

37. Polansky JR, Weinreb RM. Anti-inflammatory agents: steroids as anti-inflammatory agents. In Sears ML. Handbook of experimental pharmacology. New York: Spinger-Verlag;1984, vol 69. p. 459.

38. Manabe S, Bucala R, Cerami A. Nonenzymatic addition of glucocorticoids to lens proteins in steroid-induced cataracts. *J Clin Invest*. 1984;74:1 803.

39. Daniel E, Koshy S, Rao GS, Sundar Rao PS. Ocular complications in newly diagnosed borderline lepromatous and lepromatous leprosy patients: baseline profile of the Indian cohort. *Br J Ophthalmol*. 2002;86:1336-1340.

40. Barot RK, Viswanath V, Pattiwar MS, Torsekar RG. Crystalline deposition in the cornea and conjunctiva secondary to long term clofazimine therapy in a leprosy patient. *Indian J Ophthalmol*. 2011;59:328-329.

41. Font RL, Sobol W, Matoba A. Polychromatic corneal and conjunctival crystals secondary to clofazimine therapy in leper. Ophthalmology. 1989;96:311-315.

42. Harley RD. Ocular leprosy in Panamá. *Am J Ophthalmol*. 1946;29(3):295-316.

CAPÍTULO 15

Alterações Osteoarticulares na Hanseníase

Patrícia D. Deps
Rachel Bertolani do Espírito Santo

Como já foi mencionado nos capítulos anteriores, a hanseníase é causada pelo bacilo *Mycobacterium leprae*. É sabido que este patógeno intracelular obrigatório é capaz de invadir o sistema nervoso periférico, no qual é predominantemente encontrado dentro das células de Schwann. Pode também ser encontrado na medula óssea, onde por vezes mantém-se viável mesmo após o tratamento específico.[2] Entretanto, os mecanismos de base da lesão óssea induzida pela hanseníase não são completamente conhecidos.

◼ PATOGENIA DA LESÃO ÓSSEA

O bacilo de Hansen invade os nervos periféricos causando inflamação, culminando na perda progressiva da função do nervo, conhecido como dano neural primário.[3] Além da neurite relacionada com a hanseníase, é importante mencionar que as reações hansênicas tipo 1 (episódios de hipersensibilidade retardada) e tipo 2 (reações mediadas por imuno-complexo) podem causar neurite, potencializando o dano neural primário, mesmo após o tratamento.[4]

A neuropatia periférica da hanseníase é mista, compromete fibras nervosas sensitivas, motoras e autonômicas. Em geral, afeta um ou vários nervos,[5] gerando paresias, perda de sensibilidade, alterações autonômicas como ressecamento da pele, contribuindo para o surgimento de uma sequência de eventos como fissuras e ulcerações na pele, infecção secundária nos tecidos moles, osteíte, osteomielite e reabsorção óssea, causando finalmente deformidades ósseas.[6-8]

Entre estas deformidades estão as mãos e os pés "em garra", reabsorção óssea e perda de falanges distais, médias e proximais dos quiro e pododáctilos.[9-12] A artrite secundária à hanseníase pode levar a deformidades conhecidas como dedos "em botoeira", "pescoço de cisne" e "em martelo".[13] Os pés também podem apresentar a osteoartropatia neuropática ou "deformidade de Charcot".[14] Na face, pacientes podem apresentar o "nariz em sela".[15]

Ação inibitória da expressão do gene PHEX pelo *M. leprae* causando modulação negativa nos osteoblastos e consequentemente, reabsorção óssea, foi sugerida como mecanismo patogênico de lesão óssea da hanseníase.[16]

Embora a hanseníase nem sempre produza deformidades ósseas visíveis,[17] as alterações ósseas são frequentes, ocorrem em quase todas as formas clínicas, sendo a perda da massa óssea mais acentuada nas formas dimorfas e virchowianas.[11,17-23] As alterações ósseas na hanseníase são divididas em específicas, não específicas e osteoporóticas. A sequência de eventos que culminam com o dano ósseo é detalhado no capítulo "Paleopatologia da Hanseníase".

■ ALTERAÇÕES ÓSSEAS ESPECÍFICAS

As alterações específicas são verificadas em pacientes com hanseníase virchowiana, e sua frequência varia de 3 a 5%.[24] São devidas à invasão óssea pelo bacilo e acometem principalmente ossos da face, mãos e pés (Figura 15.1). Inicialmente há comprometimento do periósteo, e posteriormente do córtex, osso esponjoso e canal medular. As trabéculas ósseas são invadidas por tecido de granulação contendo macrófagos com grande quantidade de bacilos. Ocorrem fragmentação, necrose e destruição gradual das trabéculas.[25]

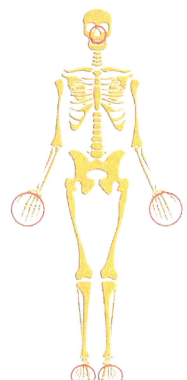

Figura 15.1. Ossos frequentemente afetados por alterações específicas.

◼ ALTERAÇÕES ÓSSEAS ESPECÍFICAS DA HANSENÍASE NOS OSSOS DA FACE

A mucosa nasal está envolvida na transmissão, sendo considerada uma importante porta de entrada e eliminação para *Mycobacterium leprae*. Com o passar dos anos, o nariz foi confirmado como local inicial das lesões de hanseníase.[26] Pacientes com ou sem queixas clínicas podem apresentar lesões nasais. As queixas mais frequentes costumam ser obstrução nasal, epistaxe e eliminação de crostas, e as menos frequentes rinorreia, hiposmia, dor e prurido nasal (veja capítulo "Alterações Otorrinolaringológicas da Hanseníase"). Com relação às lesões, a infiltração da mucosa nasal, definida na literatura como infiltração granulomatosa, está entre as mais comumente observadas, a maioria destes pacientes com formas virchowiana e dimorfa-virchowiana.[26,27]

Costumava-se afirmar que não havia lesões de mucosa nasal em pacientes com apresentações tuberculoide ou dimorfa, entretanto, após a introdução da endoscopia nasal, foram encontradas nestas duas apresentações.[27–29]

A deformidade "nariz em sela" corresponde à perda da altura dorsal nasal, devido ao colapso cartilaginoso e/ou ósseo. Também inclui características como: perda de suporte e definição da ponta nasal, retrusão columelar, comprimento nasal vertical encurtado, rotação excessiva da ponta e retrusão da espinha nasal óssea anterior e septo caudal.[30,31] O desabamento da ponta do nariz por reabsorção ou destruição total das estruturas que sustentam o nariz, como a espinha nasal anterior, a cartilagem nasal e os cornetos é achado em pessoas afetadas pela forma multibacilar da doença (Figura 15.2).[32]

Reabsorção parcial ou total da espinha nasal anterior pode ocorrer em aproximadamente 55,2% dos pacientes, os ossos próprios nasais em 23,6%, e perfuração septal foi encontrada em 13,2%.[32]

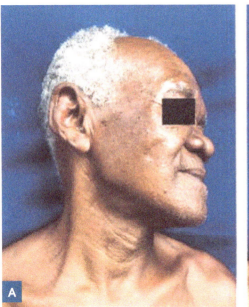 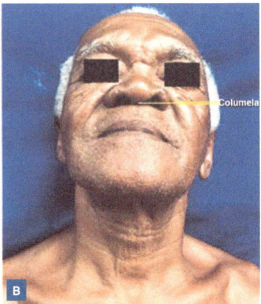

Figura 15.2. Hanseníase virchowiana. **A.** Nariz em sela, diminuição da sustentação de dorso, diminuição da sustentação e projeção da ponta do nariz. **B.** Diminuição da columela.[32]

■ SÍNDROME RINOMAXILAR

A hanseníase pode afetar a mucosa dos seios paranasais em continuidade com mucosa nasal ou secundária à bacilemia. Os seios maxilar, etmoide, frontal e esfenoide podem estar envolvidos em pacientes multibacilares, talvez não exclusivamente. O envolvimento do seio maxilar e o espessamento da mucosa são as anormalidades radiológicas mais comumente relatadas.

Estas lesões por invasão direta do *M. leprae* causam lesões granulomatosas vistas como áreas focais de rarefação na radiografia. A lesão nasal foi descrita como alteração óssea específica, com destruição do osso nasal associada à destruição da cartilagem septal, das cartilagens alares e da lâmina perpendicular dos ossos etmoide e vômer (Figura 15.3).[24,33,34]

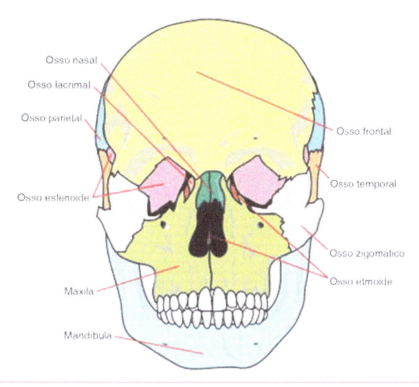

Figura 15.3. Ossos da face.

A Síndrome rinomaxilar foi inicialmente descrita por Andersen e Manchester em 1992,[35] com base em estudos paleopatológicos (veja o capítulo "Paleopatologia da Hanseníase"). Entretanto, esta terminologia deve ser adotada na clínica,[36] podendo apresentar graus variados do acometimento das seguintes estruturas:

- Espinha nasal anterior - reabsorção parcial ou total.
- Processos alveolares (anteriores) da maxila - absorção parcial bilateral e simétrica, iniciando-se no *prosthion* e culminando com a perda dos dentes incisivos.
- Margens alveolares posteriores da maxila – bem menos acometida que a porção anterior, podendo ocorrer reabsorção na região dos dentes molares.
- Superfície nasal e oral do processo palatino da maxila – inflamação, destruição óssea localizada, perfuração definitiva do palato.

- Cornetos e septo nasal – inflamação, destruição parcial ou total.
- Abertura nasal – reabsorção progressiva das margens levando ao alargamento e perda do formato piriforme (forma de pera).

Estas alterações ósseas acima refletem um quadro clínico com as seguintes características (Figura 15.4):[36]

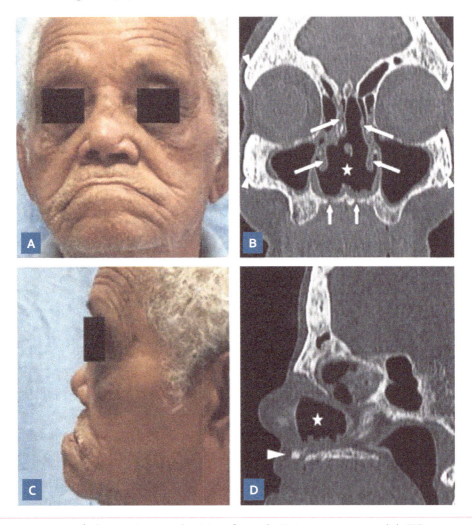

Figura 15.4. A. Síndrome rinomaxilar (vista frontal). **B.** Imagem coronal de TC mostrando atrofia dos cornetos nasais médio e inferior (setas longas), grande perfuração no septo nasal (estrela), afinamento do palato duro com descontinuidades focais (setas curtas), bem como espessamento e esclerose dos ossos zigomáticos e frontais, consistentes com osteíte. **C.** Síndrome rinomaxilar (perfil). **D.** imagem da TC sagital mostrando reabsorção acentuada da espinha nasal anterior (ponta da seta) e grande perfuração no septo nasal (estrela).

Alterações Osteoarticulares na Hanseníase

- Nariz em sela, caracterizado pela perda da altura dorsal nasal e nariz encurtado, por causa da perda cartilaginosa e/ou colapso ósseo.
- Nariz afundado (retraído) e concavidade no terço médio da face, causada pela ampliação e perda da forma piriforme da abertura nasal e erosão do processo zigomático.
- Redução da projeção maxilar (retrognatia maxilar).
- Lábio superior invertido por causa da altura maxilar reduzida.

Para a avaliação da Síndrome rinomaxilar, a tomografia computadorizada (TC) é mais recomendada do que a radiografia simples de seios paranasais. As imagens sem sobreposição de estruturas permitem uma reconstrução 3D e são melhores para identificar tecidos moles e variações anatômicas ósseas.[13,32,37]

■ ALTERAÇÕES ÓSSEAS ESPECÍFICAS DE MÃOS E PÉS

Os bacilos causadores da hanseníase podem invadir a cavidade medular e se multiplicarem nos ossos de mãos e pés.[13,21] Consequente a esta invasão diversos eventos como rarefação óssea, cistos, alargamento dos forames de nutrição, necrose, periostite, osteíte e osteomielite podem ocorrer. Tardiamente, o dano torna-se irreversível. Podem ocorrer fratura patológica e colapso epifisário.[38,39]

■ ALTERAÇÕES ÓSSEAS NÃO ESPECÍFICAS

As lesões ósseas não específicas são as mais comuns. Decorrem do comprometimento dos nervos periféricos, com subsequente denervação e perda da propriocepção levando à osteoartropatia neuropática. Alterações vasculares, trauma e infecção secundária também podem contribuir para as alterações não específicas.[24]

Podem ocorrer em todas as formas clínicas da hanseníase. As mãos e os pés são os locais mais frequentemente afetados (Figura 15.5).[38]

A reabsorção óssea afila e/ou encurta as falanges, metacarpos e metatarsos. A reabsorção distal reduz o comprimento ósseo, enquanto a reabsorção do osso trabecular, também denominada atrofia óssea concêntrica, reduz a largura. A combinação das alterações dá ao osso uma aparência de "lápis", também denominada *licked candy stick*.[40]

Nas mãos, a reabsorção óssea inicia nas extremidades das falanges distais, áreas mais sujeitas ao trauma, com comprometimento posterior das falanges médias e proximais e, mais raramente, dos ossos metacarpianos, articulação do carpo e radiocarpal.[41-44]

Alterações Osteoarticulares na Hanseníase

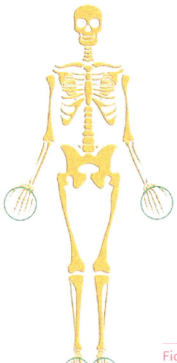

Figura 15.5. Ossos frequentemente afetados por alterações não específicas.

A atrofia óssea concêntrica das diáfises das falanges as tornam gradualmente diminuídas, e com a erosão gradativa da porção cortical dos ossos, um resultado final frequente é o desaparecimento completo do osso afetado (Figuras 15.6 e 15.7).[20]

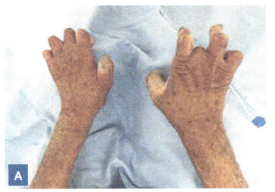
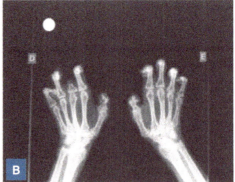

Figura 15.6. A. Mãos em garra, amiotrofia. Reabsorção óssea de falanges distais, médias e de falange proximal de 3º quirodáctilo direito. B. Radiografia das mãos evidencia mão em garra e osteólise das falanges distais, médias dos dedos das mãos, com destaque para o terceiro dedo onde há acometimento subtotal da falange proximal. Reabsorção óssea em vários dígitos.

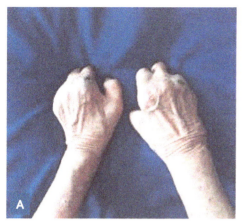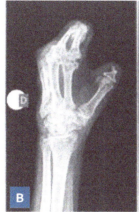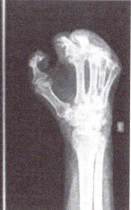

Figura 15.7. A. Mãos em garra, amiotrofia, calosidades. Reabsorção óssea de falanges distais e médias e proximais. **B.** Radiografia das mãos evidencia mãos em garra e osteólise das falanges distais e médias dos dedos das mãos, por vezes com acometimento das falanges proximais.

Nos pés, além das falanges, a extremidade distal dos metatarsos pode ser acometida.[45] (Figura 15.8). A distribuição anormal de carga na superfície plantar leva a traumatismo no local de maior pressão, ocasionando ulcerações, reabsorção óssea ou alterações osteoartríticas secundárias.[38]

Um pé neuropático é definido como um pé em que há perda de pelo menos uma das funções nervosas periféricas (motora, sensorial ou autonômica). O dano neural em combinação com as alterações nas forças biomecânicas e osteoporose podem, eventualmente, resultar em uma alteração neuro-osteoartropática denominada "pé de Charcot ativo". Este pé, caso seja inadequadamente tratado, pode

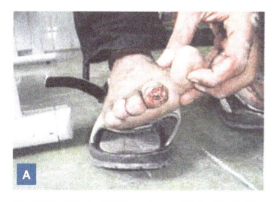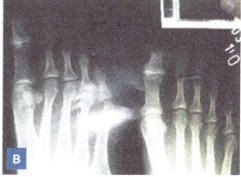

Figura 15.8. Úlcera no 2º pododáctilo e radiografia.

progredir para uma sequela irreversível, a "deformidade de Charcot".[14,39,41,42,46-50] A imagem radiológica mais observada da neuro-osteo-artropatia é a desintegração dos ossos do tarso.[42,51] Estão envolvidos os ossos navicular e tálus. O calcâneo é menos afetado, e os ossos cubóide e cuneiformes raramente estão envolvidos.[42,47,50] Os ossos dos pés podem ser vistos na Figura 15.9.

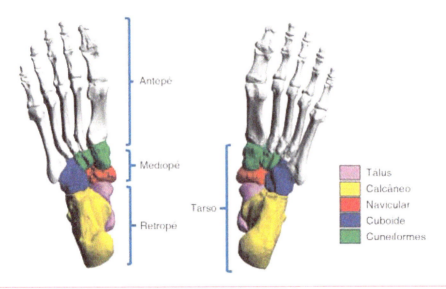

Figura 15.9. Ossos e regiões do pé.

São descritos cinco padrões radiológicos de desintegração dos ossos do tarso: um pilar posterior, pilar central, pilar anterior arco medial, pilar anterior arco lateral e região cuneiforme- metatarso.[52]

Alterações radiológicas nos ossos do médio-pé de pessoas afetadas pela hanseníase podem ser encontradas sem quaisquer sintomas clínicos de neuro-osteoartropatia e com formato normal ou quase normal do pé.[42,52,53]

A ulceração plantar, principalmente nas cabeças dos metatarsos (Figura 15.10), é uma complicação frequente da neuropatia hansênica e a infecção secundária leva à celulite e à osteomielite.[9] A osteomielite pode ser desencadeada também por traumas que predispõem a infecções nos ossos afetados. Menos frequentemente a infecção da medula óssea pode ser causada pelo próprio *M. leprae*. A osteomielite é vista principalmente, portanto, como uma complicação de uma mão ou pé neuropáticos com uma úlcera, podendo levar à amputação do membro envolvido.[7,38,39,42,54,55]

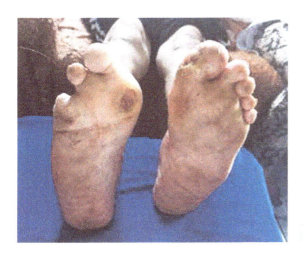
Figura 15.10. Úlcera plantar.

O diagnóstico de osteomielite envolve exames clínicos, laboratoriais e radiológicos.[42,55,56] Características radiológicas precoces podem ser edema dos tecidos moles, espessamento periosteal e osteopenia. Tardiamente aparecem destruição cortical como pequenos orifícios que coalescem, se tornam lesões maiores, e, finalmente, progridem para envolver completamente uma região do córtex.

A ressonância magnética tem sido descrita como uma poderosa ferramenta para o diagnóstico de osteomielite em pacientes com pés neuropáticos e sinais clínicos de inflamação, assim como em casos sem suspeita clínica (mínimos sinais clínicos de inflamação e/ou úlceras superficiais).

Durante o seguimento e avaliação dos pacientes com pé neuropático, a radiologia simples é frequentemente o primeiro exame de escolha. No entanto, quando surgem sinais clínicos de inflamação, muitas vezes é complicado distinguir entre celulite, osteomielite, e neuro-osteoartropatia, tanto clínica como radiograficamente. A ressonância magnética tem demonstrado ser o método de escolha, possibilitando a diferenciação entre infecção do tecido mole e a osteomielite.[40,42,57,58]

■ OSTEOPOROSE

A perda da densidade mineral óssea pode ser um evento precoce na hanseníase.[42,59,60] A osteoporose pode ser localizada devido a imobilização ou desuso de uma extremidade paralisada, ou difusa, resultante da alta carga bacilar, da atrofia testicular com baixo nível de testosterona no sexo masculino e do uso crônico de corticosteróides sistêmicos, utilizados na terapia das reações hansênicas.[61,62] Muito importante sua detecção e tratamento, já que a osteoporose aumenta o risco de fraturas ósseas.[42,63,64]

Alterações Osteoarticulares na Hanseníase

A incidência da osteoporose em pacientes masculinos está diretamente relacionada à idade, ocorrendo em cerca de 33% na faixa etária de 50-59 anos, aumentando progressivamente, chegando a 75% na faixa de 80-89 anos de idade.[61,62]

■ ALTERAÇÕES ARTICULARES NA HANSENÍASE

Apesar de não haver uma classificação formal até o momento, a artrite na hanseníase pode ser dividida em cinco grupos:

- **Osteoartropatia neuropática ou "pé de Charcot ativo".** Trata-se de pé neuropático com complicações (edema quente e difuso de todo ou parte do pé, alterações osteoporóticas, com ou sem fraturas na radiografia). É também descrito como destruição não infecciosa de osso e articulação associada à neuropatia.[11,14]
- **Artrite séptica.** Infecções secundárias podem desencadear artrite séptica.
- **Artrite específica.** A artrite específica pelo *M. leprae* é rara e resulta da extensão de foco infeccioso localizado no tecido ósseo ou periarticular, ou de forma menos comum, por disseminação hematogênica. Ocasionalmente são detectados bacilos no líquido sinovial.[65]
- **Poliartrite aguda da reação hansênica.** A artrite das reações hansênicas é aguda no início, evoluindo para uma poliartrite inflamatória simétrica que afeta pequenas articulações das mãos e pés, semelhante à artrite reumatóide (AR).
- **Artrite crônica hansênica.**[13,66] Em pacientes com hanseníase, a poliartrite simétrica crônica, idêntica à AR e não associada a reações hansênicas, também foi descrita. Ocorrem danos permanentes nas articulações, principalmente nas mãos, levando a deformidades de dedos "em botoeira", "pescoço de cisne", bem como desvio ulnar e dedos "em martelo": altamente sugestivos de AR.[13,66-68] (Figura 15.11). Os sintomas clínicos de artrite são dor e edema com efusão da articulação. Nos pacientes que apresentam acometimento articular inflamatório, as alterações radiológicas mais comuns são edema fusiforme de partes moles, porose justa-articular, erosões e redução do espaço articular. A poliartrite crônica da hanseníase deve ser diferenciada da AR. Frequentemente, as alterações radiográficas na AR são mais acentuadas que as observadas na hanseníase.[13,39,40]

A poliquimioterapia da Organização Mundial de Saúde, composta de dapsona, clofazimina e rifampicina, utilizada como principal tratamento para a hanseníase, parece ter impacto limitado no desenvolvimento e progressão das alterações ósseas, que podem progredir mesmo vários anos após o término do tratamento.

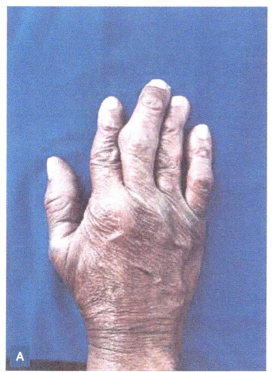
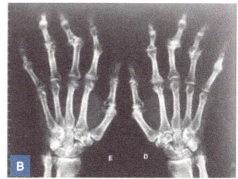
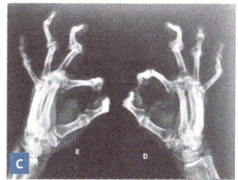

Figura 15.11. Paciente com sequela de hanseníase virchowiana. **A.** Mão direita mimetizando artrite reumatóide, com sinovite de articulações interfalangeanas proximais e metacarpofalangeanas. **B.** Radiografia com redução dos espaços articulares metacarpofalangeanos e interfalangeanos. Osteofitose marginal, cistos subcondrais esparsos e subluxação em interfalangeanas proximais, com desvio ulnar bilateral dos dedos. **C.** Na mão direita, deformidade do tipo em "botoeira" do 5º dedo e do tipo em "pescoço de cisne" do 3º dedo. Na mão esquerda, deformidade do tipo em "pescoço de cisne" do 3º ao 5º dedos e do tipo em "martelo" do 2º dedo bilateralmente.

Isto enfatiza a necessidade de terapias que evitem a reabsorção óssea em estágios precoces da doença, prevenção e tratamento da osteoporose e das demais alterações osteoarticulares.[18] Ainda, é preciso ter uma abordagem multidisciplinar para tratamento da hanseníase.

Referências bibliográficas

1. Han, X. Y. et al. A new Mycobacterium species causing diffuse lepromatous leprosy. *Am J Clin Pathol* 130, 856–864 (2008).
2. Somanath, P. & Vijay, K. C. Bone marrow evaluation in leprosy: clinical implications. *Lepr Rev* 87, 122–123 (2016).

3. Silva, S. R. B. *et al.* Mycobacterium leprae downregulates the expression of PHEX in Schwann cells and osteoblasts. *Mem Inst Oswaldo Cruz* 105, 627–632 (2010).

4. Illarramendi, X., Carregal, E., Nery, J. A. & Sarno, E. N. Progression of acral bone resorption in multibacillary leprosy. *Acta Leprol* 12, 29–37 (2000).

5. Agrawal, A., Pandit, L., Dalal, M. & Shetty, J. P. Neurological manifestations of Hansen's disease and their management. *Clin Neurol Neurosurg* 107, 445–454 (2005).

6. Garbino, J. A. O paciente com suspeita de hanseníase primariamente neural. *Hansenologia Internationalis (Online)* 32, 203–206 (2007).

7. Brandsma, J. W. *et al.* Report from the workshop on the Neurologically Impaired foot: 5-9 June 2000, Green Pastures Hospital, Pokhara, Nepal. Assessment and examination of the neurologically impaired foot. *Lepr Rev* 72, 254–262 (2001).

8. Van Brakel, W. H. Peripheral neuropathy in leprosy and its consequences. *Lepr Rev* 71 Suppl, S146-153 (2000).

9. Moonot, P., Ashwood, N. & Lockwood, D. Orthopaedic complications of leprosy. *J Bone Joint Surg Br* 87, 1328–1332 (2005).

10. Mohammad, W., Malhotra, S. K. & Garg, P. K. Clinico-radiological Correlation of Bone Changes in Leprosy Patients Presenting with Disabilities/Deformities. *Indian J Lepr* 88, 83–95 (2016).

11. Kothari, S. Y., Kumar, W. R. & Swamy, M. K. S. Deformities and Bony Changes in Leprosy. *Indian Journal of Physical Medicine and Rehabilitation* 25, 13–17 (2014).

12. Botou, A., Bangeas, A., Alexiou, I. & Sakkas, L. I. Acro-osteolysis. *Clin Rheumatol* 36, 9–14 (2017).

13. do Espírito Santo, R. B., Serafim, R. A., Bitran, J. B. G., Collin, S. M. & Deps, P. Case Report: Leprosy Osteoarticular Alterations Mimicking Rheumatoid Arthritis. *Am J Trop Med Hyg* 102, 1316–1318 (2020).

14. Faber, W. R. & Dutch Neuropathic Foot Society. Comment on 'reports from the workshop on the neurologically impaired foot. *Lepr Rev* 74, 84–85; author reply 86 (2003).

15. Bhat, R., Sharma, V. K. & Deka, R. C. Otorhinolaryngologic manifestations of leprosy. *Int J Dermatol* 46, 600–606 (2007).

16. Silva, S. R. B. *et al.* Downregulation of PHEX in multibacillary leprosy patients: observational cross-sectional study. *J Transl Med* 13, 296 (2015).

17. Freitas, J. C. D. & Santos, W. Alterações ósseas da face na hanseníase virchowiana. in (1986).

18. Eichelmann, K., González González, S. E., Salas-Alanis, J. C. & Ocampo-Candiani, J. Leprosy. An update: definition, pathogenesis, classification, diagnosis, and treatment. *Actas Dermosifiliogr* 104, 554–563 (2013).

19. Swathi, M., RamaRao, J. & Silvia, W. D. Evaluation of Bone Resorption Markers in Leprosy. in (2014).

20. Chamberlain, W. E., Wayson, N. E. & Garland, L. H. The Bone and Joint Changes of Leprosy: A Roentgenologic Study. *Radiology* 17, 930–939 (1931).

21. Faget, G. H. & Mayoral, A. Bone Changes in Leprosy: A Clinical and Roentgenologic Study of 505 Cases. *Radiology* 42, 1–13 (1944).

22. Møller-Christensen, V. *Leprosy Changes of the Skull.* (Odense University Press, 1978).

23. Ribeiro, F. B., Pereira, F. de A., Muller, E., Foss, N. T. & de Paula, F. J. A. Evaluation of bone and mineral metabolism in patients recently diagnosed with leprosy. *Am J Med Sci* 334, 322–326 (2007).

Alterações Osteoarticulares na Hanseníase

24. Job, C. K. Pathology of leprosy. in *Leprosy* (ed. Hastings, R. C.) (Churchill Livingstone, 1994).

25. Paterson, D. E. & Rad, M. Bone changes in leprosy, their incidence, progress, prevention and arrest. *Int J Lepr* 29, 393–422 (1961).

26. Martins, A. C. C., Castro, J. de C. e & Moreira, J. S. A ten-year historic study of paranasal cavity endoscopy in patients with Leprosy. *Braz J Otorhinolaryngol* 71, 609–615 (2005).

27. Barton, R. P. The management of leprous rhinitis. *Lepr Rev* 44, 186–191 (1973).

28. Barton, R. P. & Davey, T. F. Early leprosy of the nose and throat. *J Laryngol Otol* 90, 953–961 (1976).

29. Chacko, C. J. *et al.* The significance of changes in the nasal mucosa in indeterminate, tuberculoid and borderline leprosy. *Lepr India* 51, 8–22 (1979).

30. Daniel, R. K. & Brenner, K. A. Saddle Nose Deformity: A New Classification and Treatment. *Facial Plastic Surgery Clinics of North America* 14, 301–312 (2006).

31. Durbec, M. & Disant, F. Saddle nose: Classification and therapeutic management. *European Annals of Otorhinolaryngology, Head and Neck Diseases* 131, 99–106 (2014).

32. Serafim, R. A. Craniofacial and tomographic changes in leprosy patients from Leprosy control programme and leprosy colony Pedro Fontes, Cariacica (ES). Available at: http://doencasinfecciosas.ufes.br/pt-br/pos-graduacao/PPGDI/detalhes-da-tese?id=11989. (Universidade Federal do Espírito Santo, Vitória, Brasil, 2017).

33. Job, C. K., Selvapandian, (joint author.), A. J. & Kurian, (joint author.), P. V. Leprosy : diagnosis and management. (1975).

34. Job, C. K. Pathology of leprous osteomyelitis. *Int J Lepr* 31, 26–33 (1963).

35. Andersen, J. G. & Manchester, K. The rhinomaxillary syndrome in leprosy: A clinical, radiological and palaeopathological study. *International Journal of Osteoarchaeology* 2, 121–129 (1992).

36. Deps, P., do Espírito Santo, R. B., Charlier, P. & Collin, S. M. Rhinomaxillary syndrome in Hansen's disease: a clinical perspective. *Int J Dermatol* (2020) doi:10.1111/ijd.15202.

37. Serafim, R. A., do Espírito Santo, R. B., de Mello, R. A. F., Collin, S. M. & Deps, P. D. Case Report: Nasal Myiasis in an Elderly Patient with Atrophic Rhinitis and Facial Sequelae of Leprosy. *Am J Trop Med Hyg* 102, 448–450 (2020).

38. Osteomyelitis, septic arthritis and soft tissue infection: the organisms. in *Diagnosis of bone and joint disorders. Vol. 5: ...* (eds. Resnick, D. & Niwayama, G.) (Saunders, 1988).

39. Pereira, H. L. A., Ribeiro, S. L. E., Ciconelli, R. M. & Fernandes, A. da R. C. Avaliação por imagem do comprometimento osteoarticular e de nervos periféricos na hanseníase. *Revista Brasileira de Reumatologia* 46, 30–35 (2006).

40. Slim, F. J., Faber, W. R. & Maas, M. The role of radiology in nerve function impairment and its musculoskeletal complications in leprosy. *Lepr Rev* 80, 373–387 (2009).

41. Harverson, G. & Warren, A. G. Tarsal bone disintegration in leprosy. *Clin Radiol* 30, 317–322 (1979).

42. Carpintero, P., García-Frasquet, A., Pradilla, P., García, J. & Mesa, M. Wrist involvement in Hansen's disease. *J Bone Joint Surg Br* 79, 753–757 (1997).

43. Enna, C. D., Jacobson, R. R. & Rausch, R. O. Bone changes in leprosy: a correlation of clinical and radiographic features. *Radiology* 100, 295–306 (1971).

44. Nagano, J., Tada, K., Masatomi, T. & Horibe, S. Arthropathy of the wrist in leprosy--what changes are caused by long-standing peripheral nerve palsy? *Arch Orthop Trauma Surg* 108, 210–217 (1989).

45. MacMoran, J. W. & Brand, P. W. Bone loss in limbs with decreased or absent sensation: ten year follow-up of the hands in leprosy. *Skeletal Radiol* 16, 452–459 (1987).
46. Warren, G. Neuropathic feet. in *Surgical reconstruction & rehabilitation in leprosy and other neuropathies* (eds. Schwarz, R. J. & Brandsma, J. W.) (Ekta Books, 2004).
47. Onvlee, G. J. *The Charcot foot: a critical review and an observational study of a group of 60 patients*. (University of Leiden, 1998).
48. Karat, S., Karat, A. B. & Foster, R. Radiological changes in bones of the limbs in leprosy. *Lepr Rev* 39, 147–169 (1968).
49. Kulkarni, V. N. & Mehta, J. M. Tarsal disintegration (T.D.) in leprosy. *Lepr India* 55, 338–370 (1983).
50. Thappa, D. M., Sharma, V. K., Kaur, S. & Suri, S. Radiological changes in hands and feet in disabled leprosy patients: a clinico-radiological correlation. *Indian J Lepr* 64, 58–66 (1992).
51. Horibe, S., Tada, K. & Nagano, J. Neuroarthropathy of the foot in leprosy. *J Bone Joint Surg Br* 70, 481–485 (1988).
52. Harris, J. R. & Brand, P. W. Patterns of disintegration of the tarsus in the anaesthetic foot. *J Bone Joint Surg Br* 48, 4–16 (1966).
53. Maas, M., Slim, E. J., Akkerman, E. M. & Faber, W. R. MRI in clinically asymptomatic neuropathic leprosy feet: a baseline study. *Int J Lepr Other Mycobact Dis* 69, 219–224 (2001).
54. Macdonald, M. R. *et al*. Report from the workshop on the Neurologically Impaired foot: 5-9 June 2000, Green Pastures Hospital, Pokhara, Nepal. Complications and management of the neurologically impaired foot. *Lepr Rev* 72, 263–275 (2001).
55. Slim, F. J., Hoeksma, A. F., Maas, M. & Faber, W. R. A clinical and radiological follow-up study in leprosy patients with asymptomatic neuropathic feet. *Lepr Rev* 79, 183–192 (2008).
56. Riordan, D. C. The hand in leprosy. A seven-year clinical study. *J Bone Joint Surg Am* 42-A, 661–682 (1960).
57. Berendt, A. R. & Lipsky, B. Is this bone infected or not? Differentiating neuro-osteoarthropathy from osteomyelitis in the diabetic foot. *Curr Diab Rep* 4, 424–429 (2004).
58. Maas, M. *et al*. MR imaging of neuropathic feet in leprosy patients with suspected osteomyelitis. *Int J Lepr Other Mycobact Dis* 70, 97–103 (2002).
59. Matos, V. M. J. & Santos, A. L. Leprogenic odontodysplasia: new evidence from the St. Jørgen's medieval leprosarium cemetery (Odense, Denmark). *AS* 121, 43–47 (2013).
60. Slim, F. J. *et al*. The potential role of magnetic resonance imaging in patients with Hansen's neuropathy of the feet: a preliminary communication. *Int J Low Extrem Wounds* 8, 169–173 (2009).
61. Ishikawa, A., Ishikawa, S. & Hirakawa, M. Osteoporosis, bone turnover and hypogonadism in elderly men with treated leprosy. *Lepr Rev* 72, 322–329 (2001).
62. Ishikawa, S., Ishikawa, A., Yoh, K., Tanaka, H. & Fujiwara, M. Osteoporosis in male and female leprosy patients. *Calcif Tissue Int* 64, 144–147 (1999).
63. Kanaji, A. *et al*. Trochanteric hip fracture in an elderly patient with leprosy during osteoporosis treatment with risedronate and alfacalcidol. *J Bone Miner Metab* 23, 90–94 (2005).
64. Kanaji, A. *et al*. Effects of risedronate on lumbar bone mineral density, bone resorption, and incidence of vertebral fracture in elderly male patients with leprosy. *Lepr Rev* 77, 147–153 (2006).

Alterações Osteoarticulares na Hanseníase

65. Louie, J. S., Kornasky, J. R. & Cohen, A. H. Lepra cells in synovial fluid of a patient with erythema nodosum leprosum. *N Engl J Med* 289, 1410–1411 (1973).
66. Chauhan, S., Wakhlu, A. & Agarwal, V. Arthritis in leprosy. *Rheumatology (Oxford)* 49, 2237–2242 (2010).
67. Atkin, S. L. *et al.* Clinical and laboratory studies of inflammatory polyarthritis in patients with leprosy in Papua New Guinea. *Ann Rheum Dis* 46, 688–690 (1987).
68. Cossermelli-Messina, W., Festa Neto, C. & Cossermelli, W. Articular inflammatory manifestations in patients with different forms of leprosy. *J Rheumatol* 25, 111–119 (1998).

CAPÍTULO 16

Alterações Otorrinolaringológicas da Hanseníase

Bernardo Faria Ramos
Patrícia D. Deps

Além de afetar a pele e os nervos periféricos, a hanseníase também pode comprometer as estruturas da orelha, nariz, boca, faringe e laringe. As lesões das mucosas rinofaringolaríngeas são muito frequentes e ricamente bacilíferas. Admite-se atualmente que as mucosas aerodigestivas superiores sejam as principais vias de eliminação dos bacilos.[1,2] O padrão descendente é característico da evolução da doença, já que a fase inicial acomete o nariz e as fases mais tardias podem envolver a cavidade oral, faringe e laringe.[3]

As manifestações otorrinolaringológicas mais avançadas da hanseníase são menos comumente descritas após a introdução da poliquimioterapia como tratamento da referida doença. Entretanto, a identificação das lesões otorrinolaringológicas mais comuns é de grande valia no diagnóstico diferencial com outras doenças granulomatosas.

Alterações Otorrinolaringológicas da Hanseníase

■ ALTERAÇÕES OTOLÓGICAS

A região da orelha mais acometida é o pavilhão auricular. São geralmente encontradas nos virchowianos e dimorfos, apresentando-se como lesões infiltrativas, com ou sem nodulações, na borda livre pavilhão auricular e hélix (Figura 16.1).[4] Podem ocorrer também lesões ulceradas e a deformidade conhecida como megalóbulo.[5]

O envolvimento de cartilagens também é descrito na literatura. A associação de acometimento cartilaginoso da orelha externa, nariz e via aérea superior pode mimetizar doenças reumatológicas, tais como poliangites e policondrite recidivante. Ao contrário da policondrite recidivante, as lesões características da hanseníase atingem o lóbulo da orelha e não causam dor.[6,7]

A frequência de perda auditiva neurossensorial pode variar de 10 a 76% de pacientes diagnosticados com hanseníase e sugere que a doença pode afetar a cóclea, comumente durante a reação hansênica tipo 2.[8,9,10,11] Perda auditiva condutiva também pode ser detectada, provavelmente devido a alteração da tuba auditiva secundária a rinite atrófica.[9] Por outro lado, o envolvimento do nervo vestibular é pouco comum.[8,9]

Estudos prévios realizados na Índia demonstraram que a neuropatia da hanseníase pode acometer os nervos cranianos em 10 a 17,6% dos pacientes, dentre os quais os mais acometidos são o nervo facial e o nervo trigêmeo. O nervo facial pode ser afetado em até 10% dos pacientes com hanseníase.[12,13] O comprometimento dos nervos cranianos é comum na hanseníase dimorfa-tuberculoide e durante a reação hansênica tipo 1.[14,15] Além disso, é fundamental excluir a possibilidade de hanseníase em pacientes com paralisia facial periférica bilateral.

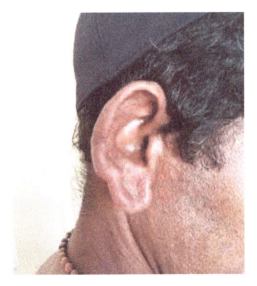

Figura 16.1. Hanseníase virchowiana com infiltração na orelha.

■ ALTERAÇÕES NASAIS

A mucosa nasal é comumente foco inicial da infecção pelo *M. leprae* e pode ser considerada porta de entrada e reservatório do bacilo de Hansen. A mucosa nasal está envolvida em até 95% dos pacientes com hanseníase dimorfa-virchowiana e virchowiana.[16] O acometimento nasal e dos seios paranasais ocorre nos estágios iniciais da doença e se manifesta com sintomas de obstrução nasal, rinorreia, epistaxe e hiposmia.[17] Em muitos casos as alterações de mucosa nasal antecedem as lesões cutâneas da hanseníase virchowiana,[4,18,19] sendo de instalação gradual, e podem ser divididas em alterações iniciais, intermediárias e tardias.

Na fase inicial o paciente tem alto potencial de disseminação da doença.[20] O sinal mais precoce de envolvimento do nariz é o espessamento nodular da mucosa nasal de coloração pálida ou amarelada acometendo primariamente a cabeça do corneto inferior.[21] O ressecamento da mucosa nasal é frequente em virtude da implicação funcional das glândulas mucosas. O bacilo atinge as fibras parassimpáticas que inervam as glândulas e causa diminuição da secreção glandular e do batimento mucociliar.[16] A rinite atrófica secundária à hanseníase, que pode ocorrer em fases mais tardias da doença, é decorrente dessas alterações e está associada a infecções secundárias locais e formação de crostas.[22]

Na fase intermediária ocorre intensificação do processo inflamatório local com consequente queixa de obstrução nasal. Os pacientes tendem a manipular a região nasal com frequência na tentativa de higienização local. Por consequência há aumento do processo inflamatório e ulcerações, sobretudo na região septal anterior. Ocorre também aumento da secreção nasal, que varia de límpida e clara para densa e purulenta, podendo ser sanguinolenta nos casos mais intensos.[16]

Na fase tardia é comum a presença de úlceras, infecção secundária e diminuição do suporte sanguíneo na mucosa do nariz. Podem ser vistas perfurações septais puntiformes evoluindo para perfurações maiores, destruição das cartilagens e dos ossos próprios do nariz (Figura 16.2). Há reabsorção dos tecidos cartilaginosos do septo nasal, cornetos, espinha nasal anterior, processo alveolar da maxila, processo palatino da superfície nasal e oral da maxila, com consequente destruição e perfuração óssea, e alargamento da abertura nasal, caracterizando a síndrome rinomaxilar.[23] Essas alterações permitem descrever diferentes aspectos da pirâmide nasal, como nariz em sela, bico de papagaio e "buldogue". O aspecto de nariz em sela é o mais observado e descrito (Figura 16.3).[20]

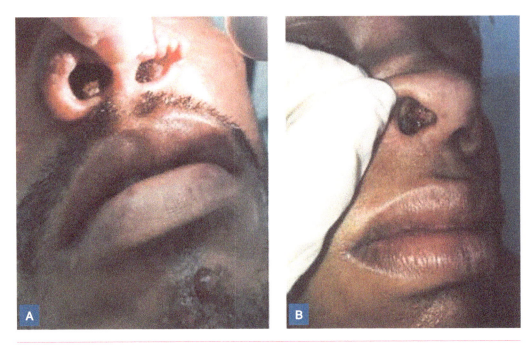

Figura 16.2. A. Pápulas e nódulos na asa do nariz. **B.** Pápula na mucosa nasal. A e B apresentam perfuração de septo nasal.

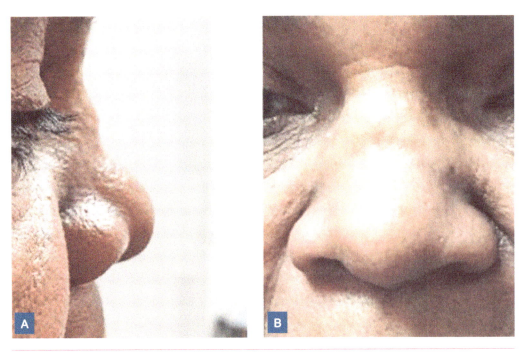

Figura 16.3. Nariz em sela.

Estudos prévios demonstraram frequência de hiposmia variando de 40 a 100% em pacientes diagnosticados com hanseníase.[24,25,26] Esse sintoma está associado à duração da doença, ao grau de acometimento da mucosa nasal e à reação hansênica tipo 2. Pode decorrer de causas obstrutivas devido ao edema, processo inflamatório e crostas nasais.[25] Além disso, o acometimento dos receptores olfativos e a redução do bulbo olfatório também estão presentes na fisiopatologia da hiposmia.[27,28]

Miíase nasal pode ocorrer em casos de sequelas hansênicas severas no trato respiratório superior. É mais comum nas regiões de clima tropical e úmido e em pessoas acima dos 50 anos. A vulnerabilidade desses pacientes decorre da ausência do reflexo de espirro, incapacidade de higienização local apropriada e da presença de úlceras indolores e rinite atrófica.[29]

Nas fases mais tardias da hanseníase o diagnóstico diferencial deve ser feito com a leishmaniose cutâneo-mucosa. Muitas regiões do Brasil são endêmicas para tal doença mucocutânea, que também evolui com lesões na mucosa nasal, podendo inclusive levar à perfuração do septo nasal, ao desabamento da ponta do nariz, à destruição parcial e total das asas nasais e ao desaparecimento do dorso do nariz.[18]

■ ALTERAÇÕES OROFARÍNGEAS

As lesões orais decorrentes da hanseníase normalmente ocorrem em estágios mais avançados da doença. O *M. leprae* tem preferência por temperaturas mais baixas. Esse é o provável motivo pelo qual o acometimento nasal é mais frequente e precoce e a razão pela qual as lesões orais se localizam preferencialmente na linha média do palato. Pacientes com lesões orais normalmente tem acometimento nasal concomitante e tem como sintomas a obstrução nasal e respiração oral. A respiração oral, por sua vez, causa diminuição da temperatura da cavidade oral e facilita a proliferação do bacilo.[21,30,31,32] Além do palato, as lesões podem acometer a úvula, língua e gengiva pré-maxilar.[4]

Não há descrição de lesão oral patognomônica da hanseníase, entretanto a cavidade oral pode ser afetada em 20 a 60 % dos casos, sobretudo na hanseníase virchowiana.[30,31,33] Geralmente as lesões são assintomáticas, se manifestam como pápulas ou nódulos sésseis e firmes à palpação e se distribuem de maneira simétrica e bilateral no palato mole e duro.[34,35]

As paredes posterior e lateral da orofaringe e a hipofaringe são mais acometidas em fase tardia de pacientes virchowianos e resultam, geralmente, da continuidade das lesões nas mucosas nasal e oral. Tais lesões na orofaringe podem progredir e levar à perfuração do palato.[4,34,36]

O achado de atrofias do processo alveolar dos incisivos na maxila e da espinha nasal anterior em esqueletos pode levar à suspeição da ocorrência de hanseníase virchowiana.[4,23,37] Ainda, alguns autores descreveram odontodisplasia, quando radiologicamente os dentes afetados apresentavam constrição e cavidade pulpar irregular, especialmente os incisivos superiores.[38]

Infecções orais, incluindo doença periodontal e abscesso dentário, são as coinfecções mais frequentes na hanseníase, seguidas da infecção do trato urinário, sinusopatia e hepatite viral.

ALTERAÇÕES LARÍNGEAS

Estudos prévios mostraram lesões laríngeas em 31% e 40% de pacientes com hanseníase em fase precoce e avançada, respectivamente [39,40] e em 64,7% dos pacientes virchowianos.[41] Essas lesões eram vistas nas fases avançadas da doença e atualmente são raramente encontradas após a introdução da poliquimioterapia.

A epiglote é a região mais acometida, já que mantém temperaturas mais baixas, até 2° C menores que a temperatura corporal.[42,43]

Os sintomas mais frequentemente apresentados são disfonia e tosse seca. Lesões nodulares de aspecto granulomatoso, nódulos pálidos nas bordas livres da laringe e lesões infiltrativas foram descritas como as formas de acometimento laríngeo mais comuns.[4,42] As lesões ulceradas são mais presentes em etapas mais avançadas da doença e podem estar associadas à mortalidade decorrente de insuficiência respiratória.[44]

Referências bibliográficas

1. Swathi M, Rao R, Silvia WD. Evaluation of bone resorption markers in leprosy. International Journal of Clinical and Diagnostic Research. 2014; 2(2): 11.
2. Eichelmann, K., González González, S. E., Salas-Alanis, J. C. & Ocampo-Candiani, J. Leprosy. An update: definition, pathogenesis, classification, diagnosis, and treatment. *Actas Dermosifiliogr.* 104, 554–563 (2013).
3. Bucci F Jr, Mesa M, Schwartz RA et al. Oral lesions in lepromatous leprosy. J Oral Med 1987; 42:4–6.
4. Bhat, R., Sharma, V. K. & Deka, R. C. Otorhinolaryngologic manifestations of leprosy. *Int. J. Dermatol.* 46, 600–606 (2007).
5. Ma, S. & Kovarik, C. Erythema and induration on the right ear and maxilla. *Cutis* 98, 26; 29;30 (2016).

6. Pruthi, P. *et al.* Leprosy with Atypical Skin Lesions Masquerading as Relapsing Polychondritis. *Case Rep. Infect. Dis.* 2016, 7802423 (2016).
7. Deligny, C. & Arfi, S. Images in clinical tropical medicine. Pseudochondritis in leprosy. *Am. J. Trop. Med. Hyg.* 83, 1175 (2010).
8. Awasthi, S. K., Singh, G., Dutta, R. K. & Pahuja, O. P. Audiovestibular involvement in leprosy. *Indian J. Lepr.* 62, 429–434 (1990).
9. Singh, T. R., Agrawal, S. K., Bajaj, A. K., Singh, R. K. & Singh, M. M. Evaluation of audiovestibular status in leprosy. *Indian J. Lepr.* 56, 24–29 (1984).
10. Mann, S. B. *et al.* Eighth nerve evaluation in leprosy. *Indian J. Lepr.* 59, 20–25 (1987).
11. Rawlani, S. *et al.* Evaluation of hearing impairment in leprosy patients taking multidrug therapy. *Indian J. Lepr.* 85, 171–176 (2013).
12. Gopinath, D. V., Thappa, D. M. & Jaishankar, T. J. A clinical study of the involvement of cranial nerves in leprosy. *Indian J. Lepr.* 76, 1–9 (2004).
13. Kumar, S., Alexander, M. & Gnanamuthu, C. Cranial nerve involvement in patients with leprous neuropathy. *Neurol. India* 54, 283–285 (2006).
14. Ramadan, W., Mourad, B., Fadel, W. & Ghoraba, E. Clinical, electrophysiological, and immunopathological study of peripheral nerves in Hansen's disease. *Lepr. Rev.* 72, 35–49 (2001).
15. Wani AA, Gupta V, Jan N. A clinical study of the cranial nerve involvement in leprosy. J Egypt Dermatol 2009; 5:3.
16. Barton, R. P. Clinical manifestation of leprous rhinitis. *Ann. Otol. Rhinol. Laryngol.* 85, 74–82 (1976).
17. Barton, R. P. A clinical study of the nose in lepromatous leprosy. *Lepr. Rev.* 45, 135–144 (1974).
18. *Rebello PFB, Pennini SN, Souza RT, Talhari AC, Talhari S. Capítulo 7. Manifestações otorrinolaringológicas. In. Talhari S, Neves RG, Penna GO, Gonçalves HS, Oliveira MLV de. Hanseníase. 5. ed. São Paulo: Di Livros; 2015. pag.101-109.*
19. Barton RPF, Davey TF, McDougall AC, Rees RJW, Weddell AGM. Clinical and histological studies of the nose in early lepromatous leprosy. Int J Lepr.1973;41:512].
20. Davey, T. F. & Rees, R. J. The nasal discharge in leprosy: clinical and bacteriological aspects. *Lepr. Rev.* 45, 121–134 (1974).
21. Barton, R. P. & Davey, T. F. Early leprosy of the nose and throat. *J. Laryngol. Otol.* 90, 953–961 (1976).
22. Pattanaik, S. Interesting observations on Primary Atrophic Rhinitis. *Indian J. Otolaryngol. Head Neck Surg. Off. Publ. Assoc. Otolaryngol. India* 58, 264–267 (2006).
23. Deps, P. D., Collin, S. M., Robin, S. & Charlier, P. Leprosy in skulls from the Paris Catacombs. *Ann. Hum. Biol.* 47, 42–47 (2020).
24. Ozturan O, Saydam L, Gokçe G, Çekkaya S (1994) Leprada olfaktor ve trigeminal sinir fonksiyonlarında bozulma. KBB I htisas Dergisi 8:25–29.
25. Chaturvedi, V. N., Rathi, S. S., Raizada, R. M. & Jain, S. K. Olfaction in leprosy. *Indian J. Lepr.* 57, 814–819 (1985).
26. Mishra, A., Saito, K., Barbash, S. E., Mishra, N. & Doty, R. L. Olfactory dysfunction in leprosy. *The Laryngoscope* 116, 413–416 (2006).
27. Soni, N. K. & Chatterji, P. Hansen's disease and olfaction. *Int. J. Lepr. Mycobact. Dis. Off. Organ Int. Lepr. Assoc.* 52, 339–342 (1984).

28. Veyseller, B. *et al.* Olfactory dysfunction and olfactory bulb volume reduction in patients with leprosy. *Indian J. Otolaryngol. Head Neck Surg. Off. Publ. Assoc. Otolaryngol. India* 64, 261–265 (2012).
29. Serafim, R. A., do Espírito Santo, R. B., de Mello, R. A. F., Collin, S. M. & Deps, P. D. Case Report: Nasal Myiasis in an Elderly Patient with Atrophic Rhinitis and Facial Sequelae of Leprosy. *Am. J. Trop. Med. Hyg.* 102, 448–450 (2020).
30. Vohra, P. *et al.* Oral manifestation in leprosy: A cross-sectional study of 100 cases with literature review. *J. Fam. Med. Prim. Care* 8, 3689–3694 (2019).
31. Reichart, P. Facial and oral manifestations in leprosy. An evaluation of seventy cases. *Oral Surg. Oral Med. Oral Pathol.* 41, 385–399 (1976).
32. Rendall, J. R., McDougall, A. C. & Willis, L. A. Intra-oral temperatures in man with special reference to involvement of the central incisors and premaxillary alveolar process in lepromatous leprosy. *Int. J. Lepr. Mycobact. Dis. Off. Organ Int. Lepr. Assoc.* 44, 462–468 (1976).
33. Costa, A., Nery, J., Oliveira, M., Cuzzi, T. & Silva, M. Oral lesions in leprosy. *Indian J. Dermatol. Venereol. Leprol.* 69, 381–385 (2003).
34. Girdhar, B. K. & Desikan, K. V. A clinical study of the mouth in untreated lepromatous patients. *Lepr. Rev.* 50, 25–35 (1979).
35. Rodrigues, G. A. *et al.* The oral cavity in leprosy: what clinicians need to know. *Oral Dis.* 23, 749–756 (2017).
36. Britton, W. J. & Lockwood, D. N. J. Leprosy. *Lancet Lond. Engl.* 363, 1209–1219 (2004).
37. Souza, V. A. *et al.* Dental and oral condition in leprosy patients from Serra, Brazil. *Lepr. Rev.* 80, 156–163 (2009).
38. Matos VMJ, Santos AL. Leprogenic odontodysplasia: new evidence from the St. Jørgen's medieval leprosarium cemetery (Odense, Denmark). Anthropological Science. 2013; 121(1):43-47.
39. Pinkerton, F. J. (1938) Leprosy of the upper respiratory tract. Journal of the American Medical Association, 111: 1437—1443.
40. Barton, R. P. E. (1974) Lesions of the mouth, pharynx and larynx in lepromatous leprosy. Leprosy in India, 46: 130-134.
41. Yoshie, Y. (1956) Clinical and histopathological studies in leprosy of the larynx. Leprologia, 24: 392-399.
42. Soni, N. K. Leprosy of the larynx. *J. Laryngol. Otol.* 106, 518–520 (1992).
43. Negus, V. E. (1958) Comparative anatomy and physiology of nose and paranasal sinuses. E&S Livingstone Ltd: Edinburgh.
44. Mitsuda, K., Ogawa, M. A. (1937) A study of 150 autopsies on cases of leprosy. International Journal of Leprosy, 5: 53-60.

Hanseníase, Coinfecção e Imunossupressão

Ciro Martins Gomes
Patrícia D. Deps

Algumas doenças infecciosas podem ocorrer simultaneamente à hanseníase, resultando em diferenças clínicas na sua apresentação.

Sendo a hanseníase uma doença infecciosa crônica, cuja manifestação clínica varia de acordo com o espectro imunológico de cada indivíduo, era de se esperar que em pacientes do polo virchowiano (anérgico) ou em situação de imunossupressão pelo uso crônico de corticosteroides em altas doses para controlar as reações hansênicas, algumas coinfecções fossem causar quadro clínico grave com desfecho desfavorável para o paciente. Entretanto, até o momento não se pode dizer que tal situação tenha ocorrido.

■ HANSENÍASE E COVID-19

A pandemia COVID-19 é o terceiro surto de coronavírus zoonótico (CoV) do século após a grave epidemia de síndrome respiratória (SARS) em 2003 e síndrome respiratória do Oriente Médio (MERS) desde 2012. O coronavírus relacionado à síndrome respiratória aguda grave – 2 (SARS-CoV-2), identificado em 31 de dezembro de 2019 em Wuhan, na China, espalhou-se por todo o mundo e impacta a saúde, a economia e a política na proporção exponencial de contágio da doença denominada COVID-19. Diante da propagação da doença pelo mundo, a Organização Mundial da Saúde (OMS) declarou a COVID-19 uma pandemia global. Em 2020 ocorreram aproximadamente 1,8 milhões de óbitos por COVID-19 em todo o mundo.[1]

As interações fisiopatológicas e imunológicas entre o *Mycobacterium leprae* e o SARS-CoV- 2 e sua relevância, ainda não foram elucidadas, entretanto a incidência de COVID-19 em pessoas afetadas pela hanseníase aparentemente não difere da população geral, para a mesma idade e gênero.[2]

O *M. leprae* ao invadir a mucosa nasal do indivíduo pode comprometer o bulbo olfatório nos estágios iniciais da doença, provocando disfunções olfativas e redução do volume do bulbo olfatório, desencadeando hiposmia ou anosmia.[3] Anosmia é um sinal clínico relatado por muitos pacientes infectados pelo SARS-CoV-2,[4] entretanto são doenças com características clínicas e evolução distintas com pouca probabilidade de confusão diagnóstica.

Em alguns casos de COVID-19 há um evento conhecido como tempestade de citocinas, com depósitos de neutrófilos nos tecidos (pulmões)[5] e aumento plasmático de citocinas pró-inflamatórias principalmente IL-2, IL-6, IL-7, TNF-α.[6,7]

Investiga-se a possibilidade da infecção pelo SARS-CoV-2 em pessoa afetada pela hanseníase poder ou não desencadear fenômenos reacionais. Mesmo sendo a COVID-19 uma doença infecciosa que pode desencadear quadro inflamatório grave, em tese poderia aumentar o risco do paciente desenvolver um tipo de reação hansênica pela grande quantidade de citocinas envolvida na patogênese dos dois quadros clínicos, como o TNF-alfa. Entretanto, ainda não há evidência de que pessoas afetadas pela hanseníase infectadas com o SARS-CoV-2 desenvolvam mais episódios reacionais.[8]

O tratamento específico para a hanseníase seja com a poliquimioterapia (PQT), seja com esquemas alternativos, não deve ser suspenso. Contudo, é fundamental a avaliação caso a caso para a administração das duas principais drogas utilizadas para o tratamento das reações hansênicas, os corticoides e a talidomida. A talidomida é um medicamento imunomodulador que inibe a expressão de TNF-α e IFN-γ, afeta a atividade pró-inflamatória e interfere na resposta imunológica do ENH. Há risco de exacerbação súbita do ENH e desenvolvimento de quadros graves e incapacidades caso haja a suspensão injustificada da talidomida.[9] Embora ocorra

17

Hanseníase, Coinfecção e Imunossupressão

imunossupressão com corticosteroides sistêmicos usados no tratamento prolongado das reações hansênicas, não tem sido demonstrado maior risco de infecção pelo SARS-CoV-2 nestes pacientes.[10] Medidas preventivas para a transmissão da COVID-19 recomendadas para a população geral devem ser reforçadas nos pacientes com hanseníase, evitando assim efeitos deletérios desconhecidos desta coinfecção.

■ HANSENÍASE E INFECÇÃO PELO HIV

A infecção pelo HIV/AIDS surgiu na década de 80 do século XX. Apesar de grandes avanços terapêuticos, porém ainda sem cura e sem vacina, é considerada uma doença de grande impacto na saúde pública.

Estudos de soroprevalência em indivíduos infectados pelo HIV têm encontrado resultados variáveis, mas há indícios de que a infecção pelo HIV possa diminuir a produção de anti-PGL-1, mas não de anticorpos anti-LID-1.[11]

No início da epidemia de HIV previu-se que a coinfecção pelo HIV poderia piorar a evolução da hanseníase, levando a um aumento dos casos das formas multibacilares (MB) e piora da resposta à PQT utilizada para o tratamento da hanseníase. Nenhuma das duas hipóteses se concretizou.[12] Pacientes HIV positivos entram em contato com o *M. leprae* e o curso da doença parece não variar (Figura 17.1). A hanseníase dimorfa-tuberculoide é a forma clínica mais encontrada, sendo que mais da metade desenvolveu reação hansênica tipo 1 (RH1).[13] Entretanto, é importante ressaltar que a interação entre o HIV e a hanseníase pode desencadear um quadro de reconstituição imunológica.[14]

Esta reconstituição imunológica foi inicialmente identificada relacionada com a utilização da terapia com antiretrovirais (TARV), com consequente aumento da produção e redistribuição das células CD4+, promovendo imunidade patógeno-específica, tanto para o HIV quanto para outros patógenos.[15] Enquanto a melhora da imunidade é boa para o paciente infectado pelo HIV, o aumento da imunidade para certos patógenos oportunistas ou o desenvolvimento da auto-imunidade podem ser problemáticos e resultar na Síndrome de Reconstituição Imunológica (SRI).[16]

SRI é uma deterioração em consequência direta de uma rápida e desregulada restauração da resposta antígeno-específica durante os primeiros meses de TARV.[17] Os três mais importantes critérios são: a apresentação clínica, a restauração imune e o tempo de instalação da doença clínica.

Foram definidos critérios diagnósticos e classificação para hanseníase ocorrendo com SRI em pacientes infectados pelo HIV (Tabela 17.1, Figura 17.2).[18] Foi definido como caso de hanseníase ocorrendo como SRI se houver os seguintes critérios:

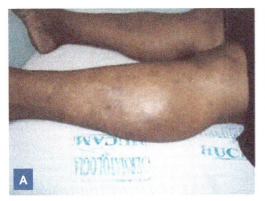
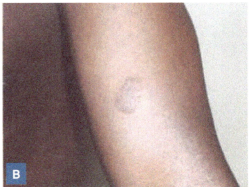
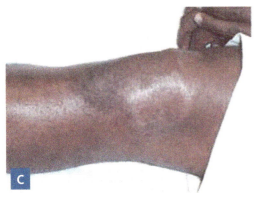

Figura 17.1. Hanseníase dimorfa-tuberculoide em pacientes soropositivos.

Tabela 17.1 Classificação da SRI em coinfecção hanseníase e HIV	
Classificação da SRI	Cronologia dos eventos e aspectos clínicos
Tipo 1	Quadro de hanseníase ou RH1 após iniciar a TARV. Este tipo de SRI sugere que o *M. leprae* estava incubado ('masking') e com a desregulação da imunidade causada pela TARV, a hanseníase torna-se aparente. Casos de recidiva podem ocorrer.
Tipo 2	Quadro de hanseníase, PQT e a TARV são iniciados dentro de 3 meses. RH1 ocorre como uma reação paradoxal. Sobreposição de restauração imunológica (paradoxal).
Tipo 3	Hanseníase tratada ou não com PQT. Início da TARV com mais de seis meses de PQT.
Tipo 4	Hanseníase diagnosticada, início de PQT dentro de seis meses após a TARV. Mais tarde o paciente desenvolve RH1. O tempo entre o início da PQT e RH1 ainda não foi determinado, entretanto dentro de 4 meses do início da PQT.

Hanseníase, Coinfecção e Imunossupressão

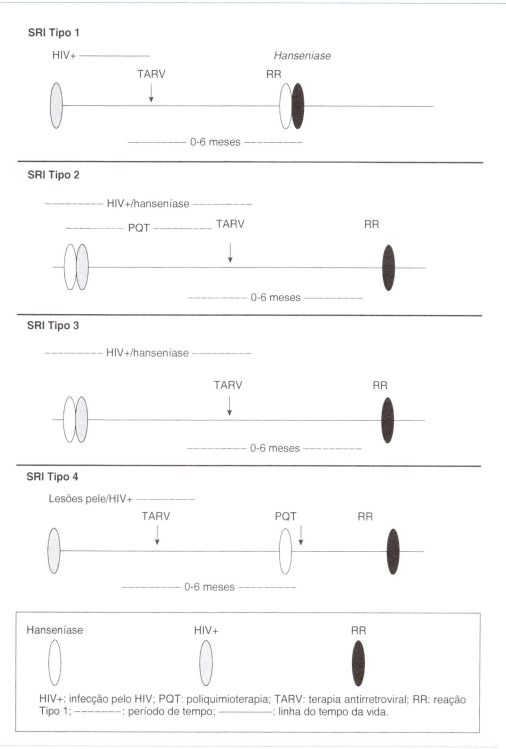

Figura 17.2. Classificação dos tipos de hanseníase ocorrendo como SRI em pacientes com infecção pelo HIV. Fonte: Deps & Lockwood, 2010.[18]

infecção pelo HIV avançada, contagem de linfócitos T CD4+ baixa antes do TARV, hanseníase e/ou reação hansênica tipo 1 (RH1) (Figuras 17.3 e 17.4) e/ou ENH desenvolvido dentro de 6 meses após início do TARV, e aumento da contagem de linfócitos T CD4+ e/ou diminuição da carga viral. Na impossibilidade de se obter a carga viral, apenas a contagem de linfócitos T CD4+ parece ser suficiente para evidenciar a recuperação imunológica do paciente.

Existem vários mecanismos possíveis para a patogênese da hanseníase ocorrendo como SRI. A hanseníase tem um longo período de incubação e a forma tuberculoide e a indeterminada, em algumas situações, requerem resposta imune celular específica para o *M. leprae* para que as lesões se manifestem. Entretanto pode ser provável que a terapia antirretroviral propicie o "gatilho" imunológico induzindo a apresentação "normal" da doença. Outra explicação seria que a SRI associada à hanseníase é similar à RH1, onde ocorre súbita e inexplicável ligação com a resposta tipo Th1 aos antígenos do *M. leprae*, e de fato a maioria dos casos apresentados desenvolveram surtos reacionais.[20]

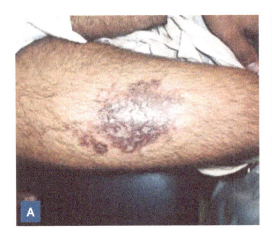

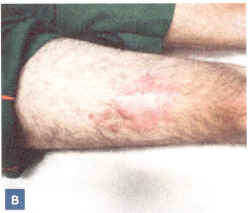

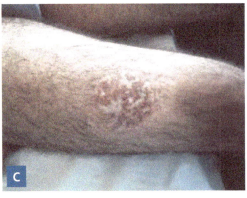

Figura 17.3. A. Hanseníase dimorfa-tuberculoide. **B.** RH1. **C.** Após tratamento com prednisona.

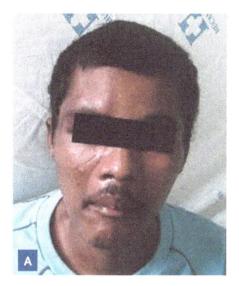 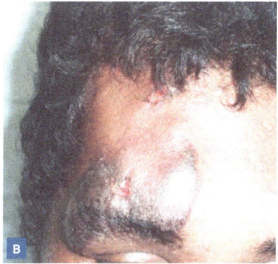

Figura 17.4. A. hanseníase dimorfa-tuberculoide. **B.** RH1/SRI tipo 3. Fonte: Deps et al.[19]

Contudo, essas hipóteses não explicam certas manifestações clínicas e imunológicas, exuberantes da SRI. Uma hipótese alternativa é que a coinfecção resulta em um grau de imunossupressão, ou atenuação da resposta do hospedeiro à infecção pelo *M. leprae*, que foi revertida após o início da terapia antirretroviral. De fato, por definição, a supressão da resposta imune a um copatógeno é pré-requisito para desenvolvimento subsequente da SRI.

Pacientes coinfectados podem desenvolver RH1 na ausência de terapia antirretroviral, não sendo uma manifestação da SRI, mas devido ao estado reacional clássico do curso natural da hanseníase, que ocorre nos pacientes com hanseníase devido a flutuações da resposta imune antimicobactéria, independentemente de estarem infectados com o HIV ou não.[21] A RH1 representa uma resposta imunológica e inflamatória exacerbada contra *M. leprae* e está relacionada com a reativação da imunidade mediada por celulas.[22] Poucos casos foram publicados sobre a hanseníase como SRI.[23,24]

O manejo dos pacientes coinfectados com hanseníase e HIV não difere dos não-coinfectados. Os tratamentos habituais, tanto da hanseníase e/ou da RH1 quanto da infecção pelo HIV/AIDS, devem seguir os protocolos padronizados pelos respectivos programas, sendo que a SRI deverá ser tratada normalmente como hanseníase e como RH1 quando houver a reação hansênica (veja relato de caso de SRI no capítulo "Casos clínicos de hanseníase").

HANSENÍASE E VÍRUS DE HEPATITES B E C

A hepatite B, ainda endêmica e de distribuição não homogênea no Brasil, é prevenível com o uso da vacina prevista no Plano Nacional de Imunizações. A hanseníase pode ocorrer concomitantemente com hepatites virais, sendo que os primeiros estudos de soroprevalência desta coinfecção sugeriram que o antígeno da hepatite B "Austrália" (HBsAg) seria detectado com mais frequência em pessoas com hanseníase.[25]

Crenças de que a hanseníase é doença que cursa com déficit imunitário ou de imunossupressão pelo uso de corticosteroides para tratar as reações hansênicas, também impulsionaram as hipóteses de situações graves envolvendo coinfecção hepatites virais e hanseníase. As evidências são inconclusivas com alguns estudos indicando uma maior prevalência da infecção pelo vírus da hepatite B (HBV) em pessoas com hanseníase,[26] e outros estudos não demonstrando diferença.[27] Também é possível que as pessoas com hanseníase tenham sido mais expostas à infecção pelo HBV, bem como ao vírus da hepatite C (HCV),[28] sem um risco maior de desenvolver HBV ativo.[29,30]

Da mesma forma, evidências de que o HBV, HCV e outras coinfecções virais possam estar associadas a reações hansênicas são inconsistentes, com um estudo no Brasil mostrando que grupos de pacientes coinfectados com HBV apresentaram maiores taxas de neurite e comprometimento da função nervosa em comparação com pacientes não coinfectados com hanseníase,[31] e outra que não mostra associação de anti-HBc ou anti-HCV com reações hansênicas tipo 1 ou tipo 2.[27]

HANSENÍASE E TUBERCULOSE

A forma pulmonar é a forma mais comum da tuberculose em todo o mundo, com aproximadamente 10 milhões de casos novos anualmente. É uma doença curável. Em geral, seu tratamento dura seis meses e pode chegar a até 24 meses em casos resistentes. A vacina BCG (bacilo de Calmette-Guérin) é utilizada no Calendário Nacional de Vacinação e evita as formas graves da doença.[32]

Hanseníase e tuberculose compartilham algumas similaridades: são doenças infecciosas granulomatosas, com manifestações clínicas espectrais dependendentes da resposta imune do indivíduo, são causadas por BAAR (bacilos álcool-ácido resistentes) intracelulares obrigatórios ambos do gênero *Mycobacterium*, que apresentam crescimento lento e longo tempo de incubação, e os fatores socioeconômicos são muito importantes para o desenvolvimento das doenças.

A tuberculose cutânea corresponde a 1-2% dos casos de tuberculose,[33] e casos de coinfecção com hanseníase são relatos raros em países onde ambas as doenças são endêmicas.[34,35] A tuberculose cutânea tem diversas apresentações clínicas cujo diagnóstico se definirá, invariavelmente, pelo exame histopatológico e cultura do *M. tuberculosis*. As doenças podem ser tratadas concomitantemente, ajustando as dosagens das drogas, com atenção para evitar-se toxicidade e resistência.[36–38]

■ HANSENÍASE E LEISHMANIOSES

A apresentação polar e espectral da hanseníase é amplamente discutida. Esta importante interação entre o parasito e o hospedeiro também tem importância fisiopatológica para outras doenças negligenciadas como as leishmanioses. Seguindo tal modelo e considerando-se o fato de que a resposta celular Th1 é essencial também para a luta contra a *Leishmania*, manuais técnicos e estudos científicos incluem as formas cutânea localizada e mucosa da leishmaniose num polo de resposta imune mais efetiva e de doença localizada.[39] Por outro lado, estas mesmas referências consideram que a leishmaniose cutânea difusa e a leishmaniose visceral seriam resultantes de uma resposta imunológica baseada em anticorpos, no polo Th2, inefetiva contra o protozoário.[39]

A coinfecção *Leishmania/M. leprae* é também considerada uma situação emergente, por isso atenção especial deve ser dada à doença. Estudos recentes demonstraram não haver qualquer relação entre os espectros das duas doenças e que, apesar dos desafios inerentes desta coinfecção, as formas clínicas são imprevisíveis.[39] Mesmo pacientes com formas localizadas de leishmaniose podem desenvolver formas anérgicas de hanseníase. O contrário também é verdadeiro.

■ OUTRAS INFECÇÕES

Os países endêmicos para a hanseníase tipicamente têm micobactérias não tuberculosas e outras chamadas "doenças tropicais negligenciadas" como as tripanossomíases (doença de Chagas),[40] que podem aparecer como coinfecções com a hanseníase.[41–44]

■ HANSENÍASE E IMUNOBIOLÓGICOS

As doenças crônico-degenerativas e imunomediadas vêm apresentando crescente incidência nos países em desenvolvimento.[45] Isto implica no fato de que o uso de drogas imunossupressoras é cada vez mais frequente em países onde a hanseníase é endêmica. Pouco se sabe sobre os efeitos dos imunossupressores clássicos como os corticosteroides, o metotrexato, a ciclosporina e a azatioprina na hanseníase. O longo período de incubação da hanseníase dificulta este estudo.

O uso de medicações mais recentes, como os agentes imunobiológicos e as pequenas moléculas, tem sido cada vez mais frequente no tratamento de doenças autoimunes como a artrite reumatóide (AR), psoríase, artrite psoriática, espondilite anquilosante e doenças inflamatórias intestinais.[45] Assim, novos desafios estão surgindo sobre o risco e a evolução de hanseníase em pacientes que utilizam principalmente os agentes anti-TNF-alfa (infliximabe, etanercepte, adalimumabe, certolizumabe, golimumabe).[46]

Estudos populacionais recentes demonstraram que pacientes em uso crônico de corticosteroides ou de agentes anti-TNF-alfa estão em maior risco de desenvolver a hanseníase.[47] Este risco está também associado ao contato domiciliar de hanseníase, ao contato social com a hanseníase e com a intensidade da imunossupressão. Outros agentes como os medicamentos anti-CD20, o anti-IL-17 e o anti-IL-23 parecem não influir deleteriamente no risco de hanseníase nem influenciar na taxa de cura da doença com o tratamento padrão ou no manejo das reações hansênicas.[47,48]

■ HANSENÍASE EM PACIENTES TRANSPLANTADOS

Similarmente como foi esperado na infecção pelo HIV/AIDS, já que pacientes transplantados necessitam de tratamento imunossupressor para evitar a rejeição dos transplantes, eles se tornam mais suscetíveis a diversas infecções que a população em geral. Entretanto, uma maior incidência de hanseníase não foi vista em pacientes transplantados.

Foram relatados casos de hanseníase após transplantes renais,[49-51] cardíacos,[52] e de fígado.[53] Sendo assim, a hanseníase deve ser avaliada no diagnóstico diferencial de manifestações cutâneas em indivíduos que passaram por transplante de órgãos em áreas endêmicas.

■ OUTRAS DOENÇAS NÃO INFECCIOSAS

Finalmente, a artrite relacionada à hanseníase muitas vezes pode ser confundida com a artrite reumatóide e vice-versa,[54-56] e menos frequentemente com o lúpus eritematoso sistêmico.[57,58] Contudo, a sobreposição destas doenças pode ocorrer.

Hanseníase, Coinfecção e Imunossupressão

Referências bibliográficas

1. WHO. Coronavirus disease (COVID-19) outbreak. https://www.euro.who.int/en/health-topics/health-emergencies/coronavirus-covid-19.

2. Deps, P. D. *et al. COVID-19 in persons affected by Hansen's disease in Brazil.* http://medrxiv.org/lookup/doi/10.1101/2020.12.11.20247262 (2020).

3. Veyseller, B. *et al.* Olfactory dysfunction and olfactory bulb volume reduction in patients with leprosy. *Indian J Otolaryngol Head Neck Surg* 64, 261–265 (2012).

4. Brandão Neto, D. *et al.* Chemosensory Dysfunction in COVID-19: Prevalences, Recovery Rates, and Clinical Associations on a Large Brazilian Sample. *Otolaryngol Head Neck Surg* 194599820954825 (2020) doi:10.1177/0194599820954825.

5. Barnes, B. J. *et al.* Targeting potential drivers of COVID-19: Neutrophil extracellular traps. *Journal of Experimental Medicine* 217, e20200652 (2020).

6. Huang, C. *et al.* Clinical features of patients infected with 2019 novel coronavirus in Wuhan, China. *The Lancet* 395, 497–506 (2020).

7. Mehta, P. *et al.* COVID-19: consider cytokine storm syndromes and immunosuppression. *The Lancet* 395, 1033–1034 (2020).

8. Antunes, D. E., Goulart, I. M. B. & Goulart, L. R. Will cases of leprosy reaction increase with COVID-19 infection? *PLoS Negl Trop Dis* 14, e0008460 (2020).

9. Sociedade Brasileira de Dermatologia, (SBD). Combate à Covid: SBD reforça importância de pacientes e dermatologistas seguirem protocolo do MS para tratamento da hanseníase. http://www.sbd.org.br/noticias/combate-a-covid-sbd-reforca-importancia-de-pacientes-e-dermatologistas-seguirem-protocolo-do-ms-para-tratamento-da-hanseniase/.

10. Saxena, S. *et al.* Severe Type 2 leprosy reaction with COVID-19 with a favourable outcome despite continued use of corticosteroids and methotrexate and a hypothesis on the possible immunological consequences. *International Journal of Infectious Diseases* S1201971220325479 (2020) doi:10.1016/j.ijid.2020.12.024.

11. Madureira, B. P., de Carvalho, F. M., Pessolani, M. C., Collin, S. M. & Deps, P. D. PGL-1 and LID-1 antibody levels in HIV-infected and HIV-uninfected individuals in a Hansen's disease (leprosy) endemic area of Brazil. *Immunobiology* 225, 151866 (2020).

12. Ustianowski, A. P., Lawn, S. D. & Lockwood, D. N. J. Interactions between HIV infection and leprosy: a paradox. *Lancet Infect Dis* 6, 350–360 (2006).

13. Deps, P. *et al.* Clinical and histological features of leprosy and human immunodeficiency virus co-infection in Brazil. *Clin Exp Dermatol* 38, 470–477 (2013).

14. Lawn, S. D., Wood, C. & Lockwood, D. N. Borderline tuberculoid leprosy: an immune reconstitution phenomenon in a human immunodeficiency virus-infected person. *Clin. Infect. Dis.* 36, e5-6 (2003).

15. Bucy, R. P. *et al.* Initial increase in blood CD4(+) lymphocytes after HIV antiretroviral therapy reflects redistribution from lymphoid tissues. *J. Clin. Invest.* 103, 1391–1398 (1999).

16. Landay, A. L. *et al.* Evidence of immune reconstitution in antiretroviral drug-experienced patients with advanced HIV disease. *AIDS Res. Hum. Retroviruses* 18, 95–102 (2002).

17. Dhasmana, D. J., Dheda, K., Ravn, P., Wilkinson, R. J. & Meintjes, G. Immune reconstitution inflammatory syndrome in HIV-infected patients receiving antiretroviral therapy: pathogenesis, clinical manifestations and management. *Drugs* 68, 191–208 (2008).

18. Deps, P. & Lockwood, D. N. J. Leprosy presenting as immune reconstitution inflammatory syndrome: proposed definitions and classification. *Lepr Rev* 81, 59–68 (2010).

19. Deps, P. D., Gripp, C. G., Madureira, B. P. R. & Lucas, E. A. Immune reconstitution syndrome associated with leprosy: two cases. *Int J STD AIDS* 19, 135–136 (2008).

20. Lawn, S. D., Wilkinson, R. J., Lipman, M. C. I. & Wood, R. Immune reconstitution and 'unmasking' of tuberculosis during antiretroviral therapy. *Am. J. Respir. Crit. Care Med.* 177, 680–685 (2008).

21. de Oliveira, A. L. *et al.* Role of CD8(+) T cells in triggering reversal reaction in HIV/leprosy patients. *Immunology* 140, 47–60 (2013).

22. Antunes, D. E. *et al.* Differential Expression of IFN-γ, IL-10, TLR1, and TLR2 and Their Potential Effects on Downgrading Leprosy Reaction and Erythema Nodosum Leprosum. *J Immunol Res* 2019, 3405103 (2019).

23. Arakkal, G. K., Damarla, S. V. & Chanda, G. M. Immune reconstitution inflammatory syndrome unmasking erythema nodosum leprosum: a rare case report. *Indian J Dermatol* 60, 106 (2015).

24. Cusini, A. *et al.* Lepromatous leprosy with erythema nodosum leprosum as immune reconstitution inflammatory syndrome in an HIV-1 infected patient after initiation of antiretroviral therapy. *BMJ Case Rep* 2009, (2009).

25. Blumberg, B. S. & Melartin, L. Australia antigen and lepromatous leprosy studies in South India and elsewhere. *Int. J. Lepr. Other Mycobact. Dis.* 38, 60–67 (1970).

26. Leitão, C., Ueda, D., de Moraes Braga, A. C., Boldt, A. B. W. & Messias-Reason, I. J. T. Leprosy and hepatitis B coinfection in southern Brazil. *Braz J Infect Dis* 18, 8–12 (2014).

27. Costa, J. E. F., Morais, V. M. S., Gonçales, J. P., Silva, D. M. & Coêlho, M. R. C. D. Prevalence and risk factors for hepatitis B and C viruses in patients with leprosy. *Acta Trop* 172, 160–163 (2017).

28. de Moraes Braga, A. C., Reason, I. J. M., Maluf, E. C. P. & Vieira, E. R. Leprosy and confinement due to leprosy show high association with hepatitis C in Southern Brazil. *Acta Trop* 97, 88–93 (2006).

29. Papaioannou, D. J. *et al.* Hepatitis B virus (HBV) serum markers in Greek leprosy patients. *Int J Lepr Other Mycobact Dis* 54, 245–251 (1986).

30. Ramos, J. M. H., Costa e Silva, Á. M., Martins, R. M. B. & Souto, F. J. D. Prevalence of hepatitis B and C virus infection among leprosy patients in a leprosy-endemic region of central Brazil. *Mem Inst Oswaldo Cruz* 106, 632–634 (2011).

31. Machado, P. R. L. *et al.* Viral Co-infection and Leprosy Outcomes: A Cohort Study. *PLoS Negl Trop Dis* 9, e0003865 (2015).

32. Ministério da Saúde. http://www.aids.gov.br/pt-br/noticias/brasil-reduz-em-8-o-numero--de-mortes-por-tuberculose-na-ultima-decada.

33. dos Santos, J. B. *et al.* Cutaneous tuberculosis: epidemiologic, etiopathogenic and clinical aspects - Part I. *An Bras Dermatol* 89, 219–229 (2014).

34. Trindade, M. a. B. *et al.* Two patients coinfected with Mycobacterium leprae and human immunodeficiency virus type 1 and naive for antiretroviral therapy who exhibited type 1 leprosy reactions mimicking the immune reconstitution inflammatory syndrome. *J. Clin. Microbiol.* 44, 4616–4618 (2006).

35. Shetty, S., Umakanth, S., Manandhar, B. & Nepali, P. B. Coinfection of leprosy and tuberculosis. *BMJ Case Rep* 2018, (2018).

36. Kama, G. *et al.* Tuberculosis treatment unmasking leprosy: management of drug-resistant tuberculosis and leprosy co-infection. *Public Health Action* 9, S83–S85 (2019).

37. Mangum, L., Kilpatrick, D., Stryjewska, B. & Sampath, R. Tuberculosis and Leprosy Coinfection: A Perspective on Diagnosis and Treatment. *Open Forum Infect Dis* 5, ofy133 (2018).

38. Rawson, T. M. *et al.* Leprosy and tuberculosis concomitant infection: a poorly understood, age-old relationship. *Lepr Rev* 85, 288–295 (2014).

39. Vernal, S., Bueno-Filho, R., Gomes, C. M. & Roselino, A. M. Clinico-immunological spectrum of American tegumentary leishmaniasis and leprosy coinfection: A case series in Southeastern Brazil. *Rev Soc Bras Med Trop* 52, e20180172 (2019).

40. Kurizky, P. S. *et al.* The challenge of concomitant infections in the coronavirus disease 2019 pandemic era: Severe acute respiratory syndrome coronavirus 2 infection in a patient with chronic Chagas disease and dimorphic leprosy. *Rev. Soc. Bras. Med. Trop.* 53, e20200504 (2020).

41. Mercadante, L. M., Santos, M. A. S. D., Pegas, E. S. & Kadunc, B. V. Leprosy and American cutaneous leishmaniasis coinfection. *An Bras Dermatol* 93, 123–125 (2018).

42. Martínez, D. Y. *et al.* Tegumentary leishmaniasis and coinfections other than HIV. *PLoS Negl Trop Dis* 12, e0006125 (2018).

43. Soto, L. A. *et al.* Leprosy Associated with Atypical Cutaneous Leishmaniasis in Nicaragua and Honduras. *Am J Trop Med Hyg* 97, 1103–1110 (2017).

44. Trindade, M. A. B. *et al.* Post-kala-azar dermal leishmaniasis and leprosy: case report and literature review. *BMC Infect Dis* 15, 543 (2015).

45. Kurizky, P. S., Dos Santos Neto, L. L., Barbosa Aires, R., Henrique da Mota, L. M. & Martins Gomes, C. Opportunistic tropical infections in immunosuppressed patients. *Best Pract Res Clin Rheumatol* 34, 101509 (2020).

46. Antônio, J. R., Soubhia, R. M. C., Paschoal, V. D. A., Amarante, C. F. & Travolo, A. R. F. Biological agents: investigation into leprosy and other infectious diseases before indication. *An. Bras. Dermatol.* 88, 23–25 (2013).

47. Martins Gomes, C. *et al.* The risk of leprosy in patients using immunobiologics and conventional immunosuppressants for the treatment of dermatological and rheumatological diseases: a cohort study. *J Eur Acad Dermatol Venereol* (2020) doi:10.1111/jdv.16764.

48. Scollard, D. M., Joyce, M. P. & Gillis, T. P. Development of Leprosy and Type 1 Leprosy Reactions after Treatment with Infliximab: A Report of 2 Cases. *Clinical Infectious Diseases* 43, e19–e22 (2006).

49. Aytekin, S. *et al.* Lepromatous Leprosy in a Renal Transplant Recipient. *American Journal of Transplantation* 17, 2224–2226 (2017).

50. Dutra, F. A. de R. *et al.* Hanseníase multibacilar em paciente transplantado renal: relato de caso. *Brazilian Journal of Nephrology* 37, 131–134 (2015).

51. Guditi, S. *et al.* Leprosy in a renal transplant recipient: review of the literature. *Transplant Infectious Disease* 11, 557–562 (2009).

52. Modi, K., Mancini, M. & Joyce, M. P. Lepromatous Leprosy in a Heart Transplant Recipient. *American Journal of Transplantation* 3, 1600–1603 (2003).

53. Trindade, M. A. B. *et al.* Leprosy in transplant recipients: report of a case after liver transplantation and review of the literature: Leprosy in a liver transplant patient. *Transplant Infectious Disease* 13, 63–69 (2011).

54. Henriques, C. C. *et al.* Leprosy and rheumatoid arthritis: consequence or association? *Case Reports* 2012, bcr1220115346–bcr1220115346 (2012).

55. Labuda, S. M., Schieffelin, J. S., Shaffer, J. G. & Stryjewska, B. M. Hansen's Disease and Rheumatoid Arthritis Crossover of Clinical Symptoms: A Case Series of 18 Patients in the United States. *The American Journal of Tropical Medicine and Hygiene* 97, 1726–1730 (2017).

56. do Espírito Santo, R. B., Serafim, R. A., Barros Gueiros Bitran, J., Collin, S. M. & Deps, P. D. Case Report: Leprosy Osteoarticular Alterations Mimicking Rheumatoid Arthritis. *The American Journal of Tropical Medicine and Hygiene* (2020) doi:10.4269/ajtmh.19-0723.

57. Horta-Baas, G., Hernández-Cabrera, M. F., Barile-Fabris, L. A., Romero-Figueroa, M. del S. & Arenas-Guzmán, R. Multibacillary leprosy mimicking systemic lupus erythematosus: case report and literature review. *Lupus* 24, 1095–1102 (2015).

58. Kumar, R. R., Jha, S., Dhooria, A., Kapatia, G. & Dhir, V. A Case of Leprosy Misdiagnosed as Lupus. *J Clin Rheumatol* (2019) doi:10.1097/RHU.0000000000001154.

Diagnóstico Diferencial de Lesões Cutâneas da Hanseníase

João Regazzi Aveleira
Patrícia D. Deps

Uma ampla lista de dermatoses e doenças que afetam o sistema nervoso periférico pode ser confundida com as formas da hanseníase. A complexa patogenia da hanseníase explica a incrível diversidade de lesões possíveis oriundas da interação entre agente e hospedeiro. As lesões variam no aspecto morfológico e na cor podendo ser encontradas lesões maculosas, placas, nódulos ou tumorações, tumefações, infiltrações, úlceras, lesões hipocrômicas, eritematosas, eritêmato-violáceas, acastanhadas ou ferruginosas. Mais raramente podem ser encontradas vesículas e bolhas como manifestação de reações hansênicas. Alterações neurológicas podem ser observadas resultando em espessamento neural e amiotrofias. Quanto à sintomatologia, geralmente as lesões da hanseníase são assintomáticas, hipoestésicas (dormentes), parestésicas (formigamento) ou anestésicas.

Podem apresentar alteração da sudorese e haver perda dos pelos. O prurido não está presente e a dor costuma ocorrer principalmente nas reações hansênicas, tanto na do tipo 1 quanto no eritema nodoso hansênico (ENH). Nas reações hansênicas, características inflamatórias agudas como vesículas e bolhas, assim como ulcerações nas placas e nódulos podem ser encontradas.

■ DIAGNÓSTICO DIFERENCIAL DA HANSENÍASE INDETERMINADA.

Nevo anêmico e nevo acrômico

Estão presentes desde o nascimento. São lesões maculosas hipo ou acrômicas, em geral únicas, de tamanhos variados e bem delimitadas (Figura 18.1). Sensibilidade e sudorese estão preservadas. No nevo anêmico a anormalidade está na vascularização cutânea e o nevo acrômico tem ausência do pigmento melânico. A pressão ou fricção pode diferenciá-lo pela ausência de eritema na área da lesão observada no nevo anêmico. Observar que no nevo anêmico a prova de histamina também não será completa, não devendo ser usada na diferenciação clínica da hanseníase indeterminada.

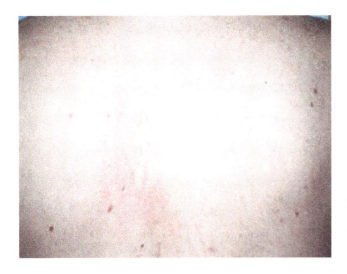

Figura 18.1. Nevo anêmico. Mácula acrômica que não se torna eritematosa após fricção.

Pitiríase versicolor (forma hipocrômica)

É uma micose superficial causada por fungos do gênero *Malassezia*. É frequente em áreas tropicais e quentes. Geralmente acomete a parte superior do tronco, pescoço e face. Apresenta-se com lesões lenticulares com descamação furfurácea sendo que lesões discretamente eritematosas e acastanhadas também costumam ocorrer, daí o nome versicolor, isto é, policrômico (Figura 18.2). Prurido pode estar presente. Sensibilidade e sudorese estão preservadas.

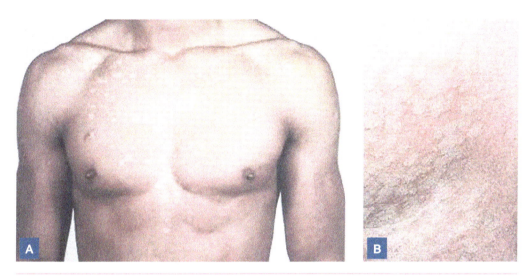

Figura 18.2. A. Pitiríase versicolor. **B.** Máculas hipocrômicas descamativas.

Hipomelanose macular progressiva

São lesões hipocrômicas lenticulares, localizadas na região inferior do dorso, sem descamação, acometendo indivíduos com fototipos mais altos (em geral, acima de III de Fitzpatrick), sem alterações sensitivas ou autonômicas (Figura 18.3). Hipopigmentação residual pós-inflamatória

Figura 18.3. Hipomelanose macular progressiva.

É dermatose frequente, comum em braços e pernas, que surge após processos inflamatórios cutâneos diversos (Figura 18.4). Sensibilidade e sudorese estão preservadas.

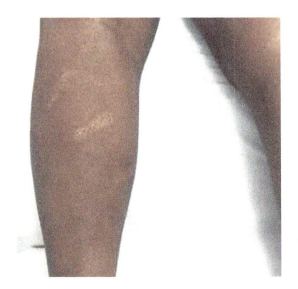

Figura 18.4. Hipocromia residual pós-inflamatória.

Pitiríase alba (eczemátide ou dartos volante)

É uma manifestação cutânea de atopia. Mácula hipocrômica (inicialmente pode ser eritematosa) com discreta descamação, única ou em pequeno número, frequentemente encontrada na face, mas pode ser encontrada na parte superior do tronco, braços e coxas (Figura 18.5). Pequenas pápulas foliculares podem ser visualizadas e perceptíveis à palpação. Acomete principalmente as crianças e pode apresentar discreto prurido. Diferenciada da hanseníase pelo teste de histamina, principalmente em crianças menores de 5 anos de idade, quando o teste de sensibilidade é mais difícil de ser realizado.

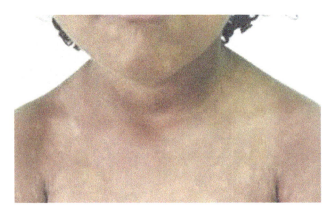

Figura 18.5. Pitiríase alba.

Micose fungoide hipocromiante

É uma apresentação rara do linfoma cutâneo de células T, mais comum em jovens e crianças. Caracteriza-se por lesões hipocrômicas no tronco e nádegas (Figura 18.6). O diagnóstico em geral é feito pelo exame histopatológico.

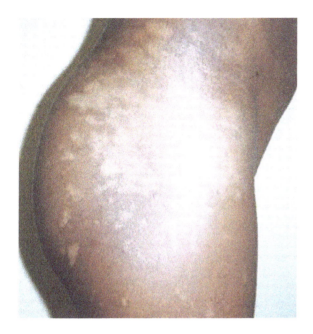

Figura 18.6. Micose fungoide hipocromiante.

Leucodermia solar

São pequenas lesões acrômicas, assintomáticas, localizadas principalmente nas faces extensoras dos membros superiores e inferiores que se iniciam na idade adulta em pacientes que se submeteram a forte exposição solar (Figura 18.7).

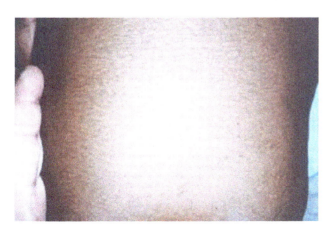

Figura 18.7. Leucodermia solar.

Vitiligo

É uma doença despigmentante comum, de origem multifatorial, com componente autoimune. As lesões apresentam-se como manchas acrômicas, entretanto na fase inicial podem ser hipocrômicas. Em geral tem distribuição simétrica localizadas em áreas de atrito e extremidades (Figura 18.8). Na face, em geral, são periorificiais. As lesões se apresentam assintomáticas, com sensibilidade e sudorese preservadas.

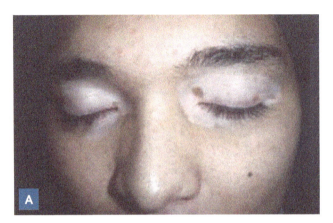

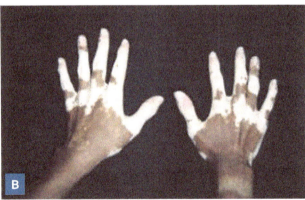

Figura 18.8. A. Vitiligo nas pálpebras. B. Vitiligo nas mãos.

Esclerodermia em placa (morfeia) e líquen escleroso e atrófico

São doenças inflamatórias de causa desconhecida. Geralmente apresentam-se como placa ou placas hipercrômicas, podendo ser circundadas por halo violáceo, que evoluem para hipocromia, atrofia e esclerose (endurecimento). Pode ter redução da sudorese e afinamento, com perda dos pelos na lesão. A sensibilidade da pele é preservada.

Diagnóstico Diferencial de Lesões Cutâneas da Hanseníase

A Tabela 18.1 resume as principais doenças dermatológicas que são diagnósticos diferenciais com a hanseníase indeterminada.

Tabela 18.1
Características clínicas das principais doenças dermatológicas que fazem diagnóstico diferencial com hanseníase indeterminada.

Entidades nosológicas	Características clínicas				
	Limite externo	Prurido	Sensibilidade	Sudorese	Descamação
Hanseníase indeterminada	Em geral, pouco definido	Ausente	Em geral alterada	Pode estar ausente	Ausente
Nevo anêmico e nevo acrômico	Bem definido	Ausente	Preservada	Preservada	Ausente
Pitiríase versicolor	Bem definido	Pode estar presente	Preservada	Preservada	Em geral presente
Hipopigmentação residual pós-inflamatória	Bem definido	Ausente	Preservada	Preservada	Ausente
Pitiríase alba	Pouco definido	Pode estar presente	Preservada	Preservada	Pode estar presente
Vitiligo	Bem definido	Ausente	Preservada	Preservada	Ausente
Esclerodermia em placa	Pouco definido	Ausente	Preservada	Preservada	Ausente

■ DIAGNÓSTICO DIFERENCIAL DA HANSENÍASE TUBERCULOIDE

Granuloma anular

É uma doença cutânea de causa desconhecida, encontrada em qualquer idade, principalmente em crianças. Apresenta-se geralmente como placa eritematosa, não descamativa, com bordas elevadas e endurecidas, única ou em pequeno número, localizada mais frequentemente nas extremidades (Figura 9). Regressão espontânea é observada. Uma forma generalizada pode se apresentar mais comumente em pacientes adultos diabéticos (Figura 18.10).

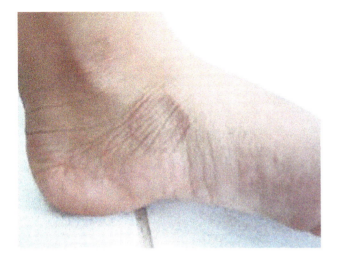

Figura 18.9. Granuloma anular.

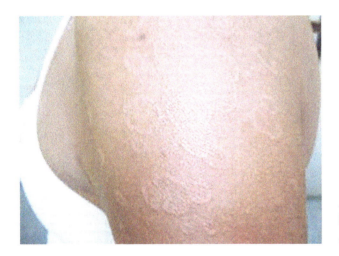

Figura 18.10. Granuloma anular generalizado.

Tinha do corpo (dermatofitose)

É uma micose superficial causada por fungos dermatófitos, bastante comum nos países tropicais. São placas bem delimitadas, com eritema e descamação nas bordas, que podem ocorrer como lesões únicas ou em pequeno número em qualquer parte do corpo (Figura 18.11). Sendo o prurido a sintomatologia predominante, frequentemente são encontradas lesões escoriadas com infecção secundária (impetiginização) e eczematização. Nestes casos há crostas e exsudação, principalmente nas bordas das lesões. O uso de corticoides tópicos pode dificultar o diagnóstico pela diminuição do prurido e por tornar as características clínicas mais discretas.

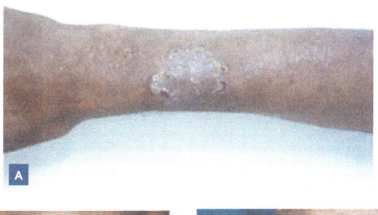

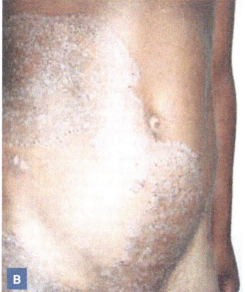
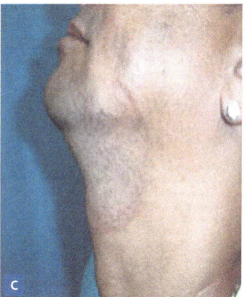

Figura 18.11. Dermatofitose.

Pitiríase rósea de Gibert

É uma doença de provável etiologia viral.[1] Apresenta-se como pequenas lesões pápulo-eritematosas com crescimento centrífugo, que evoluem para lesões anulares com discreta descamação na borda interna, distribuídas com arranjo arboriforme, geralmente no tronco e pescoço. A primeira lesão é denominada de "placa-mãe" (Figura 18.12). A doença é autolimitada e dura cerca de oito semanas, podendo ser encontradas lesões em vários estágios evolutivos: máculas, pápulas e lesões anulares. Geralmente apresenta pouco prurido.

Diagnóstico Diferencial de Lesões Cutâneas da Hanseníase

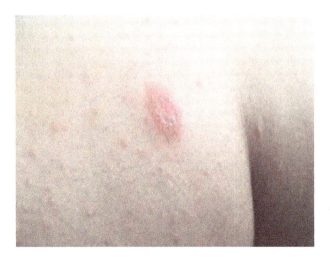

Figura 18.12. Lesão inicial (placa mãe) da pitiríase rósea de Gibert.

Sarcoidose

Doença granulomatosa crônica multissistêmica, de etiologia desconhecida. Afeta mais adultos jovens e negros, sendo a forma cutânea encontrada em 25% dos pacientes. Encontra-se grande polimorfismo clínico podendo apresentar máculas, pápulas e/ou placas eritematosas, eritêmato-violáceas ou da cor normal da pele, além de outros tipos de lesões (Figura 18.13). Algumas lesões específicas se destacam como o lúpus pérnio, o aparecimento de lesões sobre cicatrizes e os nódulos subcutâneos não dolorosos. O eritema nodoso típico pode ser uma manifestação

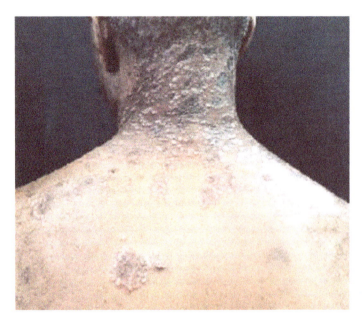

Figura 18.13. Sarcoidose.

de sarcoidose, em geral limitado aos membros inferiores, o que é um diferencial clínico em relação às lesões do ENH, que podem ocorrer em todo o corpo. A radiografia de tórax e a histopatologia podem auxiliar no diagnóstico. Na histopatologia há o encontro de granuloma tuberculoide não caseoso sem presença de linfócitos, também conhecido com 'granuloma nu ou desnudo'.

Lúpus eritematoso discoide

Doença autoimune crônica. É a forma do lúpus eritematoso limitada à pele, mais frequente em mulheres jovens. As lesões se localizam em áreas fotoexpostas, incluindo face, couro cabeludo, pavilhão auricular e membros superiores, podendo mais raramente se generalizar por todo tegumento. São lesões em placa, discoides, atróficas, descamativas (Figura 18.14), alopécicas, com eritema e edema das bordas quando em atividade. As lesões residuais apresentam acromia e hipercromia.

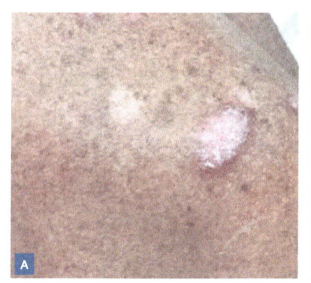
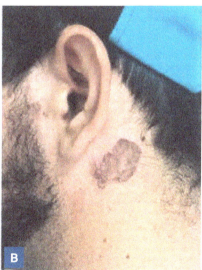

Figura 18.14. Lúpus eritematoso discoide.

Doença de Lyme

Doença sistêmica comum no Hemisfério Norte e raramente diagnosticada no Brasil. É causada pela *Borrelia burgdorferi* com transmissão através de picadas de carrapatos do gênero *Ixodes* infectados. Mácula eritematosa com característica migratória ("em alvo") surge e pode estar associada à febre, cefaleia, mialgia, artralgia. O diagnóstico pode ser feito com a dosagem de anticorpos específicos anti-*B. burgdorferi*.

Dermatite de contato

É uma doença cutânea inflamatória que pode se apresentar com lesão eritêmato-violácea, edematosa, localizada no local de contato, pruriginosa, podendo estar presentes sinais de escoriação e exsudato seroso (Figura 18.15). Quase sempre está presente história de contato com produtos químicos ou metais.

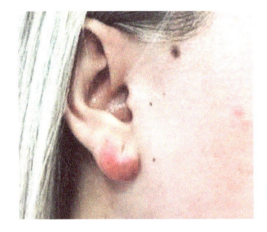

Figura 18.15. Dermatite de contato (aguda) no lóbulo da orelha.

Psoríase em placas

É uma doença inflamatória descamativa crônica que pode acometer a pele e articulações. Caracteriza-se por lesões em placas eritêmato-descamativas bem delimitadas, em geral com acometimento do couro cabeludo, cotovelos, joelhos e região sacral (Figura 18.16). A psoríase tem caráter recorrente, e pode ser física ou socialmente incapacitante.[2]

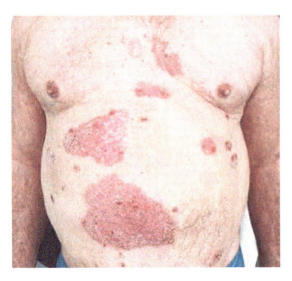

Figura 18.16. Psoríase em placas.

Micose fungoide.

Linfoma de células T que faz diagnóstico diferencial com hanseníase tuberculoide (Figura 18.17).

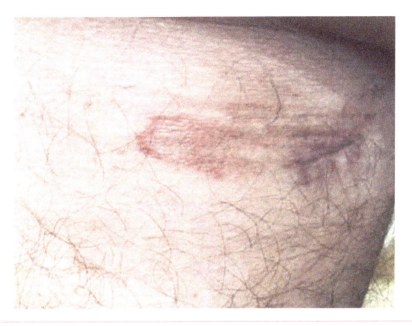

Figura 18.17. Micose fungoide.

■ DIAGNÓSTICO DIFERENCIAL DA HANSENÍASE DIMORFA E DA HANSENÍASE VIRCHOWIANA.

Sífilis secundária

Doença causada pelo *Treponema pallidum*. Semanas ou meses após o cancro primário pode originar numerosas pequenas pápulas eritematosas ovaladas, sendo que uma sutil descamação periférica (colarete de Biet) pode ser encontrada. É possível ocorrer em todo tegumento, inclusive palmas e plantas. Na face, em pacientes com fototipos V e VI de Fitzpatrick, podem ser observadas lesões arciformes com bordas elevadas formando desenhos, quadro conhecido como "sifílide elegante" (Figura 18). As lesões são assintomáticas, tem a duração de 3-4 semanas e regridem espontaneamente. Recidivas são possíveis, de forma mais branda, deixando lesões residuais hiperpigmentadas com discreta atrofia. O diagnóstico deve ser confirmado com a positividade dos testes sorológicos para sífilis.[3]

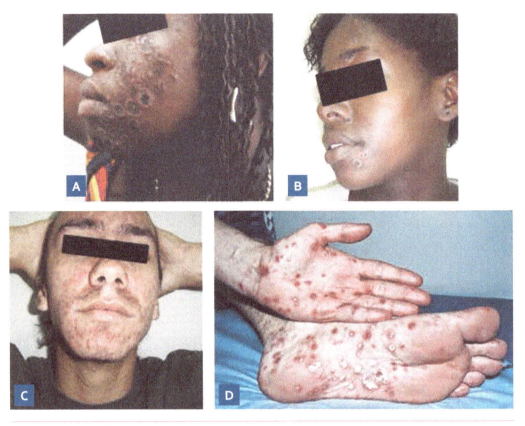

Figura 18.18. Sífilis secundária.

Lobomicose ou Doença de Jorge Lobo

Causada pelo fungo *Lacazia loboi*, essa micose é restrita à região amazônica e acomete a pele e o tecido subcutâneo. Nódulos e placas com aspecto francamente queloidiano apresentam-se em todo o corpo com maior predileção por áreas expostas (Figura 18.19). As lesões são assintomáticas e tem curso crônico.

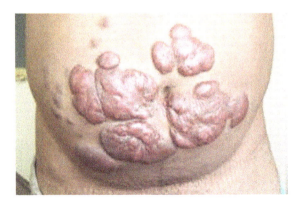

Figura 15.19. Lobomicose.

O diagnóstico é feito através do exame histopatológico e pesquisa do fungo na lesão. Pode acometer o pavilhão auricular, assim como a hanseníase virchowiana. O cometimento unilateral é mais comum na Doença de Jorge Lobo do que na hanseníase virchowiana.

Eritema polimorfo ou multiforme

Doença aguda recorrente desencadeada por diversos fatores, dentre eles infecção viral, uso de medicamentos ou outras doenças sistêmicas. O quadro pode ser precedido ou acompanhado de febre e mal-estar, artralgia e mialgia. Apresenta-se como lesões eritêmato-maculosas, anulares ou em alvo, onde o centro é mais pálido. Quando o quadro é mais intenso, generalizado, acometendo mucosas, com vesículas e bolhas, deve-se verificar a possibilidade da Síndrome de Stevens-Johnson ou da Necrólise Epidérmica Tóxica.

Sarcoma de Kaposi

Proliferação tumoral da célula endotelial vascular. Podem ser encontradas tanto lesões maculosas, nódulos e placas de aspecto angiomatoso, com colorações que variam de eritêmato-violáceas a acastanhadas (Figura 18.20).

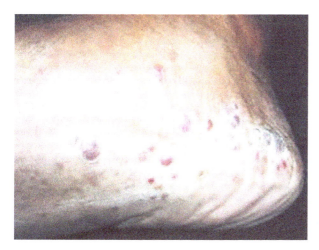

Figura 18.20. Sarkoma de Kaposi.

Leishmaniose cutânea difusa

Doença causada pela *Leishmania amazonensis* ou *Leishmania ethiopica*, constitui o polo anérgico da infecção. Trata-se de uma erupção nodular generalizada de distribuição simétrica. O diagnóstico é realizado pela identificação das formas amastigotas no interior dos macrófagos, obtidos por biópsia ou esfregaço das lesões cutâneas.[3]

Neurofibromatose

É uma genodermatose onde as lesões nodulares e tumorais aparecem na infância ou mais tardiamente. As lesões cutâneas têm tamanhos variados e são assintomáticas.

Micose fungoide

É uma proliferação maligna de linfócitos T (linfoma cutâneo), produzindo máculas e placas infiltradas de tamanhos, formatos e cores variados. Com o desenvolvimento da doença, nódulos podem surgir em áreas não infiltradas previamente. As sensibilidades estão preservadas. O diagnóstico é confirmado pela histopatologia da pele.

Parapsoríase em placa

Doença cutânea causada pela proliferação de linfócitos T. Apresenta-se inicialmente como máculas evoluindo para placas eritêmato-amareladas levemente descamativas. O diagnóstico é confirmado pelos aspectos histopatológicos.

Reticuloide actínico

Doença causada por fotossensibilidade persistente e severa. Apresenta-se com infiltração, eritema, edema, espessamento da pele da face, pescoço e mãos. As sensibilidades estão preservadas. O diagnóstico é confirmado pelos aspectos histopatológicos.

Outros

Algumas doenças mencionadas anteriormente e outras, quando as lesões são disseminadas, fazem diagnósticos diferenciais com a hanseníase das formas multibacilares. Dentre estas doenças podemos citar: tinha do corpo disseminada, eritema anular centrífugo (Figura 21), pitiríase rósea de Gibert, dermatite pós-calazar, dermatite seborreica, líquen plano, eritemas figurados, eritema *giratum repens*, lúpus eritematoso subagudo.

Madarose pode estar também presente em outras doenças cutâneas como mucinose folicular, sífilis secundária e hipotireoidismo. Infiltração dos lóbulos auriculares pode ser encontrada também em linfomas, leishmaniose cutânea difusa, lúpus eritematoso (Figura 18.22 e 18.23), sarcoidose, tuberculose cutânea (lúpus vulgar), lobomicose e coccidioidomicose.

Diagnóstico Diferencial de Lesões Cutâneas da Hanseníase

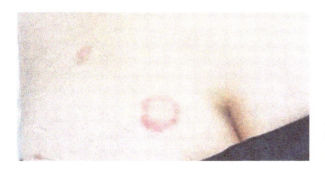

Figura 18.21. Eritema anular centrífugo.

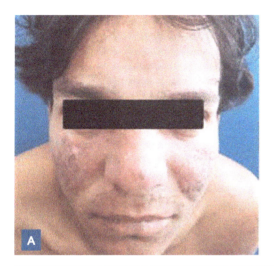
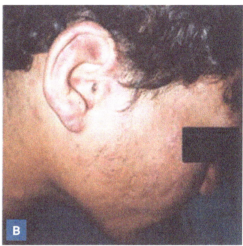

Figura 18.22. Lúpus eritematoso sistêmico.

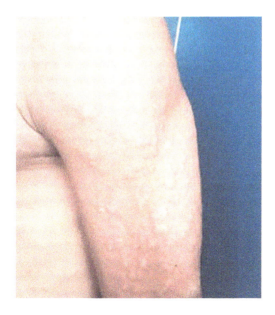

Figura 18.23. Mucinose lúpica.

■ DIAGNÓSTICO DIFERENCIAL DOS ESTADOS REACIONAIS

O diagnóstico da reação hansênica tipo 1 geralmente não oferece muita dificuldade pois o mais comum é a exacerbação das lesões pré-existentes que se tornam edemaciadas, mais eritematosas e com intensos sintomas parestésicos (formigamento). Podem evoluir para lesões ulceradas (Figura 18.24). Lesões novas com as mesmas características costumam ocorrer. Na reação hansênica tipo 2, sintomas como febre, astenia, dores articulares costumam acompanhar as lesões de eritema nodoso hansênico (ENH) (Figura 18.25), que surgem em áreas de pele sã, sem que as lesões pré-existentes de hanseníase sofram qualquer modificação. Outra característica clínica importante do ENH (que na histopatologia não é um eritema nodoso clássico) é que ele, ao contrário das outras doenças, não se limita aos membros inferiores podendo ser encontrado por todo o corpo, inclusive na face, e evoluir até a ulceração (Figura 18.26). Estes quadros reacionais podem ocorrer a qualquer momento, isto é, antes do diagnóstico, durante e/ou após o tratamento com a poliquimioterapia. Mais informações sobre as reações hansênicas são apresentadas no capítulo específico.

A leishmaniose visceral (LV) é considerada um problema de saúde pública em 88 países. Em alguns há correspondência com as regiões endêmicas da hanseníase, como Brasil e Índia. Uma das complicações da LV é a leishmaniose dérmica pós-calazar, que pode se apresentar clinicamente por máculas, placas ou lesões nodulares, geralmente iniciando-se na face e se espalhando pelo pescoço e extremidades. Acomete também os pequenos nervos cutâneos. Apesar de rara, já foram relatadas co-infecções de hanseníase e LV.[3,4]

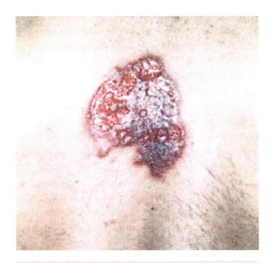

Figura 18.24. Reação tipo 1 necrosante.

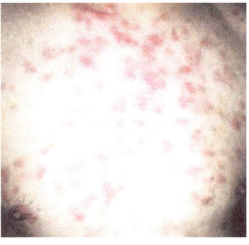

Figura 18.25. Eritema nodoso hansênico.

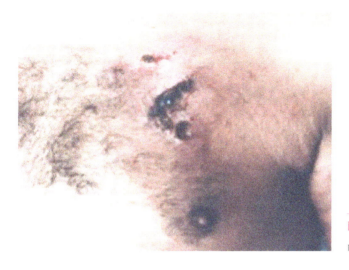

Figura 18.26. Eritema nodoso necrosante.

A Síndrome de Sweet é uma dermatose neutrofílica aguda febril que se apresenta com pápulas que tendem a se agrupar em placas eritematosas e eritêmato-violáceas dolorosas. O intenso edema das lesões confere um aspecto característico da síndrome chamada de pseudovesiculação (Figura 18.27). Em alguns casos as lesões se assemelham às do eritema multiforme e devem ser diferenciadas de reações do tipo 2 cujo quadro cutâneo é indistinguível do eritema multiforme. A presença de bacilos no exame histopatológico confirma o diagnóstico.[5]

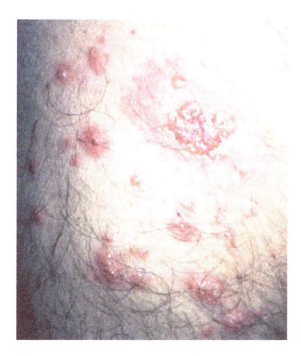

Figura 18.27. Síndrome de Sweet.

Outras doenças em que o eritema nodoso ou nódulos eritema nodoso-símile podem estar presentes: tuberculose, sarcoidose, erupção por drogas, erisipela, pioderma gangrenoso, colite ulcerativa, doença de Crohn, entre outras.

Referências Bibliográficas

1. Avelleira, J. C. R., Lupi, O., Caterino-de-Araujo, A. & Santos-Fortuna, E. de los. Seroprevalence of HHV-8 infection in the pediatric population of two university hospitals in Rio de Janeiro, Brazil. *Int J Dermatol* 45, 381–383 (2006).
2. Faria, J. R. C. de, Aarão, A. R., Jimenez, L. M. Z., Silva, O. H. & Avelleira, J. C. R. Importância da variação do PASI realizado por diversos observadores. *An. Bras. Dermatol.* 85, 625–629 (2010).
3. Talhari, S. *et al.* Manifestações cutâneas e diagnóstico diferencial. in *Hanseníase* (eds. Talhari, S., Penha, G., Oliveira, G., Gonçalves, H. S. & Oliveira, M. L.) (DiLivros, 2015).
4. Trindade, M. A. B. *et al.* Post-kala-azar dermal leishmaniasis and leprosy: case report and literature review. *BMC Infect Dis* 15, 1–8 (2015).
5. Chiaratti, F. C., Daxbacher, E. L. R., Neumann, A. B. F. & Jeunon, T. Type 2 leprosy reaction with Sweet's syndrome-like presentation. *An Bras Dermatol* 91, 345–349 (2016).

CAPÍTULO 19

Diagnóstico Diferencial das Manifestações Neurológicas da Hanseníase

Patrícia D. Deps
Francisco Marcos B. Cunha
José Antônio Garbino

No Brasil, a hipótese diagnóstica de hanseníase precisa ser feita em pacientes apresentando alterações sensitivas do tipo parestesias, formigamentos, queimação e/ou déficit sensitivo correspondente à área de um nervo espessado, associado ou não a déficit motor e/ou autonômicos, com ou sem lesão de pele da hanseníase.[1]

Em um estudo realizado com 161 pacientes que apresentaram queixas relacionadas ao sistema nervoso periférico, as neuropatias sensitivo-motora isoladas ou múltiplas, como a síndrome do túnel do carpo, neuropatia sensitiva e polineuropatias sensitiva e sensitivo-motora representaram 68,7% dos casos incluídos em outros diagnósticos, ou seja, não tiveram diagnóstico de hanseníase. Ressalta-se a importância das neuropatias periféricas nos diagnósticos diferenciais entre hanseníase e outras enfermidades com manifestações neurológicas, ficando claro que todas as neuropatias periféricas devem ser avaliadas levando-se em conta a possibilidade de hanseníase. Nesse estudo, 16 pacientes (9,9%) foram diagnosticados com siringomielia, canal medular estreito e esclerose lateral amiotrófica. Ainda, verificaram que doenças do sistema nervoso central devem ser avaliadas no diagnóstico diferencial com a hanseníase.[2]

Em outro estudo, com 481 pacientes investigados com queixas neurológicas (sensitivas e/ou motoras), a hanseníase foi confirmada em 320 (66,5%). Em 161 pacientes (33,5%) não diagnosticados com hanseníase, foram encontradas enfermidades de base de padrão metabólico e carenciais, como diabetes mellitus, hipotireoidismo, uremia, amiloidose secundária, neuropatia alcoólica, neuropatias hereditárias (Charcot-Marie-Tooth I e II) (Figura 19.1), insensibilidade congênita à dor, susceptibilidade à compressão, neurofibromatose tipo I, doenças inflamatórias e imunomediadas (vasculite, lúpus eritematoso sistêmico, panarterite nodosa, polineuropatia inflamatória desmielinizante crônica, gamopatia monoclonal), traumáticas e compressivas com diversas apresentações e topografia, siringomielia cervical, sequelas de mielite transversa, síndrome do desfiladeiro torácico neurogênico verdadeiro, radiculopatias cervicais e lombo-sacrais, e efeitos secundários a drogas (isoniazida, cloroquina, anti-retrovirais). Também foram encontradas doenças do neurônio motor tipo esclerose lateral amiotrófica e doenças não neurológicas, tais como tendinopatia palmar, camptodactilia (Figura 19.2) e osteoartropatias.[3,4]

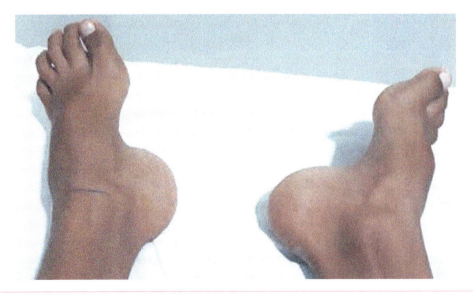

Figura 19.1. Doença de Charcot-Marie-Tooth tipo I (desmielinizante).

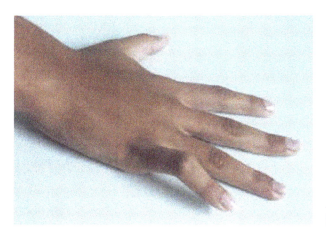

Figura 19.2. Camptodactilia

Para uma investigação etiológica das neuropatias periféricas é essencial uma abordagem sequencial da anamnese e do exame físico-neurológico. A detalhada história clínica da neuropatia que está sendo investigada, bem como a história patológica pregressa e familiar dos pacientes, auxiliam sobremaneira. Os exames laboratoriais, a avaliação eletroneurofisiológica e os exames de imagens são, na maioria das vezes, indispensáveis para que se conheçam os tipos de fibras nervosas envolvidas na patogênese, bem como os padrões anatômicos e temporais da doença (veja capítulos 23 e 24 sobre exames complementares e ultrassonografia na hanseníase). A avaliação histopatológica do nervo acometido pode ser necessária para esclarecimento do diagnóstico de hanseníase, principalmente quando não há diagnóstico etiológico pela baciloscopia e PCR (reação em cadeia da polimerase).

■ CONSIDERAÇÕES SOBRE O DIAGNÓSTICO DIFERENCIAL DA HANSENÍASE NEURAL PRIMÁRIA COM AS DEMAIS NEUROPATIAS PERIFÉRICAS

Essa apresentação da hanseníase se caracteriza, unicamente, pela não identificação, clínica e laboratorial, do comprometimento cutâneo, ao menos no início, quando as anormalidades se restringem ao sistema nervoso periférico. Foi por isso denominada de hanseníase neural primária, forma neurítica pura da hanseníase ou forma neural pura da hanseníase (veja capítulo "Manifestações neurológicas da hanseníase").[5]

A prevalência da HNP pode ser superestimada quando a identificação de lesões de pele nos casos suspeitos não é corretamente realizada, sem a baciloscopica adequada ou biópsia de pele mal conduzida.[6,7] Assim, casos com lesões cutâneas não identificadas são diagnosticados como HNP. Em oposição, casos com lesões de nervos de variadas etiologias, com a não realização do exame dermatológico e quando não são considerados os respectivos diagnósticos diferenciais com a HNP, acabam sendo rotulados como hanseníase neural. Em um estudo realizado com 162 pacientes com suspeita de HNP e que foram submetidos à biópsia de nervo, o diagnóstico foi confirmado em 34 casos (21%).[8]

■ NEUROPATIAS PERIFÉRICAS COM MAIOR NECESSIDADE DE SEREM DIFERENCIADAS. AS NEUROPATIAS MAIS SIMILARES

O paciente com mononeuropatia, mononeuropatia múltipla ou polineuropatia assimétrica distais precisa ser investigado o mais amplamente possível, devendo-se sempre considerar a hanseníase como um dos possíveis diagnósticos.[5,9]

Mediante avaliação das funções sensitivas, autonômicas, motoras e dos reflexos profundos, deve-se identificar se a lesão tem distribuição de território cutâneo e/ou território de nervo periférico. Tratando-se de comprometimento dos ramos intracutâneos, o diagnóstico de hanseníase é praticamente certo. Quando há distribuição em território de nervo periférico, inicialmente é necessário identificar qual o nervo ou quais os nervos acometidos. A seguir, deve-se investigar a distribuição da lesão em cada nervo, que pode ser feita por meio das alterações sensitivas e dos músculos comprometidos. Este é um detalhe muito importante, porque algumas neuropatias acometem os nervos em topografias preferenciais. Por exemplo, a neuropatia mais comum do nervo mediano é a síndrome do túnel do carpo, enquanto a hanseníase compromete este nervo tanto distal quanto de forma proximal. Outro ponto importante a ser considerado diz respeito às fibras preferentemente envolvidas: sensitivas (térmicas, dolorosas e táteis), motoras e neurovegetativas. Mesmo nas lesões dos troncos dos nervos periféricos, a hanseníase acomete as fibras mais finas inicialmente e o envolvimento da sensibilidade vibratória e cinético-postural das fibras motoras e dos reflexos profundos é mais tardio. Por outro lado, as neuropatias compressivas tendem a bloquear, primeiro, as fibras mais grossas e mais mielinizadas, tais como as das sensibilidades vibratória e cinético-postural e da motricidade.

■ MONONEUROPATIAS

Há várias entidades clínicas que apresentam mononeuropatias isoladas e múltiplas (veja Tabela 19.1). São importantes no diagnóstico diferencial das formas paucibacilares. As mononeuropatias com maiores semelhanças com a hanseníase são: síndrome do túnel ulnar e a moneuropatia do nervo fibular no túnel retrofibular.[10,11]

Tabela 19.1
Entidades clínicas que apresentam mononeuropatias isoladas e múltiplas.

Doenças neurológicas centrais e periféricas					
Neuropatias periféricas				Plexopatia	Mieloradiculopatias geneticamente determinadas ou do desenvolvimento
Mononeuropatia isolada	Mononeuropatia múltipla	Polineuropatias distais	Polirradicuneuropatias		
HT	HDT, HDD, HDV, HV	HV	HDV, HV	HT, HDT	HDT, HDD
Síndrome do túnel ulnar, Síndrome túnel do carpo, Meralgia parestésica do fêmurocutâneo	Neuropatias por vasculite-arterite	Deficiência nutricionais (etílico-carencial), Neuropatias por vasculite-arterite	Síndrome de Lewis-Sumner ou MADSAM	Neurite aguda do plexo braquial ou amiotrofia neurálgica ou síndrome de Parsonage-Turner	Siringomielia
Neuropatias do radial superficial, fibular no túnel retrofibular, fibular superficial, sural, safeno e tibial posterior	As neuropatias NIM das colagenoses (lúpus eritematoso sistêmico)	Diabetes mellitus	Polineuropatia desmielizante inflamatória crônica (PDIC) – forma atípica	Síndrome do desfiladeiro torácico ou síndrome do escaleno (cérvico-braquial)	Mielopatia com amiotrofia cervical assimétrica, Doença de Hirayama ou amiotrofia monomélica
AIDS	AIDS, hepatites B e C e a infecção pelo HIV/AIDS	AIDS	AIDS		
Tumor de nervo ou neuromas	NIM. neuropatia motora multifocal	Lúpus eritematoso sistêmico			
Síndrome da compressão tardia do ulnar, Síndrome compressiva do nervo interósseo posterior	Neuropatia hereditária com susceptibilidade à pressão	Neuropatias Hereditárias: Polineuropatia Amiloide Familiar, Porfiria Intermitente Aguda.			
Síndrome da perna cruzada do fibular		Intoxicação por arsênio, chumbo, mercúrio e tálio.			
		ddC, ddI, d4T, isoniazida, dapsona, metronidazol, e quimioterápicos			

A síndrome da perna cruzada do fibular e outras mononeuropatias que acometem nervos cutâneos podem ser confundidas com o comprometimento neural da hanseníase tuberculoide,[12] porém seu caráter agudo e melhora espontânea auxiliam a diferenciá-las da neuropatia da hanseníase. Os tumores de nervo apresentam dificuldades de diferenciação com os abscessos de nervo das formas tuberculoides.[8,13]

A síndrome do túnel do carpo (Figura 19.3) é considerada a neuropatia crônica compressiva mais comum. Leva à compressão do nervo mediano e nos casos avançados pode apresentar intensa atrofia tenar.[14]

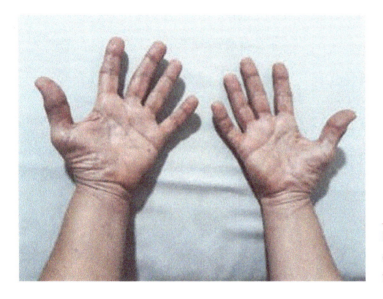

Figura 19.3. Síndrome do túnel do carpo. Atrofia na região tenar.

■ MONONEUROPATIAS MÚLTIPLAS

Os quadros de mononeuropatia múltipla impõem o diagnóstico diferencial complexo com as neuropatias por vasculite (também como polineuropatia), as arterites e as neuropatias decorrentes de uma gama extensa de doenças do colágeno, primária ou secundariamente imunomediadas, como o lúpus eritematoso sistêmico e Síndrome de Sjöegren (mononeuropatia sensitiva axonal), e as infecciosas, como hepatites B e C e a infecção pelo HIV (veja Tabela 19.1).[15]

Dentre as neuropatias imuno mediadas, a neuropatia motora multifocal pode ser confundida com a neuropatia hansênica, mas o fato de preservar as fibras sensitivas é um fator diferencial importante. A Síndrome de Lewis-Sumner ou MAD-SAM (*multifocal acquired demyelinating sensory and motor neuropathy*) é uma neuropatia inflamatória mista, cujo diagnóstico é difícil, visto que também cursa com o envolvimento sensitivo. A predominância das manifestações motoras e a topografia dos achados, ou seja, o comprometimento polirradicular, ajuda no diagnóstico diferencial, assim como a presença de bloqueio de condução persistente.

A neuropatia hereditária com susceptibilidade à pressão apresenta-se como uma neuropatia assimétrica, com alentecimentos focais em sítios de compressão, que comprometem frequentemente os mesmos nervos que a hanseníase. Sua manifestação clínica inicial pode ser sensitiva. Na evolução, observa-se que o comprometimento mielínico quase sempre predomina sobre o axonal.[16] O estudo da condução mostra redução da velocidade de condução em muitos dos sítios naturais de estreitamento anatômico. Na maioria das vezes, a anamnese pode revelar o caráter hereditário dessa neuropatia.

PLEXOPATIAS

Neurite aguda do plexo braquial

Conhecida também por amiotrofia neurálgica braquial ou Síndrome de Parsonage-Turner (Figura 19.4). É uma disfunção neurológica de causa desconhecida, com frequência precedida por infecções virais de vias aéreas superiores, podendo haver um mecanismo mediado pelo sistema imune contra as fibras nervosas do plexo braquial. A dor é de início súbito, intensa e aguda. Tem caráter lancinante com início frequentemente noturno, localizada na cintura escapular, em geral unilateral, podendo se irradiar para o pescoço para a face lateral do braço, durando de horas a semanas, sendo

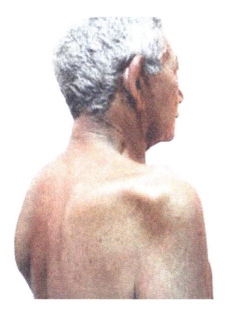

Figura 19.4. Amiotrofia neurálgica braquial ou Síndrome de Parsonage-Turner. Vista póstero-lateral: apresenta amiotrofia dos músculos elevador da escápula, supra e infra-espinhal. Paciente terá dificuldade de abduzir o ombro.

seguida por fraqueza e/ou atrofia muscular, além de anestesia parcial do membro. O prognóstico é favorável e raramente causa incapacidade disfuncional.[2,17]

Síndrome do desfiladeiro torácico neurogênico

Outra plexopatia que deve ser considerada é a síndrome do desfiladeiro torácico neurogênico, também conhecida como síndrome do escaleno (cérvico-braquial). A percepção de que o comprometimento motor predomina no nervo mediano e o comprometimento sensitivo predomina no nervo ulnar facilita muito a identificação desta síndrome.[18] Na região cervical os músculos escaleno anterior e médio são de grande importância pois entre eles passam os níveis de origem do plexo braquial e a artéria subclávia (Figura 19.5). Uma intensa cérvico-braquialgia é gerada quando o músculo escaleno anterior faz um pinçamento do plexo braquial e da artéria subclávia contra o músculo escaleno médio. Dor, dormência e formigamento surgem na região cervical, se irradiam para o ombro e membro superior, principalmente pela manhã, culminando em fraqueza de músculos do braço e mão e diminuição do pulso radial ao realizar a manobra de Adson.[19,20]

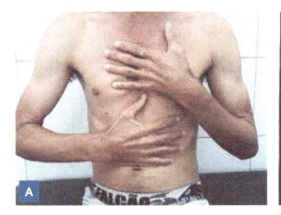 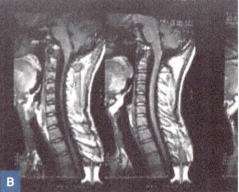

Figura 19.5. A. Amiotrofia do primeiro espaço interósseo. **B.** Ressonância nuclear magnética da coluna cervical apresentando invaginação do processo odontoide.

■ POLINEUROPATIAS

As polineuropatias distais devem ser consideradas no diagnóstico diferencial das formas multibacilares. São assim definidas por apresentar envolvimento difuso dos nervos periféricos e distribuição bilateral, simétrica e comprimento-dependente, ou seja, comprometendo as fibras nervosas mais distal que proximalmente (Figura 19.6). Por isso os nervos dos membros inferiores são inicialmente comprometidos.

As polineuropatias mais relevantes no diagnóstico diferencial da neuropatia hansênica são a diabetes mellitus, AIDS, lúpus eritematoso sistêmico, polineuropatia amiloide familiar, intoxicação por arsênico e outros metais, neuropatias genéticas, e a etílico-carencial. O consumo crônico de bebidas alcoólicas causa deficiência de tiamina, que em ação sinérgica pode causar dor neuropática.[21] Há casos de neuropatias periféricas associadas a baixos níveis corporais de micronutrientes, principalmente cobre, ferro, selênio e zinco.[22]

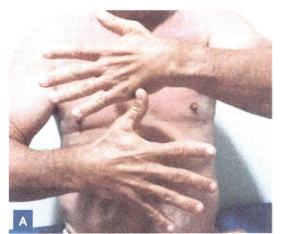 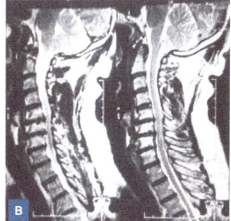

Figura 19.6. Radiculopatia cervical. Atrofia dos músculos dos punhos e das mãos. RNM (corte sagital): cérvico-artrose, retificação da coluna e canal medular cervical estreito.

Polineuropatia do diabetes mellitus

O diabetes mellitus é a causa mais comum de polineuropatia e pode se apresentar de várias formas. Apesar de também afetar a parte motora, a polineuropatia diabética distal é predominantemente sensitiva e sua distribuição é simétrica, afetando primeiramente os segmentos distais dos nervos mais longos. O paciente queixa-se de dor em pododáctilos ou pernas, de instalação aguda, subaguda ou crônica, do tipo agudo ou em queimação, também podendo ocorrer hiperestesia cutânea e parestesias. Esses sintomas podem ser excruciantes, sem remissão e com exacerbação noturna. Além disso, pode também ocorrer desde uma diminuição das sensibilidades tátil, térmica, dolorosa e vibratória até uma completa abolição dos reflexos profundos. Clinicamente, a polineuropatia diabética difere da neuropatia da hanseníase porque é comprimento dependente, ou seja, compromete em mais intensidade as fibras longas, predominando nos membros inferiores, e o déficit motor é simétrico e difuso, sendo inicialmente subclínico.[23-25] Em áreas endêmicas para a hanseníase essas doenças podem coexistir.

Polineuropatia do lúpus eritematoso sistêmico

Surge como um distúrbio sensitivo ou motor dos nervos periféricos, com duração variável, caracterizada pela simetria dos sintomas e por distribuição distal. No geral, relaciona-se com a atividade da doença. Pode corresponder a 60% das neuropatias lúpicas em doença tardia.[26,27]

Infecção pelo HIV e AIDS

Os mecanismos de insulto ao sistema nervoso periférico incluem a ação do próprio vírus, as alterações imunológicas, o uso das drogas antirretrovirais e as infecções oportunistas. Várias são as formas de apresentação das neuropatias periféricas ligadas à infecção pelo HIV: polineuropatias inflamatórias desmielinizantes; polineuropatia sensitivo-motora distal simétrica; mononeurites e mononeurites múltiplas; polirradiculopatias progressivas; ganglioneurites e neuropatias autonômicas; neuropatias tóxicas tendo como drogas frequentemente relacionadas: ddC (zalcitabine), ddI (didanosina), d4T (estavudina), isoniazida, e metronidazol; fraqueza neuromuscular ascendente, associada à acidose metabólica e secundária a efeitos colaterais dos antirretrovirais, principalmente o d4T.[2,28-30]

Neuropatia periférica induzida por quimioterapia

A neuropatia periférica induzida por quimioterapia (NPIQ) é considerada um desafio na prática médica pelo aumento da incidência de câncer na população e o impacto dos tratamentos oncológicos que aumentam a sobrevida dos pacientes. A NPIQ é uma síndrome clínica que pode se assemelhar à neuropatia hansênica. É comum nas extremidades dos membros, sendo mais comum a neuropatia "em luvas e meias". O predomínio é de uma neuropatia sensitiva, sendo as queixas mais comuns a queimação, seguida de formigamento, dormência e parestesia, e em menor importância a dor neuropática. As queixas podem surgir durante a quimioterapia e persistir por anos.[31] Em estudo de acompanhamento de câncer infantil, aproximadamente 48% das crianças tinham algum tipo de NPIQ, predominantemente

Diagnóstico Diferencial das Manifestações Neurológicas da Hanseníase

sensitiva, com marcada redução da qualidade de vida.[32] Os quimioterápicos mais implicados na NPIQ são: oxaliplatina, cisplatina, paclitaxel, bortezomibe, vincristina, combinação de cisplatina e paclitaxel.[33]

Intoxicação por metais pesados

Com a crescente contaminação ambiental a diversos metais, é importante conhecer seus efeitos tóxicos à saúde humana e aqueles que podem resultar em quadros de neuropatias periféricas.

A intoxicação por mercúrio inorgânico pode causar distúrbios do sistema nervoso periférico e psicose. Os autores Letz e cols em 2000 demonstraram que, mesmo após 30 anos de suspensão da exposição laboral ao mercúrio, revelou-se a existência de neuropatia periférica com tremor de extremidades, alteração da velocidade de condução motora do nervo peroneal e ulnar.[34]

A intoxicação pelo mercúrio orgânico (peixe contaminado) afeta a raiz dorsal e o gânglio do trigêmeo causando disfunção do SNC, polineuropatia, parestesias e tremores de extremidades. A síndrome de Minamata é uma intoxicação grave pelo mercúrio que envolve o SNC com manifestações do tipo alterações visuais, distúrbios sensoriais, ataxia cerebelar e disartria.[35]

As intoxicações por chumbo podem causar quadros que se assemelham à neuropatia periférica motora da hanseníase, como paralisia dos extensores das mãos e dos dedos e pé equino, com dano neural assimétrico associado a parestesias.[36-38]

A neurotoxicidade pelo arsênio inorgânico pode causar um quadro grave de intoxicação aguda, algumas horas após a exposição, apresentando-se com náusea, vômito e diarreia. Na fase inicial se instala neuropatia sensitiva com dor neuropática e quadro de polineuropatia distal simétrica com perdas sensitivas de distribuição "em luva e em bota". Segue-se abolição de reflexos e fraqueza acentuada, que pode progredir para quadro grave de Síndrome de Guillain-Barré símile. A exposição crônica ao arsênio inorgânico pode causar neuropatia periférica predominantemente sensitiva, pobre em sintomas, mas com diminuição na velocidade de condução na eletroneuromiografia (ENMG).[39]

O tálio é um elemento químico altamente tóxico utilizado como componente de pesticidas e raticidas, e foi banido de vários países para tal finalidade. Sua intoxicação é caracterizada pela alopecia (1-2 semanas após a intoxicação) e neuropatia periférica semelhante à intoxicação pelo arsênio inorgânico.[36,40]

Em geral, a intoxicação por metais cursa com sintomas ligados ao sistema nervoso central tais como irritabilidade, letargia ou agitação, cefaléia e tonturas.[29,30]

Síndrome de Guillain-Barré (SGB – polineuropatia desmielinizante inflamatória aguda)

A SGB cursa com fraqueza ou paralisia em mais de um membro, habitualmente simétrica. Em muitos casos há infiltração linfocítica neural com desmielinização e degeneração axonal posterior. Há arreflexia tendínea precoce e elevação de proteína do líquido cefalorraquidiano sem pleocitose. Em geral, a fraqueza é mais evidente nas pernas e tem caráter progressivo, atingindo nervos curtos e longos. Alcança o maior envolvimento em cerca de duas semanas. Pode ser fatal pelo potencial de causar insuficiência respiratória e desregulação do sistema nervoso autônomo.[2,42]

Polineuropatia inflamatória desmielinizante crônica

A polineuropatia inflamatória desmielinizante crônica (PIDC) é uma doença de natureza autoimune e etiologia desconhecida. A PIDC pode apresentar-se de forma típica ou atípica, sendo que apenas metade dos doentes expressa o fenótipo típico, exibindo sintomas sensitivos e motores simétricos num período igual ou superior a oito semanas. Os restantes, com fenótipo atípico, podem apresentar sintomas predominantemente focais, sensitivos, motores, distais ou assimétricos. Como se trata de uma neuropatia inflamatória desmielinizante crônica, essa forma atípica pode ser confundida com a hanseníase.[43] O diagnóstico de PIDC é feito após um quadro que se instala ao longo de um período de duração igual ou superior a 8 semanas, diferindo da polineuropatia desmielinizante inflamatória aguda (Síndrome de Guillain-Barré) a qual apresenta um início agudo, monofásico e curso autolimitado. Os doentes podem apresentar um agravamento progressivo do seu estado clínico (curso progressivo) ou podem evoluir com períodos de agravamento agudo (surtos) alternados com períodos de estabilização (remissão).[44]

■ NEUROPATIAS HEREDITÁRIAS

Polineuropatia amiloide familiar (PAF) 1 e 3

São desordens autossômicas dominantes que incidem na faixa etária dos 30 a 40 anos.[42] Os depósitos da proteína fibrilar amiloide no nervo periférico, em torno dos vasos sanguíneos e nos gânglios sensitivos e autonômicos parecem contribuir para lesão nervosa resultando numa polineuropatia sensitiva, que na fase inicial é comprimento dependente na maioria dos casos. A neuropatia periférica cursa com sintomas sensoriomotores com comprometimento de pequenas fibras, resultando em incapacidade

Diagnóstico Diferencial das Manifestações Neurológicas da Hanseníase

de perceber traumas mecânicos e térmicos. Ainda, são características clínicas da PAF: uma história familiar de neuropatia e ou cardiomiopatia, dor neuropática, hipotensão ortostática, diarreia, constipação ou alternância de ritmo intestinal, disfagia, neuromiopatia e emagrecimento severo.[45] Os traumas indolores podem levar a infecções crônicas e osteomielite. Não há alterações nos reflexos tendinosos profundos. A disfunção autonômica reduz a qualidade de vida. A compressão do nervo mediano por depósito amiloide pode levar à Síndrome do túnel do carpo em alguns pacientes.

Quanto à classificação genética, a PAF apresenta as formas TTR (transtirretina) V30M (mutação Val30Met) e o tipo não V30M, sendo as PAF-TTR V30M de progressão mais lenta (10-15 anos) que as não V30M.[45] O sequenciamento do gene da TTR está disponível e deverá ser solicitado sempre que a neuropatia apresentar essas características.

Porfiria intermitente aguda

Desordem hereditária usualmente autossômica dominante com penetrância incompleta e ocasionalmente pode ser autossômica recessiva. Rara antes da puberdade. Resulta de falha na síntese do heme com acúmulo de porfirinas e seus precursores. A neuropatia é predominantemente motora por degeneração axonal. De início agudo ou subagudo, com astenia dos músculos proximais, mais frequente nos braços do que nas pernas. Pode ser assimétrica e focal. Reflexos tendinosos no início exaltados, mas depois podem estar ausentes. Pode acometer nervos cranianos e sensitivos. Raramente a neuropatia irá ocorrer sem que os sintomas abdominais estejam presentes: dor em cólica, náuseas, vômitos e constipação. Há hiperatividade simpática.[2]

■ MIELOPATIAS GENETICAMENTE DETERMINADAS OU DO DESENVOLVIMENTO QUE PODEM SIMULAR HANSENÍASE

Siringomielia

Na siringomielia (Figura 19.7 e 19.8) ocorre a formação de uma cavidade no canal central da medula, com expansão desse canal, da substância medular e do tronco cerebral decorrentes das alterações na circulação liquórica. Pode ter como causa a malformação de Chiari, crescimento tumoral na medula, infecções, após traumatismos e pode não ter causa identificada (idiopática). Acomete mais a medula cervical e torácica alta gerando fraqueza segmentar assimétrica e atrofia das mãos e braços. Há lesão de fibras que irão formar os tratos espinotalâmicos laterais. Perde-se

19

Diagnóstico Diferencial das Manifestações Neurológicas da Hanseníase

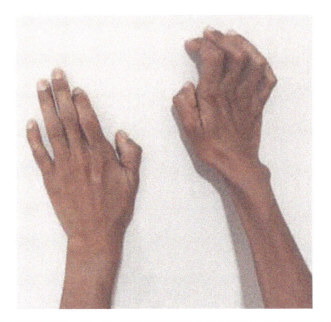

Figura 19.7. Siringomielia. Atrofia dos músculos interósseos das mãos. Mão direita com garra rádio-mediano-ulnar e na mão esquerda garra radial.

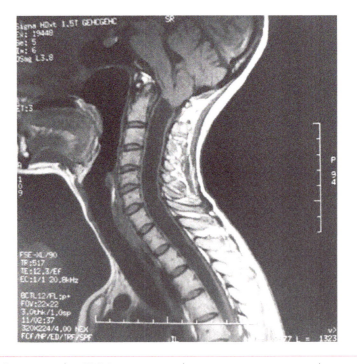

Figura 19.8. Siringomielia. RNM corte sagital – apresenta aumento do canal medular na região cervical e torácica.

a sensibilidade térmica e dolorosa nos dermátomos correspondentes: "hipoestesia de distribuição suspensa". Há perda da força muscular nos membros superiores ou inferiores, dependendo do local de acometimento. A propriocepção e o tato estão preservados. Os sintomas dependem da extensão do envolvimento medular.[2,42]

Mielopatia com amiotrofia monomélica ou Doença de Hirayama

A doença de Hirayama tem maior prevalência na Ásia, em homens jovens. Existem poucos relatos nas Américas. Nessa condição clínica ocorre um hipodesenvolvimento da dura-máter espinal, um "descolamento" dural posterior na região cervical e torácica alta durante movimentos de flexão do pescoço (Figura 19.9). Leva à compressão e isquemia focal e assimétrica dos neurônios motores no corno anterior da medula, ou seja, causam paralisias sem causar perda de sensibilidade. Esses achados clínicos diferenciam essa condição de hanseníase e da siringomielia que sempre apresentam perda sensitiva.

Estudos com RNM da coluna cervical em flexão podem evidenciar o plexo venoso posterior engorgitado com aumento intenso comparado à posição neutra.[46]

A Tabela 19.2 resume os diferentes diagnósticos de doenças neurológicas de acordo com a classificação das neuropatias periféricas e as formas da hanseníase. O diagnóstico diferencial com HNP pode assumir qualquer forma de neuropatia periférica, devendo proceder a propedêutica de investigação de acordo com a abordagem das neuropatias em geral.

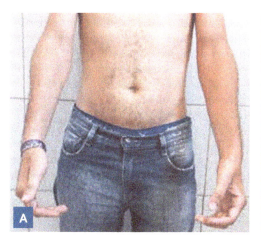
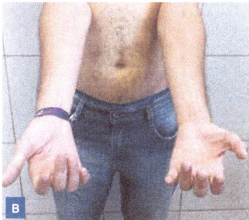

Figura 19.10. Atrofia muscular juvenil distal de membro superior ou Doença de Hirayama. **A.** Atrofia dos músculos dos antebraços e interósseos das mãos e palmares. **A** e **B.** Mãos apresentando atrofia das regiões tenar e hipotenar esquerdas com garra dos 2° aos 5° dedos.

Tabela 19.2 Características de intoxicação por chumbo, arsênio inorgânico, tálio e mercúrio							
Características da intoxicação por metais pesados							
Metal pesado	Neuropatia periférica motora	Neuropatia periférica sensitiva	Quadro sistêmico	Sistema nervoso central	Outros	Detecção	Atividade/ local de exposição
Chumbo	Queda do punho, pé equino		Constipação (SN-A)	Encefalopatia		Urina	Mineração/tintas e gasolina
Arsênio inorgânico	NP motora SGB símile (PNRP)	DN NP	Sintomas GI			Urina, cabelos e unhas	Água contaminada por agentes da indústria e/ou agricultura
Tálio	NP motora SGB símile	DN	Sintomas GI		Alopecia	Urina, unhas e cabelos	Pesticidas e raticidas
Mercúrio	Diminuição da VCM (ulnar e peroneal) (HgO)	Parestesias	Alteração renal	Disfunção pelo HgO	Psicose pelo HgI	Urina, sangue, cabelos e unhas	Peixe contaminado (HgO), indústria e garimpo (HgI)

Legenda. SN – sistema nervoso; DN – dor neuropática; SGB – Síndrome de Guillain-Barré; PRNP – polineurorradiculopatia; GI – gastrointestinais; SN-A – sistema nervoso autonômico; VCM – velocidade de condução motora; HgO – mercúrio orgânico; HgI – mercúrio inorgânico. Urina – teste de urina de 24 horas.

Referências Bibliográficas

1. Pfaltzgraff, R. E. & Ramu, G. Clinical leprosy. in *Leprosy* (ed. Hastings, R. C.) (Churchill Livingstone, 1994).
2. Cunha, F. M. B. *et al.* Manifestações neurológicas, diagnósticos diferenciais e prevenção de incapacidades físicas. in *Hanseníase* (eds. Talhari, S., Penha, G., Oliveira, G., Gonçalves, H. S. & Oliveira, M. L.) (DiLivros, 2015).
3. Almeida, S. F., Monteiro, A. V. & Lanes, R. C. da S. Evaluation of treatment for camptodactyly: retrospective analysis on 40 fingers. *Rev. Bras. Ortop. Engl. Ed.* 49, 134–139 (2014).
4. Pereira Leite Neto, M. *et al.* Clinical Neurological Profile Of Patients With Leprosy In Fortaleza, Ceará, Brazil. *Int. Arch. Med.* (2015) doi:10.3823/1817.
5. Garbino, J. A. *et al.* Primary neural leprosy: systematic review. *Arq. Neuropsiquiatr.* 71, 397–404 (2013).
6. Petro, T. S. Neuritic leprosy--less common or we do not see it? *Indian J. Lepr.* 70, 323 (1998).
7. Singh, G., Dash, K., Grover, S. & Sangolli, P. Skin patches heralding relapse in a treated case of neuritic leprosy. *Lepr. Rev.* 69, 400–401 (1998).
8. Garbino, J. A. O paciente com suspeita de hanseníase primariamente neural. *Hansenol. Int.* 32, 203–206 (2007).
9. Sabin, D. S., Swift, T. R. & Jacobson, R. R. Leprosy. in *Peripheral neuropathy* (eds. Dyck, P. J. & Thomas, P. K.) 2081–2108 (Saunders, 2005).
10. de Freitas, M. R. G., Nascimento, O. J. M., de Freitas, M. R. & Hahn, M. D. Isolated superficial peroneal nerve lesion in pure neural leprosy: case report. *Arq. Neuropsiquiatr.* 62, 535–539 (2004).
11. Garbino, J. A., Ura, S., Belone, A. de F. F., Marciano, L. H. S. C. & Fleury, R. N. Clinical and diagnostic aspects of the primarily neural leprosy. *Hansenol. Int.* 29, 130–136 (2004).
12. Theuvenet, W. J., Finlay, K., Roche, P., Soares, D. & Kauer, J. M. Neuritis of the lateral femoral cutaneous nerve in leprosy. *Int J Lepr Mycobact Dis* 61, 592–596 (1993).
13. De Almeida, J. E. M., Kirchner, D. R., Cury Filho, M., Soares, C. T., Garbino, J. A.. Peripheral nerve tumor, a differential diagnosis with primary neural leprosy: five case reports. *Hansenol. Int.* (2021).
14. Wright, A. R. & Atkinson, R. E. Carpal Tunnel Syndrome: An Update for the Primary Care Physician. *Hawaii J. Health Soc. Welf.* 78, 6–10 (2019).
15. Höke, A. & Cornblath, D. R. Peripheral neuropathies in human immunodeficiency virus infection. *Suppl. Clin. Neurophysiol.* 57, 195–210 (2004).
16. Marques, M. A. M., Antônio, V. L., Sarno, E. N., Brennan, P. J. & Pessolani, M. C. V. Binding of α2-laminins by pathogenic and non-pathogenic mycobacteria and adherence to Schwann cells. *J. Med. Microbiol.* 50, 23–28 (2001).
17. Rachid, A., Bem, R. S. de, Lacerda, D. C. & Seitenfus, J. L. Parsonage-Turner syndrome in HIV seropositive patient. *Rev. Bras. Reumatol.* 45, 39–42 (2005).
18. Colli, B. O., Carlotti, C. G., Assirati, J. A. & Marques, W. Neurogenic thoracic outlet syndromes: a comparison of true and nonspecific syndromes after surgical treatment. *Surg. Neurol.* 65, 262–271; discussion 271-272 (2006).
19. Garbino, J. A. & Cury Filho, M. Uma suspeita de mononeuropatia do nervo ulnar e o diagnóstico diferencial com síndrome do desfiladeiro torácico. *Hansenol. Int.* 35, 67–68 (2010).

20. Beltran, L. S. *et al.* MRI and Ultrasound Imaging of the Shoulder Using Positional Maneuvers. *Am. J. Roentgenol.* 205, W244-254 (2015).

21. Chopra, K. & Tiwari, V. Alcoholic neuropathy: possible mechanisms and future treatment possibilities: Clinical management of alcoholic neuropathy. *Br. J. Clin. Pharmacol.* 73, 348–362 (2012).

22. Rosewell, A. *et al.* Concurrent Outbreaks of Cholera and Peripheral Neuropathy Associated with High Mortality among Persons Internally Displaced by a Volcanic Eruption. *PLoS ONE* 8, e72566 (2013).

23. Moreira, R. O. *et al.* Tradução para o português e avaliação da confiabilidade de uma escala para diagnóstico da polineuropatia distal diabética. *Arq. Bras. Endocrinol. Metabol.* 49, 944–950 (2005).

24. Zaupa, C. & Zanoni, J. N. Diabetes Mellitus – Aspectos Gerais e Neuropatia Diabética. *Arq. Ciênc. Saúde UNIPAR* 4, (2000).

25. Martin, C. L. *et al.* Neuropathy among the diabetes control and complications trial cohort 8 years after trial completion. *Diabetes Care* 29, 340–344 (2006).

26. Almeida, R. T. *et al.* Polineuropatia periférica em pacientes com lúpus eritematoso sistêmico juvenil. *Rev. Bras. Reumatol.* 49, 362–374 (2009).

27. Staub, H. L. Vasculites imunológicas – diagnóstico e diagnóstico diferencial. *Temas Reumatol. Clínica* 9, 72–76 (2008).

28. Chad, D. A. & Hedley-Whyte, E. T. Case records of the Massachusetts General Hospital. Weekly clinicopathological exercises. Case 1-2004. A 49-year-old woman with asymmetric painful neuropathy. *N. Engl. J. Med.* 350, 166–176 (2004).

29. Benite, A. M. C., Machado, S. de P. & Barreiro, E. J. Uma visão da química bioinorgânica medicinal. *Quím. Nova* 30, 2062–2067 (2007).

30. Nunzi, E. & Fiallo, P. Differential diagnosis. in *Leprosy* (ed. Hastings, R. C.) (Churchill Livingstone, 1994).

31. Grisold, W., Cavaletti, G. & Windebank, A. J. Peripheral neuropathies from chemotherapeutics and targeted agents: diagnosis, treatment, and prevention. *Neuro-Oncol.* 14 Suppl 4, iv45-54 (2012).

32. Kandula, T. *et al.* Chemotherapy-Induced Peripheral Neuropathy in Long-term Survivors of Childhood Cancer: Clinical, Neurophysiological, Functional, and Patient-Reported Outcomes. *JAMA Neurol.* 75, 980–988 (2018).

33. Colvin, L. A. Chemotherapy-induced peripheral neuropathy: where are we now? *Pain* 160, S1–S10 (2019).

34. Letz, R. *et al.* Residual neurologic deficits 30 years after occupational exposure to elemental mercury. *Neurotoxicology* 21, 459–474 (2000).

35. Jackson, A. C. Chronic Neurological Disease Due to Methylmercury Poisoning. *Can. J. Neurol. Sci. J. Can. Sci. Neurol.* 45, 620–623 (2018).

36. Jang, D. H. & Hoffman, R. S. Heavy metal chelation in neurotoxic exposures. *Neurol. Clin.* 29, 607–622 (2011).

37. Staff, N. P. & Windebank, A. J. Peripheral neuropathy due to vitamin deficiency, toxins, and medications. *Contin. Minneap. Minn* 20, 1293–1306 (2014).

38. Windebank, A. J. Metal neuropathy. in *Peripheral neuropathy* (eds. Dyck, P. J. & Thomas, P. K.) (Saunders, 2005).

Diagnóstico Diferencial das Manifestações Neurológicas da Hanseníase

39. Ratnaike, R. N. Acute and chronic arsenic toxicity. *Postgrad. Med. J.* 79, 391–396 (2003).
40. Zhao, G. *et al.* Clinical manifestations and management of acute thallium poisoning. *Eur. Neurol.* 60, 292–297 (2008).
41. Vormittag, E., Saldiva, P., Anastacio, A. & Barbosa, F. High levels of metals/metalloids in blood and urine of residents living in the area affected by the dam failing in Barra Longa, District, Brazil: A preliminary human biomonitoring study. *Environ. Toxicol. Pharmacol.* 83, 103566 (2021).
42. Reni, L. Differential Diagnosis: Nerves. in *Leprosy* (eds. Nunzi, E. & Massone, C.) 191–195 (Springer Milan, 2012). doi:10.1007/978-88-470-2376-5_21.
43. Robles, M. A. M., Baldisserotto, C. M. & Garbino, J. A. Neuropatia da hanseníase versus CIDP: Caso clínico de paciente com hanseníase do Instituto Lauro de Souza Lima. *Hansenol. Int.* 64–65 (2011).
44. Fernandes, A. D. A. Polineuropatia Desmielinizante Inflamatória Crónica: Caracterização clínico-laboratorial e avaliação da incapacidade e impacto funcional na prática clínica. (Universidade do Porto, 2019).
45. Pinto, M. V., Dyck, P. J. B. & Liewluck, T. Neuromuscular amyloidosis: Unmasking the master of disguise. *Muscle Nerve* (2021) doi:10.1002/mus.27150.
46. Bogoni, M., Teixeira, B. C. de A. & Cioni, M. Rare occurrence of Hirayama disease in Brazil. *Arq. Neuropsiquiatr.* 77, 370–371 (2019).

CAPÍTULO 20

Terapêutica da Hanseníase

Patrícia D. Deps
Marco Andrey Cipriani Frade

■ HISTÓRICO DO TRATAMENTO DA HANSENÍASE

A hanseníase, por ser uma das doenças mais antigas que conhecemos, foi objeto das mais diversas e empíricas tentativas terapêuticas ao longo dos tempos. O primeiro tratamento efetivo foi introduzido por Mouat em 1854, quando utilizou o óleo extraído das sementes de uma árvore chamada Chaulmoogra.[1] Embora com resultados modestos com o óleo à época, sementes e mudas passaram a ser exportadas a partir do sudeste asiático e aclimatadas em várias partes do mundo. Sais e ésteres foram aperfeiçoados e usados por vias oral e endovenosa, e mais comumente em aplicações hipodérmicas. Mesmo com significativos efeitos colaterais, foram mantidos como tratamento para hanseníase até o aparecimento da sulfona.[2]

Guy Faget e colaboradores,[3] em 1941, experimentando uma glicosulfona sódica (Promin®) em pacientes de Carville, EUA, abrem o ciclo das sulfonas no tratamento da

Terapêutica da Hanseníase

hanseníase. As sulfonas já eram conhecidas desde 1833 e foram usadas como taninos artificiais e inseticidas até o aparecimento do DDT (diclorodifeniltricloroetano). A sulfona-mãe, a diamino-difenil-sulfona (DDS), só foi sintetizada por Fromm e Whittmann na Alemanha em 1908,[4] mesmo ano da síntese das sulfonamidas. Na ausência de adequados estudos toxicológicos e de segurança adequados à época, o uso de doses análogas das duas drogas fez com que efeitos indesejáveis inviabilizassem sua utilização por muitos anos.

Em seguida a Faget e colaboradores,[3] vários hansenologistas em diferentes regiões do mundo, como Cochrane e colaboradores na Índia,[5] Lowe na Nigéria,[6] Floch na Guiana Francesa,[7] confirmaram a atividade da droga em doses menores e por via oral, estabelecendo profunda mudança no tratamento da doença, até então baseado principalmente no isolamento e segregação dos pacientes.

Em 1960, Shepard consegue a multiplicação do *M. leprae* no coxim plantar do camundongo,[8] podendo provar laboratorialmente a atividade da sulfona e a experimentação de novas drogas. Em contrapartida, poucos anos mais tarde, a suspeita clínica de resistência à sulfona veio a ser também demonstrada pelo mesmo método.[9]

O aparecimento de resistência secundária em prevalência crescente em diversos países fez com que, em 1976, a Organização Mundial da Saúde (OMS) recomendasse um esquema de tratamento com duas drogas em lugar da monoterapia sulfônica utilizada.[10] A droga que seria associada à sulfona no tratamento, a rifampicina, apresentava alta atividade bactericida e havia sido usada pela primeira vez em 1963 por Opromolla.[11]

A recomendação de utilização conjunta da dapsona com a rifampicina, cujo objetivo principal era evitar o aparecimento de resistência primária à dapsona, não durou muito tempo, pois em 1977 Pearson descreveu sulfonorresistência em cinco pacientes virgens de tratamento.[12] Esse fato fez com que a nova recomendação, em 1981, fosse no sentido de que o tratamento padrão incluísse três drogas. A escolha da que viria a fazer parte do novo esquema recaiu sobre a clofazimina, um corante iminofenazínico originário da anilina, sintetizado em 1954.

■ ESQUEMA POLIQUIMIOTERÁPICO DA ORGANIZAÇÃO MUNDIAL DA SAÚDE – PQT/OMS

A combinação de três drogas antimicrobianas para tratamento da hanseníase, a chamada poliquimioterapia (PQT), constitui-se no maior avanço na luta contra a doença.[13]

O número de casos registrados diminuiu drasticamente, principalmente pela eficácia e duração mais curta da PQT. Entretanto, o número de casos novos vem se mantendo em patamares preocupantes, demonstrando a necessidade de avaliação e estudo da problemática que impede a eliminação da endemia em muitos países.[13]

O tratamento com a PQT do paciente com hanseníase é a ação essencial para controle da endemia e da luta pela eliminação da hanseníase como problema de saúde pública. Portanto, ele deverá ser o mais precoce e eficaz possível para romper a cadeia epidemiológica de transmissão da doença, evitar a resistência do *M. leprae* à monoterapia e impedir a evolução da doença, prevenindo a instalação da incapacidade física e social do paciente.[13,14]

O tratamento integral do indivíduo com diagnóstico de hanseníase compreende, além da PQT, a avaliação do paciente para acompanhamento da evolução de suas lesões de pele, do seu comprometimento neural e verificar a presença de quadros reacionais e neurites. Essa avaliação deve ser realizada durante a administração mensal dos medicamentos (doses supervisionadas) e sempre que houver necessidade. Ainda, os pacientes deverão receber orientações sobre as técnicas de autocuidados e de prevenção de incapacidades.[15]

A PQT é eficiente, porém cepas resistentes passaram a ocorrer nas últimas duas décadas, alcançando 2% entre os casos novos e 5,1% entre os casos recidivados que haviam sido tratados adequadamente.[16] Nestes casos, a PQT pode ser prolongada por mais 12 meses ou pode-se utilizar esquemas substitutivos específicos, mas deverão ser avaliados em serviço de referência.[15]

A PQT é constituída pelo conjunto dos seguintes medicamentos: rifampicina (RFM), dapsona (DDS) e clofazimina (CFZ), com administração associada dependendo da classificação operacional dos pacientes.[15]

Tanto em adultos quanto em crianças, nos casos de intolerância a um dos medicamentos da PQT, é indicado esquema substitutivo e, em geral, são encaminhados para avaliação em serviço de referência.[15]

Os medicamentos são administrados por dose supervisionada (mensal), tomada na unidade de saúde, associada às doses autoadministradas (diária) no domicílio. As doses supervisionadas devem ser administradas, preferencialmente, com um intervalo de 28 dias. O paciente obtém alta por cura após a administração do número de doses preconizadas pelo esquema terapêutico e de acordo com o resultado do exame dermatoneurológico utilizando a avaliação neurológica simplificada incluindo o grau de incapacidade física.[15]

Terapêutica da Hanseníase

Para o tratamento de menores de 15 anos, o peso deverá ser o indicador mais importante. Em casos de crianças pesando mais de 50 kg, utilizar a dose de adulto. De 30 a 50 kg, utilizar as cartelas infantis (marrom/azul); e para as crianças menores de 30 kg deve-se fazer os ajustes das doses.[15]

A gravidez e o aleitamento não contraindicam a PQT padrão. No caso de pacientes com COVID-19, e coinfectados e em tratamento para HIV/AIDS, mantém-se o esquema PQT/OMS de acordo com a classificação operacional.[15] Para mais detalhes veja capítulo sobre coinfecções e hanseníase.

■ ESQUEMA PQT PARA PACIENTES PAUCIBACILARES (PB) E MULTIBACILARES (MB)

O esquema PQT/PB constituído de duas drogas apenas (Rifampicina e Dapsona em cartela verde/adulto ou azul/infantil) foi utilizado até meados de 2020, quando o Ministério da Saúde do Brasil passou a seguir as orientações da OMS publicadas em 2018.[17]

Por essas orientações da OMS, os PB passaram a usar o mesmo esquema PQT/MB com três drogas (Rifampicina, Dapsona e Clofazimina), como mostra o esquema abaixo, diferenciando apenas o tempo de tratamento, sendo de 6 meses (6 doses mensais supervisionadas em até 9 meses) para os PB e de 12 meses (12 doses mensais supervisionadas em até 18 meses) para os pacientes MB.[17] Para os pacientes que ainda apresentarem muitas lesões cutâneas no final da PQT poderá necessário administrar 12 doses adicionais de PQT. As Tabelas 20.1 e 20.2 mostram as dosagens de clofazimina, dapsona e rifampicina para adultos e crianças.

	Tabela 20.1 Dosagens da poliquimioterapia para hanseníase para adultos e crianças	
	Adulto	Criança (cartela infantil)
Rifampicina (RFM)	Dose mensal de 600 mg (2 cápsulas de 300 mg) A.S.	Dose mensal de 450 mg (uma cápsula de 150 mg e uma de 300 mg) A.S.
Dapsona (DDS)	Dose mensal de 100 mg A.S. + Dose diária de 100 mg A.A.	Dose mensal de 50 mg A.S + Dose diária de 50 mg A.A.
Clofazimina (CFZ)	Dose mensal de 300 mg (3 cápsulas de 100 mg) A.S. + Dose diária de 50 mg A.A.	Dose mensal de 150 mg (3 cápsulas de 50 mg) A.S. + Dose em dias alternados de 50 mg A.A.

Legenda: A.S.: administração supervisionada; AA.: autoadministração.

Crianças com menos de 30 kg

Para esses pacientes, a dose deverá ser ajustada de acordo com o seguinte esquema:

Tabela 20.2 Dosagens da poliquimioterapia para a hanseníase	
RFM (em suspensão)	Dose mensal de 10-20 mg/kg
DDS	Dose mensal de 1-2 mg/kg + Dose diária de 1-2 mg/kg
CFZ	Dose mensal de 5 mg/kg + Dose diária de 1 mg/kg

■ ESQUEMAS TERAPÊUTICOS SUBSTITUTIVOS DA PQT/OMS

Caso seja constatado impedimento de uso de algum dos medicamentos utilizados na PQT/OMS, os esquemas substitutivos deverão ser considerados. Esses pacientes deverão ser avaliados em serviço de referência. Em geral podem ser utilizadas as drogas ofloxacino (OFX) OU minociclina (MNC), conforme abaixo:

Intolerância à dapsona (DDS)

O tempo de tratamento mantém-se o mesmo da PQT/OMS padrão. Observar que pode ser utilizado minociclina (MNC) OU ofloxacino (OFX), como detalhado na Tabela 20.3.[15]

	Tabela 20.3 Esquema substitutivo para intolerância à dapsona (DDS)	
	PB	MB
RFM	Dose mensal de 600 mg A.S.	Dose mensal de 600 mg A.S.
CFZ	Dose mensal de 300 mg A.S. + Dose diária de 50 mg AA.	Dose mensal de 300 mg A.S. + Dose diária de 50 mg A.A.
OFX*	————	Dose mensal de 400 mg A.S. + Dose diária de 400 mg A.A.
MNC*	————	Dose mensal de 100 mg A.S. + Dose diária de 100 mg A.A.

Legenda: A.S.: administração supervisionada; A.A.: autoadministração.
*Deve ser utilizada a droga ofloxacino OU a minociclina exclusivamente.

Terapêutica da Hanseníase

Intolerância à clofazimina (CFZ).

Semelhante à intolerância à dapsona, o tempo de tratamento mantém-se o mesmo da PQT/OMS padrão, podendo ser utilizado minociclina (MNC) OU ofloxacino (OFX),[15] conforme a Tabela 20.4:

Tabela 20.4
Esquema substitutivo para intolerância à clofazimina (CFZ)

	MB
RFM	Dose mensal de 600 mg A.S.
DDS	Dose mensal de 100 mg A.S. + Dose diária de 100 mg A.A.
OFX*	Dose mensal de 400 mg A.S. + Dose diária de 400 mg A.A.
MNC*	Dose mensal de 100 mg A.S. + Dose diária de 100 mg A.A.

Legenda: A.S.: administração supervisionada; A.A.: autoadministração.
*Deve ser utilizado ofloxacino OU minociclina exclusivamente.

Intolerância à rifampicina (RFM)

Deve seguir o esquema substitutivo abaixo. Observar que também pode ser utilizado minociclina (MNC) OU ofloxacino (OFX)[15], como mostra a Tabela 20.5.

Tabela 20.5
Esquema substitutivo para intolerância à rifampicina (RFM)

	PB	MB
DDS	Dose mensal de 100 mg A.S. + Dose diária de 100 mg A.A.	Dose mensal de 600 mg A.S. + Dose diária de 100 mg A.A.
CFZ	———	Dose mensal de 300 mg A.S. + Dose diária de 50 mg A.A.
OFX*	Dose mensal de 400 mg A.S. + Dose diária de 400 mg A.A.	Dose mensal de 400 mg A.S. + Dose diária de 400 mg A.A.
MNC*	Dose mensal de 100 mg A.S. + Dose diária de 100 mg A.A.	Dose mensal de 100 mg A.S. + Dose diária de 100 mg A.A.

Legenda: A.S.: administração supervisionada; A.A.: autoadministração.
*Deve ser utilizado o ofloxacino OU a minociclina exclusivamente.

Terapêutica da Hanseníase

Intolerância à RFM e DDS

No esquema PQT/MB por 24 meses, sendo que ofloxacino e minociclina deverão ser utilizados juntos nos 6 primeiros meses. Do 7º mês de tratamento até o 24º mês voltam a ser usados separadamente, ou seja, OFX ou MNC,[15] como mostra a Tabela 20.6.

Tabela 20.6 Esquema substitutivo para intolerância à RFM e DDS		
	PB	MB
CFZ	Dose mensal de 300 mg A.S. + Dose diária de 50 mg A.A.	Dose mensal de 300 mg A.S. + Dose diária de 50 mg A.A.
OFX**	Dose mensal de 400 mg A.S. + Dose diária de 400 mg A.A.	Dose mensal de 400 mg A.S. + Dose diária de 400 mg A.A.
MNC**	Dose mensal de 100 mg A.S. + Dose diária de 10 0mg A.A.	Dose mensal de 100 mg A.S. + Dose diária de 100 mg A.A.

Legenda: A.S.: administração supervisionada; A.A.: autoadministração.
**nos 6 primeiros meses de tratamento: ofloxacino E minociclina; do 7º mês aos 24º: ofloxacino OU minociclina, exclusivamente.

Intolerância à DDS e CFZ

Deve seguir o esquema de tratamento abaixo, com uso de rifampicina (RFM), ofloxacino (OFX) e minociclina (MNC). Tratamento previsto para a faixa etária adulta,[15] como mostra a Tabela 20.7.

Tabela 20.7 Esquema substitutivo para intolerância à DDS e CFZ.		
	PB	MB
RFM	Cápsula de 300 mg (2)	Cápsula de 300 mg (2)
OFX	Comprimido de 400 mg (1)	Comprimido de 400 mg (1)
MNC	Comprimido de 100 mg (01)	Comprimido de 100 mg (01)

A OMS, em seu último guia, recomenda para os pacientes resistentes à rifampicina a utilização de pelo menos duas das drogas de segunda linha (claritromicina, minociclina ou uma quinolona) associada à clofazimina diariamente por seis meses, seguida da clofazimina mais uma dessas drogas por mais 18 meses. Quando há resistência à ofloxacina, essa quinolona não deverá ser considerada, mas pode ser substituída por levofloxacina (400 mg) ou moxifloxacina (400 mg).[17]

Atualmente, a claritromicina faz parte do arsenal terapêutico para hanseníase. Este medicamento é importante para a substituição da rifampicina e dapsona principalmente para crianças e gestantes contraindicadas para uso de minociclina e quinolonas, além dos pacientes com diagnóstico de falência terapêutica.[18]

■ INSUFICIÊNCIA TERAPÊUTICA

A insuficiência terapêutica é evidenciada naqueles pacientes que ao final do tratamento padrão houver a necessidade de continuar a PQT. Se foi classificado, erroneamente como PB poderá completar as 12 doses de PQT/MB. Se MB, tratado com esquema de 12 doses, e que, na alta por cura, apresenta sinais de atividade clínica e/ou presença de bacilos íntegros bem definidos no raspado dérmico e/ou exame histopatológico de pele e, quando disponível, manutenção de altos níveis de anticorpos (IgM) anti-PGL-1, deverá tomar 12 doses adicionais. A insuficiência terapêutica com a PQT/MB padrão trata-se de caso especial por problemas de biodisponibilidade, interações medicamentosas e/ou falhas de absorção.[15]

■ FALÊNCIA TERAPÊUTICA

Falência terapêutica é a situação em que o paciente MB recebeu 24 doses de PQT/MB, portanto já ultrapassou o critério de insuficiência terapêutica, e que, na alta por cura, apresenta sinais de atividade clínica e/ou presença de bacilos íntegros bem definidos no raspado dérmico e/ou exame histopatológico de pele e, quando disponível, manutenção de altos níveis de anticorpos (IgM) anti-PGL-1.[15] Neste caso, os testes para avaliar resistência medicamentosa poderão ser realizados (veja capítulo de agente etiológico e métodos de detecção do *Mycobacterium leprae*). O tratamento poderá ser realizado, em geral, com uma combinação de três ou quatro drogas, substituindo a droga apontada no teste de resistência, se for o caso.

■ TRATAMENTO DAS REAÇÕES HANSÊNICAS

Toda atenção possível deverá ser prestada ao paciente com suspeita de episódio reacional. A definição do tipo de reação hansênica é fundamental para instituir o tratamento adequado. Assim, o amplo conhecimento dos estados reacionais em hanseníase é de extrema importância. Deve ser realizado exame neurológico minucioso. Em alguns casos o estado geral poderá estar comprometido. O tratamento deverá ser iniciado nas primeiras 24 horas, geralmente é ambulatorial e realizado por médico. Em alguns casos haverá a necessidade de internação. Entre outras necessidades, o tratamento cirúrgico, como drenagem e descompressão do nervo nos casos de abscessos, poderá ser associado.[19]

Tratamento da reação hansênica tipo 1

A corticoterapia (prednisona) é o tratamento eletivo da reação hansênica tipo 1. A dose preconizada para início do tratamento é de 1 mg/kg/dia, deve ser mantida até a regressão do quadro reacional e então reduzida lentamente a intervalos fixos conforme avaliação clínica.[13] Avaliar todas as variáveis e considerações para utilização de corticoterapia oral por tempo prolongado – anotar e monitorar peso, glicemia de jejum, pressão arterial, alterações oculares, e proceder tratamentos profiláticos para estrongiloidíase e osteoporose.[15]

Em casos de neurite, a imobilização do membro afetado deverá ser feita. Se o paciente estiver em tratamento com a PQT/OMS, a mesma não deverá ser descontinuada, somente em casos especiais após julgamento da equipe médica.

Com o objetivo de evitar a incapacidade física, o paciente deve ser sempre monitorado quanto às funções dos nervos periféricos por meio da avaliação neurológica simplificada com atenção ao grau de incapacidade.

Nos casos de reações hansênicas recalcitrantes com neurites graves que não melhoram com uso crônico de corticoesteroides orais em altas doses, a pulsoterapia intravenosa com corticoesteroides tem sua indicação.[20] Este tipo de tratamento deve ser realizado nos centros de referência, com ou sem hospitalização. Para o primeiro pulso, utiliza-se a metilprednisolona endovenosa na dose de 1 g/dia por três dias consecutivos (1º pulso). Os pulsos subsequentes deverão ser realizados após intervalos de 15 ou 30 dias entre os pulsos, com dose única, seguido do segundo e terceiro pulsos com doses de 1 g de metilprednisolona EV. A melhora clínica será o critério para suspensão da pulsoterapia ou sua substituição por uma menor dose de prednisona oral.[15]

Tratamento da reação hansênica tipo 2 ou eritema nodoso hansênico (ENH)

Para o tratamento do ENH, a talidomida (alfa-N-pthali-midoglutarimide) é recomendada como droga de eleição,[15,21–23] porém o uso de corticosteroides é mandatório quando há envolvimento neural associado, mãos e pés reacionais, neurite, irite, iridociclite, orquite, nefrite e/ou ENH necrotizante.[15]

Terapêutica da Hanseníase

A talidomida, sendo tratamento de escolha, deve ser utilizada na dose de 100 a 400 mg/dia conforme o acometimento e gravidade do quadro.

Para prescrição da talidomida, deve-se estar atento às principais contraindicações desta medicação: gravidez e possibilidade de gravidez. Só poderá ser prescrita para mulheres em idade fértil que utilizam, no mínimo, dois métodos efetivos de contracepção (sendo pelo menos um método de barreira). Nesses casos a droga poderá ser considerada, mesmo assim somente nos casos em que o benefício da talidomida não seja alcançado por outros tratamentos. Testes de gravidez de alta sensibilidade deverão ser feitos antes do início do uso da talidomida e regularmente durante o tratamento. Observar a RDC nº 11, de 22 de março de 2011 e Lei nº 10.651, de 16 de abril de 2003. Os homens que tomam talidomida devem usar preservativo nas relações sexuais com mulheres em idade fértil, mesmo que vasectomizados.[15]

Na impossibilidade do uso da talidomida para reação tipo 2, a pentoxifilina na dose de 400 mg de 8/8 horas deve ser usada, associada ou não com a prednisona prescrita na dose de 1mg/kg/dia, ou dexametasona na dose equivalente (0,15 mg/kg/dia). Cuidados gerais para uso de corticoterapia sistêmica devem ser tomados.[15]

No caso do uso de corticoides juntamente com talidomida, o ácido acetil salicílico deverá ser prescrito na dose 100 mg/dia para evitar tromboembolismo.[15]

Se o paciente está em uso de PQT/OMS, a mesma deve ser mantida durante o tratamento da reação hansênica. Deverá ser feita a imobilização do membro envolvido no caso de neurite associada. As doses da talidomida e do corticóide deverão ser reduzidas (lentamente) conforme a resposta terapêutica.

Betametasona,[24] pentoxifilina,[25] clofazimina,[26,27] ácido acetil salicílico,[28] cloroquina,[28] indometacina,[28,29] e levamisole[30] foram também testados no tratamento do ENH. E além da talidomida e corticoides, a clofazimina é utilizada na dose de 300 mg/dia para tratar ENH, no entanto, escassos são os relatos sobre sua eficácia na literatura.

Deve-se sempre avaliar, principalmente nos casos de reação hansênica (tipo 1 ou 2) com pouca melhora utilizando-se dos esquemas acima, a possibilidade de comorbidades, como: infecções concomitantes em geral, focos bacterianos dentários, alterações hormonais, situações de estresse emocional, distúrbios de ansiedade, reinfecção, diabetes e outros.[15]

Tratamento clínico para dor neural intensa (dor neural não controlada)

Deve ser avaliado por serviço de referência para considerar a necessidade de descompressão cirúrgica. Podem ser considerados para uso os antidepressivos como cloridrato de amitriptilina na dose de 25 a 300 mg por dia ou cloridrato de nortriptilina na dose de 10 a 150 mg por dia. Outras possibilidades são os neurolépticos como a clorpromazina na dose de 25 a 200 mg/dia, os anticonvulsivantes como a carbamazepina na dose de 200 a 3000 mg por dia e a gabapentina de 900 a 2400 mg por dia.[15]

Tratamento das reações hansênicas em crianças

Nas reações do tipo 1 e neurites o corticoide é a droga de escolha em doses que podem variar de 0,5 mg a 1 mg por kg/dia, mesma dosagem que deverá ser usada nas reações tipo 2. Em relação ao uso da talidomida nas reações tipo 2, até o momento não existem trabalhos sobre a segurança da droga em menores de 12 anos. Acrescenta-se, ainda, as restrições do uso em mulheres em idade fértil pelo risco de gravidez.

■ PRINCIPAIS MEDICAMENTOS USADOS NA PQT E EFEITOS COLATERAIS

A frequência de efeitos colaterais causados pela PQT relatada por publicações brasileiras varia bastante, de 0,61% a 45% dos pacientes em tratamento. Embora não seja grave, nem impeça a continuação do tratamento, o efeito colateral mais observado é a mudança na pigmentação da pele, que ocorre na grande maioria dos pacientes em uso de clofazimina.[14,31–34]

Dapsona

A diamino-difenil-sulfona (DDS) é droga essencialmente bacteriostática e o seu modo ação é competir com o ácido paraminobenzóico por uma enzima, a dihidropteroato sintetase, impedindo a formação de ácido fólico pela micobactéria. Apesar de ser considerada uma droga segura na dosagem utilizada pela PQT,[31] é o medicamento do esquema que mais causa efeitos colaterais graves.

Segundo a OMS,[33] seu principal efeito colateral é a reação alérgica, ocasionando desde exantemas pruriginosos até dermatite esfoliativa. Entretanto, autores brasileiros descrevem que a dapsona provoca, não raramente, anemia hemolítica, metahemoglobinemia, icterícia, reações psicóticas e síndrome dapsona.[14,31–34] A Tabela 20.8 mostra a frequência dos efeitos colaterais encontrados em estudo com 174 pacientes em uso de PQT tratados na Região Metropolitana da Grande Vitória-ES, Brasil.[14] Alterações hepáticas quando ocorrem, são mais frequentes nos primeiros 3 meses de tratamento. Manifestam-se geralmente com aumento das

Tabela 20.8
Efeitos colaterais relacionados com os medicamentos utilizados na PQT[14]

Efeitos colaterais diagnosticados	Nº ocorrências	(%)
Relacionados à dapsona		
Anemia hemolítica	48	27,59
Manifestações gastrointestinais	23	13,22
Outros	22	12,64
Manifestações hepáticas*	20	11,5
Manifestações neuropsíquicas	8	4,6
Farmacodermia	6	3,45
Metemoglobinemia	5	2,87
Agranulocitose	2	1,15
Relacionados à rifampicina		
Manifestações hematológicas	7	4,02
Manifestações gastrintestinais	5	2,87
Hipersensibilidade	2	1,15
Síndrome gripal	1	0,57
Relacionados à clofazimina		
Manifestações gastrointestinais	17	9,78
Xerodermia	7	4,02
Edema de membros inferiores	1	0,57
Total	**174**	**100**

*Em 10 pacientes as manifestações hepáticas foram também atribuídas à rifampicina.

bilirrubinas e das transaminases, com ou sem icterícia [14]. Efeitos adversos similares foram recentemente relatados numa revisão sistemática sobre dapsona e efeitos adversos no tratamento da hanseníase.[35]

Rifampicina

Tem potente ação bactericida contra o *M. leprae*[11] e atua inibindo o RNA polimerase dependente de DNA. Poucos efeitos colaterais têm sido reportados com a administração mensal.[13]

Entretanto, existem várias publicações relatando principalmente efeitos como erupções cutâneas, púrpura trombocitopênica, hepatite, síndrome gripal, anemia hemolítica, choque, insuficiência respiratória e insuficiência renal aguda.[14,31–33,35,36]

Clofazimina

A clofazimina é um corante rimino-fenazínico com ação tanto bacteriostática quanto anti-inflamatória, cujo mecanismo de ação, pouco conhecido, provavelmente o faz por ação direta sobre o DNA bacteriano.[37,38] A clofazimina é bem tolerada e poucos efeitos colaterais são relacionados a ela, e todos de baixa gravidade. Os mais importantes são: hiperpigmentação da pele, conjuntiva e líquidos orgânicos; ressecamento tegumentar e secura ocular; sintomas gastrointestinais: dor abdominal, náusea, vômito, diarreia, anorexia, perda de peso e obstrução intestinal. Como efeito colateral mais grave o paciente pode apresentar a síndrome do intestino delgado, caracterizada por diarreia persistente, perda de peso e dor abdominal.[39,40]

Um efeito colateral raro da PQT é a linfohistiocitose hemafagocítica (HLH). Esse quadro é caracterizado por febre, esplenomegalia, pancitopenia, hiperferritinemia acentuada, hipertrigliceridemia e hemofagocitose histiocítica na medula óssea. Isso se dá porque a PQT/OMS não consegue alcançar a medula óssea, que serve de um *nicho oculto* para o *M. leprae*. HLH pode ser confundida com síndrome dapsona e com reação hansênica tipo 2. Por isso, avaliar a medula óssea do indivíduo com essas suspeitas é essencial para corretos diagnóstico e conduta.

Referências bibliográficas

1. Mouat, F. J. Notes on native remedies no. 1: the chaulmoogra. *Indian Annals of Medical Science* 1, 646–652 (1854).
2. McCoy, G. W. Chaulmoogra Oil in the Treatment of Leprosy. *Public Health Reports* 57, 1727–1733 (1942).
3. Faget, G. H. *et al.* The Promin treatment of leprosy. A progress report. *Public Health Reports* 58, 1729–1741 (1943).
4. Fromm, E. & Wittmann, J. Derivate desp-Nitrothiophenols. *Ber. Dtsch. Chem. Ges.* 41, 2264–2273 (1908).
5. Cochrane, R. G., Ramanujam, K., Paul, H. & Russell, D. Two-and-a-Half Years' Experimental Work on the Sulphone Group of Drugs. *Leprosy Review* 20, 4–64 (1949).
6. Lowe, J. Treatment of leprosy with diamino-diphenyl sulphone by mouth. *Lancet* 1, 145–150 (1950).
7. Floch, H. A. [Sulfone-resistance of Mycobacterium leprae-monotherapy with diaminodiphenylsulfone--the value of triple-drug combinations]. *Int J Lepr Other Mycobact Dis* 54, 122–125 (1986).
8. Shepard, C. C. The Experimental Disease that Follows the Injection of Human Leprosy Bacilli Into Foot-Pads of Mice. *J Exp Med* 112, 445–454 (1960).
9. Gillis, T. P. & Williams, D. L. Dapsone resistance in Mycobacterium leprae. *Lepr Rev* 71 Suppl, S91-95 (2000).

Terapêutica da Hanseníase

10. World Health Organization. *WHO Expert Committee on Leprosy. Fifth report.* (1977).
11. Opromolla, D. V. A. First results of the use of rifamycin SV in the treatment of lepromatous leprosy. *Transactions of the VIIIth International Congress of Leprology* 2, 346–355 (1963).
12. Pearson, J. M., Haile, G. S. & Rees, R. J. Primary dapsone-resistant leprosy. *Lepr Rev* 48, 129–132 (1977).
13. Sansarricq, H. & UNDP/World Bank/WHO Special Programme for Research and Training in Tropical Diseases. *Multidrug therapy against leprosy: development and implementation over the past 25 years.* (World Health Organization, 2004).
14. Deps, P. D. et al. Adverse effects from multi-drug therapy in leprosy: a Brazilian study. *Lepr Rev* 78, 216–222 (2007).
15. Ministério da Saúde. *Diretrizes para vigilância, atenção e eliminação da hanseníase como problema de saúde pública: manual técnico-operacional.* https://portalarquivos2.saude.gov.br/images/pdf/2016/fevereiro/04/diretrizes-eliminacao-hanseniase-4fev16-web.pdf (2016).
16. Cambau, E. et al. Antimicrobial resistance in leprosy: results of the first prospective open survey conducted by a WHO surveillance network for the period 2009-15. *Clin Microbiol Infect* 24, 1305–1310 (2018).
17. World Health Organization. *Guidelines for the diagnosis, treatment and prevention of leprosy.* http://www.who.int/lep/resources/9789290226383/en/ (2018).
18. Ministério da Saúde. *Implantação do protocolo de Investigação da Resistência Medicamentosa em Hanseníase e estabelecimento do fluxo de envio de amostra.* (2018).
19. Lugão, H. B., Frade, M. A. C., Mazzer, N., Foss, N. T. & Nogueira-Barbosa, M. H. Leprosy with ulnar nerve abscess: ultrasound findings in a child. *Skeletal Radiol* 46, 137–140 (2017).
20. Lu, P.-H., Lin, J.-Y., Tsai, Y.-L. & Kuan, Y.-Z. Corticosteroid pulse therapy for leprosy complicated by a severe type 1 reaction. *Chang Gung Med J* 31, 201–206 (2008).
21. Pearson, J. M. & Vedagiri, M. Treatment of moderately severe erythema nodosum leprosum with thalidomide--a double-blind controlled trial. *Lepr Rev* 40, 111–116 (1969).
22. Sheskin, J. & Convit, J. Results of a double blind study of the influence of thalidomide on the lepra reaction. *Int J Lepr Other Mycobact Dis* 37, 135–146 (1969).
23. Waters, M. F. An internally-controlled double blind trial of thalidomide in severe erythema nodosum leprosum. *Lepr Rev* 42, 26–42 (1971).
24. Girdhar, A., Chakma, J. K. & Girdhar, B. K. Pulsed corticosteroid therapy in patients with chronic recurrent ENL: a pilot study. *Indian J Lepr* 74, 233–236 (2002).
25. Sales, A. M. et al. Double-blind trial of the efficacy of pentoxifylline vs thalidomide for the treatment of type II reaction in leprosy. *Braz J Med Biol Res* 40, 243–248 (2007).
26. Helmy, H. S., Pearson, J. M. & Waters, M. F. Treatment of moderately severe erythema nodosum leprosum with clofazimine--a controlled trial. *Lepr Rev* 42, 167–177 (1971).
27. Iyer, C. G. et al. WHO co-ordinated short-term double-blind trial with thalidomide in the treatment of acute lepra reactions in male lepromatous patients. *Bull World Health Organ* 45, 719–732 (1971).
28. Karat, A. B., Thomas, G. & Rao, P. S. Indomethacin in the management of erythema nodosum leprosum--a double-blind controlled trial. *Lepr Rev* 40, 153–158 (1969).
29. Ing, T. H. Indomethacin in the treatment of erythema nodosum leprosum, in comparison with prednisolone. *Singapore Med J* 10, 66–70 (1969).

Terapêutica da Hanseníase

30. Arora, S. K., Singh, G. & Sen, P. C. Effect of levamisole therapy on lepromin reaction in lepromatous leprosy cases. *Int J Lepr Other Mycobact Dis* 53, 113–114 (1985).
31. Brasil, M. T., Opromolla, D. V., Marzliak, M. L. & Nogueira, W. Results of a surveillance system for adverse effects in leprosy's WHO/MDT. *Int J Lepr Other Mycobact Dis* 64, 97–104 (1996).
32. Cunha, M. da G. *et al.* Regarding Brasil, et al.'s adverse effects in leprosy's WHO/MDT and paramedic's role in leprosy control program. *Int J Lepr Other Mycobact Dis* 65, 257–259 (1997).
33. Goulart, I. M. B., Arbex, G. L., Carneiro, M. H., Rodrigues, M. S. & Gadia, R. [Adverse effects of multidrug therapy in leprosy patients: a five-year survey at a Health Center of the Federal University of Uberlândia]. *Rev Soc Bras Med Trop* 35, 453–460 (2002).
34. White, C. Sociocultural considerations in the treatment of leprosy in Rio de Janeiro, Brazil. *Lepr Rev* 73, 356–365 (2002).
35. Hilder, R. & Lockwood, D. The adverse drug effects of dapsone therapy in leprosy: a systematic review. *LEPROSY* 91, 232–243 (2020).
36. Girling, D. J. Adverse reactions to rifampicin in antituberculosis regimens. *J Antimicrob Chemother* 3, 115–132 (1977).
37. Morrone, N., Feres, W. J. & Fazolo, N. Efeitos colaterais dos tuberculostáticos. *Rev Bras Clin Terap* 11, 212–225.
38. Jopling, W. H. Side-effects of antileprosy drugs in common use. *Lepr Rev* 54, 261–270 (1983).
39. Jopling, W. H. Side-effects of antileprosy drugs in common use. *Leprosy Review* 56, 61–70 (1985).
40. Rastogi, P. *et al.* Leprosy and bone marrow involvement. *QJM* 110, 189–190 (2017).
41. Saidi, W. *et al.* Hemophagocytic lymphohistiocytosis: an unusual complication of leprosy. *International Journal of Dermatology* 54, 1054–1059 (2015).
42. Somanath, P. & Vijay, K. C. Bone marrow evaluation in leprosy: clinical implications. *Lepr Rev* 87, 122–123 (2016).

21
CAPÍTULO

Quimio e Imunoprofilaxia da Hanseníase

Marcos Cesar Florian

Ao longo das últimas décadas houve uma redução do número de casos de hanseníase (prevalência) no mundo após a introdução da poliquimioterapia como terapêutica, entretanto a detecção de novos casos (incidência) continua expressiva. Existem inúmeros casos ainda não diagnosticados, portanto não registrados, levando a uma subestimação da ocorrência da doença.[1] Por se tratar de uma doença crônica com grande variabilidade clínica, há a possibilidade de muitos diagnósticos tardios, contribuindo para a ocorrência de incapacidades físicas e para a manutenção da transmissão nos países e regiões endêmicas.[2] A compreensão e entendimento sobre a hanseníase, seus sinais e sintomas, assim como a percepção geral da população acerca da hanseníase ainda são baixos em várias áreas endêmicas.[3] São fatores que também contribuem para a dificuldade de controle da doença.

Algumas estratégias de enfrentamento da hanseníase vêm sendo desenvolvidas ao longo dos anos e consistem

21

Quimio e Imunoprofilaxia da Hanseníase

no tratamento com um coquetel de três drogas chamado de poliquimioterapia (PQT) recomendado pela Organização Mundial da Saúde (OMS), no diagnóstico precoce através de demanda espontânea e da busca ativa através de campanhas, e nos exames dos contatos domiciliares e sociais das pessoas acometidas pela hanseníase. Desse modo, além dessas propostas de controle, que parecem insuficientes para diminuir de forma mais decisiva o número de casos, outras estratégias precisam ser buscadas.[4] A imunoprofilaxia e/ou a quimioprofilaxia, incluindo o uso da "profilaxia pós-exposição" (PEP – *post-exposure prophylaxis*), se incluem nessas propostas. A PEP pode ser administrada entre contatos de doentes acometidos pela hanseníase, os quais incluem pessoas que moram ou moraram na mesma casa, outros familiares, amigos próximos, vizinhos, assim como em outros moradores do território em que há casos de hanseníase. A PEP é um termo usado para quimioprofilaxia e/ou imunoprofilaxia e tem sido estudada em ensaios clínicos randomizados e estudos observacionais desde a década de 1960 em algumas áreas endêmicas do mundo.[5] Os primeiros ensaios clínicos utilizaram a dapsona e a acedapsona. Todavia, com o advento da resistência à dapsona, o seu uso em estudos de intervenção com quimioprofiláticos na população baseados apenas nesse fármaco foi descontinuado. A rifampicina, principalmente em dose única,[5,6] mas também em associação com outros fármacos, têm sido avaliada como opção de quimioprofilaxia.

■ IMUNOPROFILAXIA

A imunoprofilaxia consiste em um modo de prevenção no qual o hospedeiro utiliza o sistema imune para combater um processo infeccioso. Ele pode ser passivo, como a administração de soro antiofídico e o aleitamento materno, ou ativo, como as vacinas.

A vacina BCG (*bacillus Calmette-Guérin*), que é produzida com o *Mycobacterium bovis* atenuado, foi desenvolvida para a prevenção da tuberculose, em especial suas formas graves, e faz parte do esquema de imunização das crianças, sendo aplicada de rotina em recém-nascidos em várias partes do mundo. Quando se trata da imunoprofilaxia da hanseníase, a vacina BCG é a mais relevante visto que confere um parcial aumento de resposta imunológica ao *Mycobacterium leprae*. A vacinação com BCG na infância reduz em cerca de 50% a chance de contrair o *M. leprae* em uma população de alto risco, como os contatos de pacientes recém-diagnosticados com hanseníase.[7] Sua eficácia contra a hanseníase parece ser significantemente maior entre os contatos de pessoas com hanseníase do que na população geral: 68% versus 53%.[8]

Durante as décadas de 1980 e 1990 foram conduzidos ensaios clínicos visando analisar a eficácia da combinação da BCG com a rifampicina, incluindo a utilização da combinação de vacina BCG com *M. leprae* inativado pelo calor.[5] A quimioprofilaxia com rifampicina teve efeito protetor geral de aproximadamente 60% e, quando combinada com a imunização prévia com vacina BCG, poderia chegar a 80%, sendo esse efeito demonstrado nos 2 anos seguintes à intervenção.[9] Portanto, a associação da quimioprofilaxia e a imunoprofilaxia é uma ferramenta útil direcionada aos contatos de pessoas com hanseníase, e importante no enfrentamento da hanseníase e na redução da transmissão do *M. leprae*. Não está claro se essa combinação da imunoprofilaxia com BCG com a quimioprofilaxia com dose única de rifampicina teria um efeito protetor adicional duradouro na prevenção da hanseníase.[9,10]

■ QUIMIOPROFILAXIA

De forma sucinta, a quimioprofilaxia se baseia na administração de medicamentos que têm como função deter a infecção pelo *Mycobacterium leprae* em pessoas que tiveram contato com indivíduos afetados pela doença e que sejam transmissores, ou de diminuir a chance de que alguém que já foi infectado desenvolva a hanseníase. Portanto, a quimioprofilaxia tem como seu principal objetivo reduzir a transmissão do bacilo entre os contatos de casos de hanseníase.

Há cerca de dez vezes mais chance de se detectar pessoas com hanseníase não diagnosticada nos contatos que vivem na mesma casa de pessoas com hanseníase em comparação à população geral, independentemente da idade, classificação da hanseníase e distância genética.[9,11] Assim, os contatos devem ser um dos principais focos de aplicação de planos para o monitoramento e controle da doença.

■ USO DA DAPSONA E DA ACEDAPSONA

Em meados das décadas de 1960 e 1970 foram realizados ensaios clínicos utilizando a dapsona como quimioprofilático em escolas infantis de Uganda e em vilarejos endêmicos da Índia. A administração da dapsona foi feita em doses regulares semanais durante 2 ou 3 anos. Essa etapa foi seguida por testes com a acedapsona, porém com menor frequência e duração, a cada 10 semanas por 7 meses. Foi realizada uma metanálise do uso desses dois medicamentos como quimioprofiláticos.

Como conclusão, foi demonstrada a redução geral de hanseníase em 40% entre os contatos em que dapsona foi administrada e de 51% entre os contatos em que a acedapsona foi administrada.[5]

As desvantagens da dapsona como agente quimioprofilático são o desenvolvimento de resistência a esse medicamento e a falta de adesão do paciente devido à necessidade de administração por um longo período. Novos fármacos foram considerados, incluindo a rifampicina.

■ USO DA RIFAMPICINA

A rifampicina, por ser droga bactericida contra o agente da hanseníase e fazer parte da poliquimioterapia, vem sendo utilizada em estudos de quimioprofilaxia, seja administrada como droga única, seja usada conjuntamente com outros fármacos (como a claritromicina)[12] ou com imunoprofilaxia. A Tabela 21.1 apresenta alguns desses ensaios clínicos.

Tabela 21.1		
Alguns ensaios clínicos com o uso da rifampicina como quimiprofilático		
Local do estudo	Drogas utilizadas para os contatos de caso índice	Conclusões após a intervenção
Estados Federados da Micronésia, Kiribati e República das Ilhas Marshall	1) ROM (rifampicina, ofloxacina e minociclina) para adultos 2) Rifampicina para crianças menores que 15 anos	Redução dos casos novos após nove anos da intervenção, embora a interrupção da transmissão de *M. leprae* naquelas populações tenha sido comprovada.[5]
Indonésia	Rifampicina (2 doses)	Não foi possível concluir se houve diminuição da incidência de casos novos entre os contatos após a intervenção.[5]
COLEP (*Contact Leprosy Patient*) - Bangladesh	Rifampicina - SDR (*single dose of rifampicin* – dose única de rifampicina)	Redução de casos novos foi observada apenas nos dois primeiros dois anos após a intervenção.[5]
Projeto PEP-Hans – Brasil, Índia, Indonésia, Mianmar, Nepal, Sri Lanka e Tanzânia	Rifampicina - SDR (*single dose of rifampicin* – dose única de rifampicina)	Não foi possível aferir eficácia epidemiológica após três anos de intervenção.[13,14]

A Tabela 21.2 apresenta alguns pontos considerados favoráveis e outros desfavoráveis a partir dos resultados de estudos do uso da dose única de rifampicina como quimioprofilaxia.

Tabela 21.2 Pontos favoráveis e desfavoráveis em relação à quimioprofilaxia com dose única de rifampicina (PEP-SDR)	
Pontos favoráveis	Pontos desfavoráveis
A demonstração de que a quimioprofilaxia tem um efeito benéfico e efetivo na redução do contágio pelo *M. leprae* nos primeiros dois anos após a administração da PEP com dose única de rifampicina em contatos de pessoas com hanseníase.[15]	A meta de contatos que precisam receber PEP para alcançar expressiva redução da incidência da hanseníase deve ser atingida com dificuldade, pois há muitos casos ainda não diagnosticados, portanto com seus contatos também não detectados.[15,16]
O uso de rifampicina em dose única como PEP permitiu uma maior adesão ao tratamento, uma vez que é muito comum as pessoas com hanseníase residirem a longas distâncias dos locais onde é distribuída a medicação e o tratamento realizado. Essa situação frequentemente inviabiliza o recebimento do tratamento pois o trabalhador tem dificuldade em comparecer ao serviço de saúde por conta de sua rotina laboral.[15]	O risco de resistência à rifampicina utilizada em dose única como PEP é considerado reduzido, porém não é nulo.
O seu baixo custo.	A falta de informação ou a informação inadequada podem levar à rejeição do uso da rifampicina como PEP pelos contatos.[13]
A possibilidade de ser implementada em Estratégias da Saúde da Família (ESF) permitindo fácil acesso à pessoa com hanseníase, assim como seus contatos para a administração da PEP, facilitando a atuação dos profissionais da saúde no tratamento e no controle epidemiológico da hanseníase.[15]	O risco de se desenvolver a hanseníase, mesmo em pessoas portadoras do bacilo, tende a diminuir naturalmente em todos os contatos, mesmo os que não receberam a PEP.[15]
A não necessidade de uma segunda dose de medicamento.[15]	Os variados resultados nos estudos dependendo do tipo do estudo e do tempo de observação.[17]
O risco de efeitos colaterais e de resistência à rifampicina utilizada em dose única como PEP são considerados reduzidos.[15,18]	
A possibilidade de redução do número de casos novos nos primeiros 2 anos após a quimioprofilaxia.[15]	

Os diferentes esquemas de quimioprofilaxia e/ou imunoprofilaxia visam os contatos.[4] O contato domiciliar é definido como toda e qualquer pessoa que resida ou tenha residido com a pessoa com hanseníase. Deve-se considerar o período dos últimos 5 anos pelo menos. Há também a definição do contato social que inclui qualquer pessoa que conviva ou tenha convivido em relações familiares ou não, de forma próxima e prolongada (vizinhos, colegas de trabalhos e de escola, pais, irmãos, avós, tios etc).[19]

A Organização Mundial da Saúde (OMS) coloca como um dos pilares estratégicos atuais "promover intervenções para a prevenção da infecção e da doença". Há uma recomendação da OMS para o uso da quimioprofilaxia com dose única de rifampicina como tratamento preventivo para contatos de pacientes com hanseníase (adultos e crianças com idade igual ou superior a 2 anos), após a exclusão de casos de hanseníase e tuberculose, e na ausência de outras contraindicações.[20] Os países devem avaliar se adotam a quimioprofilaxia em seus programas nacionais.[21]

Referências bibliográficas

1. Burki, T. K. Leprosy and the rhetoric of elimination. *BMJ* 347, (2013).
2. Barth-Jaeggi, T. *et al.* Leprosy Post-Exposure Prophylaxis (LPEP) programme: study protocol for evaluating the feasibility and impact on case detection rates of contact tracing and single dose rifampicin. *BMJ Open* 6, e013633 (2016).
3. Noordende, A. T. van 't *et al.* The role of perceptions and knowledge of leprosy in the elimination of leprosy: A baseline study in Fatehpur district, northern India. *PLoS Negl. Trop. Dis.* 13, e0007302 (2019).
4. Taal, A. T., Blok, D. J., van Brakel, W. H., de Vlas, S. J. & Richardus, J. H. Number of people requiring post-exposure prophylaxis to end leprosy: A modeling study. *PLoS Negl. Trop. Dis.* 15, e0009146 (2021).
5. Richardus, J. H. & Oskam, L. Protecting people against leprosy: chemoprophylaxis and immunoprophylaxis. *Clin. Dermatol.* 33, 19–25 (2015).
6. Smith, C. M. & Smith, W. C. Chemoprophylaxis is effective in the prevention of leprosy in endemic countries: a systematic review and meta-analysis. MILEP2 Study Group. Mucosal Immunology of Leprosy. *J. Infect.* 41, 137–142 (2000).
7. Schuring, R. P., Richardus, J. H., Pahan, D. & Oskam, L. Protective effect of the combination BCG vaccination and rifampicin prophylaxis in leprosy prevention. *Vaccine* 27, 7125–7128 (2009).
8. Moet, F. J., Pahan, D., Oskam, L. & Richardus, J. H. Effectiveness of single dose rifampicin in preventing leprosy in close contacts of patients with newly diagnosed leprosy: cluster randomised controlled trial. *BMJ* 336, 761–764 (2008).
9. Richardus, R. A. *et al.* The combined effect of chemoprophylaxis with single dose rifampicin and immunoprophylaxis with BCG to prevent leprosy in contacts of newly diagnosed leprosy cases: a cluster randomized controlled trial (MALTALEP study). *BMC Infect. Dis.* 13, 456 (2013).

10. Moet, F. J., Pahan, D., Schuring, R. P., Oskam, L. & Richardus, J. H. Physical distance, genetic relationship, age, and leprosy classification are independent risk factors for leprosy in contacts of patients with leprosy. *J. Infect. Dis.* 193, 346–353 (2006).
11. Merle, C. S., Cunha, S. S. & Rodrigues, L. C. BCG vaccination and leprosy protection: review of current evidence and status of BCG in leprosy control. *Expert Rev. Vaccines* 9, 209–222 (2010).
12. NHR Brasil. Programa PEP++. *NHR Brasil* https://www.nhrbrasil.org.br/publicacoes.html.
13. Cortela, D. da C. B. *et al.* [Acceptability of chemoprophylaxis in an endemic area for leprosy: the PEP-Hans Brazil Project]. *Cad. Saude Publica* 36, e00068719 (2020).
14. Richardus, J. H. *et al.* Leprosy post-exposure prophylaxis with single-dose rifampicin (LPEP): an international feasibility programme. *Lancet Glob. Health* 9, e81–e90 (2021).
15. Cunha, S. S. *et al.* Chemoprophylaxis to Control Leprosy and the Perspective of its Implementation in Brazil: A Primer for Non-Epidemiologists. *Rev. Inst. Med. Trop. São Paulo* 57, 481–487 (2015).
16. Ortuno-Gutierrez, N. *et al.* Clustering of leprosy beyond the household level in a highly endemic setting on the Comoros, an observational study. *BMC Infect. Dis.* 19, 501 (2019).
17. dos Santos, D. S. *et al.* Chemoprophylaxis of leprosy with rifampicin in contacts of multibacillary patients: study protocol for a randomized controlled trial. *Trials* 19, 244 (2018).
18. Mieras, L. *et al.* Negligible risk of inducing resistance in Mycobacterium tuberculosis with single-dose rifampicin as post-exposure prophylaxis for leprosy. *Infect. Dis. Poverty* 5, 46 (2016).
19. Ministério da Saúde. *Diretrizes para vigilância, atenção e eliminação da hanseníase como problema de saúde pública: manual técnico-operacional.* https://portalarquivos2.saude.gov.br/images/pdf/2016/fevereiro/04/diretrizes-eliminacao-hanseniase-4fev16-web.pdf (2016).
20. WHO. Guidelines for the Diagnosis, Treatment and Prevention of Leprosy. (2017).
21. Ministério da Saúde. Exclusão da Rifampicina para Quimioprofilaxia de Contatos de Pacientes com Hanseníase. http://conitec.gov.br/images/Consultas/Relatorios/2020/Relatorio_Rifampicina_Quimioprofilaxia_Hanseniase_Exclusao_CP_07_2020.pdf.

CAPÍTULO 22

Aspectos Psicossociais em Hanseníase

Magda Levantezi
Patrícia D. Deps

O desenvolvimento da ciência, a descoberta dos agentes causais e da "cura" para a hanseníase não foram capazes de anular a ideia de hereditariedade ou de punição intimamente relacionados à doença, mesmo nos dias de hoje, impactando no cotidiano das pessoas acometidas e seus familiares, trazendo para a realidade o preconceito, sofrimento, incapacidades e problemas psicossociais que se refletem na produtividade e consequentemente na qualidade de vida.[1]

Apesar de o conceito ser muito abrangente, qualidade de vida é definida pela Organização Mundial de Saúde como "percepção do indivíduo da sua posição na vida, no contexto da cultura e no sistema de valores nos quais vive em relação aos seus objetivos, expectativas, padrões e preocupações".[2]

Ressalta-se que qualidade de vida é uma definição usada para medir as condições da vida de um ser humano. Este pode ser ampliado, incluindo aspectos subjetivos e multidimensionais, onde a qualidade de vida está diretamente

Aspectos Psicossociais em Hanseníase

relacionada à capacidade individual de proporcionar um equilíbrio adequado entre amor, família, trabalho, amizade, dinheiro, lazer, saúde entre outros, com a finalidade de ter uma vida tranquila e plena.[3]

Qualidade de vida está diretamente associada à autoestima e ao bem-estar pessoal e apresenta ainda várias vertentes que compreendem, um amplo campo que abrange desde sentimentos e emoções, passando por relações pessoais e de trabalho, por sistemas de saúde, atividades de apoio, entre outros. Ainda, a qualidade de vida está associada a significados como condições de saúde e funcionamento social. Variáveis como idade, sexo, escolaridade, condição socioeconômica, estado de saúde e grau de autonomia influenciam diretamente na qualidade de vida das pessoas, individualmente e na comunidade.[4]

Saúde e qualidade de vida são termos indissociáveis. A hanseníase interfere negativamente na qualidade de vida dos pacientes, por ser uma enfermidade que gera incapacidades funcionais, acarretando a diminuição da atividade laboral e restrição da vida social, e por trazer um forte componente histórico relacionado com o estigma.

Estigma pode ser definido como um atributo negativo, depreciativo, que torna o sujeito diferente, diminuído ou possuidor de uma desvantagem,[5] e está intimamente ligado às normas culturais, valores e estruturas de cada sociedade.[6,7]

Para fazermos o enfrentamento ao estigma e à discriminação é necessário entendermos esses fenômenos como processos sociais e como se estabelecem as desigualdades que resultam em exclusão social. Diversas escalas foram criadas para estudar as dimensões do estigma, cujas consequências são negativas e resultam em interações pessoais desconfortáveis, que limitam redes sociais, perpetuando o ciclo da exclusão social e econômica, levando à perda do *status* do indivíduo e à discriminação, aumentando a vulnerabilidade de pessoas e grupos.[8,9]

No Brasil, na segunda metade do século XX, o estigma e o preconceito contra as pessoas afetadas pela hanseníase, que eram segregadas em hospitais-colônias, foram provavelmente os principais responsáveis pelas dificuldades da ressocialização e do retorno ao convívio com seus familiares e em sociedade e configuram fatores determinantes para saúde mental e qualidade de vida.[10] Com relação à determinação social do processo saúde e doença, a hanseníase é uma doença carregada de estigmas, relacionados à exclusão social e preconceito, para além dos aspectos físicos. Na maioria dos casos, esta doença está relacionada à pobreza, condições sanitárias e de habitação precárias, e resultante da dificuldade de acesso aos sistemas de saúde. Sua distribuição heterogênea deve ser analisada na perspectiva dos determinantes sociais.[11]

Apesar do histórico de segregação, o Brasil se destaca por ser o único país no mundo que desenvolveu legislação que proíbe linguagem discriminatória contra as pessoas com hanseníase, por meio da Lei 9010/1995 que proibiu o uso do termo lepra e seus derivados na linguagem empregada nos documentos oficiais e na prática clínica.[12] Entretanto, as ocorrências de práticas discriminatórias são frequentemente reportadas e, para conhecermos esse universo e podermos enfrentar essas situações, os serviços de saúde devem ser incentivados a adotarem canais que possibilitem a denúncia contra violação de direitos humanos cometidos às pessoas com hanseníase.

Falar de estigma em hanseníase implica falar de estigmatização e também de discriminação. O estigma, a estigmatização e a discriminação ligadas à hanseníase podem surgir em diferentes contextos e se apresentarem sob diferentes formas: nas famílias e comunidade, escolas, local de trabalho e em unidades de serviços de saúde.[13] Em alguns serviços, a existência de consultório específico para atendimento ou a localização deste propositalmente no final de um corredor, horários específicos para procedimentos como curativos, ou ainda a existência de barreiras físicas como vidros para proteção do profissional que fará o atendimento são exemplos de indevida discriminação institucional.

A abordagem multiprofissional dos pacientes com hanseníase, incluindo cuidados em saúde mental, é fundamental para garantir o diagnóstico precoce, o tratamento adequado e a reabilitação psicossocial assistida das pessoas afetadas pela hanseníase, por meio de uma avaliação psíquica compreensiva.[14]

Com relação ao tratamento adequado, é relevante destacar que o sucesso para a adesão e sua conclusão se deve a uma avaliação cautelosa do estado mental da pessoa acometida, considerando seu contexto atual de vida, identificando sua compreensão, seus medos e expectativas. Ainda, deve ser identificado a presença de barreiras para o acesso aos serviços públicos de saúde mental e que o profissional que assiste a pessoa doente esteja sensível à valorização igualitária entre os sintomas físicos e psicológicos-comportamentais, considerando o forte componente do estigma e da discriminação presente.[15]

Recentemente, um levantamento realizado por Medeiros e colaboradores (2020) aponta que os transtornos mentais comuns são mais prevalentes em pessoas afetadas pela hanseníase do que na população geral. Ele são mais frequentes entre pacientes do sexo feminino, sendo a depressão o transtorno mental mais prevalente quando há deformidade física, isolamento social e incapacidade para atividades da vida diária.[16] Nesse mesmo levantamento, os autores relatam elevadas taxas de tentativas de suicídio, assim como a presença de sintomas de ansiedade associados às preocupações e dificuldades relativas ao diagnóstico da hanseníase, alterações específicas do humor, como tristeza, apatia, baixa autoestima e autoimagem negativa, além de sentimentos de solidão, e comportamentos autolesivos.[16]

A associação entre a saúde mental e a hanseníase também está diretamente ligada à terapêutica. A prevalência da hanseníase declinou substancialmente com a poliquimioterapia (PQT), entretanto há de se considerar os efeitos adversos da PQT e seus resultados sobre a saúde mental dos pacientes com hanseníase visto que a dapsona pode promover manifestações neuropsiquiátricas como psicose, cefaleia e fadiga.[17] A clofazimina altera a coloração da pele e pode causar nos pacientes um forte impacto na autoestima e nas relações sociais.[15]

Além dos efeitos da PQT, a prednisona em altas doses e por longo tempo, usada com frequência para tratamento das reações hansênicas, pode desencadear alterações do humor, agitação psicomotora, irritabilidade, insônia e depressão com sintomas psicóticos, além de aumento de peso e surgimento de estrias na pele que podem afetar a autoestima. A talidomida, também utilizada para tratamento de reações hansênicas, pode ocasionar temor e distúrbios de ansiedade por ser um medicamento teratogênico.

A estigmatização e a discriminação extrapolam a psicologia individual ou social e resultam em sofrimento mental, desigualdade e exclusão. Portanto, para minimizar seus efeitos devastadores se faz necessário considerar intervenções direcionadas a pacientes, profissionais da saúde e comunidades que motivem o poder de resistência e que criem modelos e ações que promovam o desenvolvimento e efetiva implementação de políticas públicas visando uma transformação social.[8,18] Dentre essas intervenções, a promoção de oficinas terapêuticas mostrou-se eficaz para a redução dos sintomas depressivos e para a melhoria da qualidade de vida, pois buscaram o resgate da vivência e da autonomia dos pacientes, visando o enfrentamento do estigma, a recuperação da autoimagem e a ressignificação da história de vida.[19] Intervenções cirúrgicas reconstrutivas foram significativamente efetivas para reduzir o sofrimento mental e o estresse psicológico das pessoas afetadas pela hanseníase com incapacidades físicas instaladas.[20]

Dependendo do grau de acometimento da psique do indivíduo, poderá ser necessária a prescrição com medicamentos psicotrópicos selecionados para o tratamento de transtornos de ansiedade e depressão.

A hanseníase é considerada uma doença negligenciada, acentuada pelo aspecto relacionado ao estigma, à redução na qualidade de vida e ao potencial dano à saúde mental. Nesse sentido, há um longo caminho a ser percorrido para melhorar a atenção integral à saúde das pessoas afetadas pela hanseníase no Brasil e no mundo.

Referências bibliográficas

1. Boti, N. C. L. & Aquino, K. A. [Veganin's Leprosy Via Sacra]. *Rev. Bras. Enferm.* 61 Spec No, 676–681 (2008).
2. Development of the World Health Organization WHOQOL-BREF quality of life assessment. The WHOQOL Group. *Psychol. Med.* 28, 551–558 (1998).
3. Quaggio, C. M. da P. Hanseníase: qualidade de vida dos moradores da área social do Instituto Lauro de Souza Lima http://hansen.bvs.ilsl.br/textoc/teses/teses_online/quaggio_cristina/quaggio_cristina_parte1.pdf. (2005).
4. Pereira, R. J. *et al.* Contribuição dos domínios físico, social, psicológico e ambiental para a qualidade de vida global de idosos. *Rev. Psiquiatr. Rio Gd. Sul* 28, 27–38 (2006).
5. Goffman, E. *Estigma: notas sobre a manipulação da identidade deteriorada.* (LTC, 1988).
6. Ainlay, S. C., Becker, G. & Coleman, L. M. *Dilemma of difference - a multidisciplinary view of stigma.* (Springer US, 2012).
7. Link, B. G. & Phelan, J. C. Conceptualizing Stigma. *Annu. Rev. Sociol.* 27, 363–385 (2001).
8. Levantezi, M. & Deps, P. Estigma e hanseníase. *infoHansen* https://br.infohansen.org/produções/livro-hnpc/estigma.
9. Dadun, D. *et al.* Impact of socio-economic development, contact and peer counselling on stigma against persons affected by leprosy in Cirebon, Indonesia – a randomised controlled trial. *Lepr. Rev.* 88, 2–22 (2017).
10. Deps, P. *The day I changed my name: Hansen's disease and stigma = O dia em que mudei de nome: Hanseníase e estigma.* (Éditions de Boccard, Paris, 2019).
11. Savassi, L. C. M., Bogutchi, T. R., Oliveira, A. P. S. de & Modena, C. M. A influência da internação compulsória em hospitais-colônia na qualidade de vida de cuidadores e pacientes com sequelas de hanseníase. *Hansen. Int. Online* 34, 21–31 (2009).
12. Brasil. Lei Federal nº 9.010 de 29 de março de 1995. Dispõe sobre a terminologia oficial relativa à hanseníase e dá outras providências. Brasília. (DF); 1995. *Portal da Câmara dos Deputados* https://www2.camara.leg.br/legin/fed/lei/1995/lei-9010-29-marco-1995-348623-publicacaooriginal-1-pl.html (2020).
13. *Guia 3. Como reduzir as fontes de estigma https://www.infontd.org/toolkits/stigma-guides/guide-3-how-reduce-sources-stigma.* (International Federation of Anti-Leprosy Associations (ILEP) and the Neglected Tropical Diseases NGO Network (NNN), London, 2019).
14. Singh, G. P. Psychosocial aspects of Hansen's disease (leprosy). *Indian Dermatol. Online J.* 3, 166–170 (2012).
15. Rocha-Leite, C. I., Borges-Oliveira, R., Araújo-de-Freitas, L., Machado, P. R. L. & Quarantini, L. C. Mental disorders in leprosy: an underdiagnosed and untreated population. *J. Psychosom. Res.* 76, 422–425 (2014).

16. Medeiros, V. de P. S., Moreira, L. F., Viana, M. C. & Deps, P. Hanseníase e Saúde Mental: Uma abordagem multiprofissional. *infoHansen* https://br.infohansen.org/blog/hansen%-C3%ADase-e-sa%C3%BAde-mental.
17. Cunha, M. A., Antunes, D. E., Da Silveira, R. W. M. & Goulart, I. M. B. Application of the SRQ20 and the protocol of psychological assessment in patients with leprosy in a Reference Centre in Brazil. *Lepr. Rev.* 86, 229–239 (2015).
18. Parker, R. & Aggleton, P. HIV and AIDS-related stigma and discrimination: a conceptual framework and implications for action. *Soc. Sci. Med. 1982* 57, 13–24 (2003).
19. Leite, S. C. C. & Caldeira, A. P. Therapeutic workshops and psychosocial rehabilitation for institutionalised leprosy patients. *Cienc. Saude Coletiva* 20, 1835–1842 (2015).
20. Ramanathan, U., Malaviya, G. N., Jain, N. & Husain, S. Psychosocial aspects of deformed leprosy patients undergoing surgical correction. *Lepr. Rev.* 62, 402–409 (1991).

23
CAPÍTULO

Exames Complementares na Hanseníase: Eletroneuromiografia, Radiologia, Tomografia e Ressonância Nuclear Magnética

Patrícia D. Deps
Rachel Bertolani do Espírito Santo

■ ELETRONEUROMIOGRAFIA

A eletroneuromiografia (ENMG) é utilizada para a avaliação de condução nervosa motora e sensitiva, e é considerada uma ferramenta padrão-ouro para comprovar alteração de função dos nervos periféricos. Este exame permite o estudo do local e do tipo de lesão nervosa na hanseníase como, principalmente, neuropatia segmental desmielinizante, degeneração do axônio e bloqueio de condução. Entretanto, nem sempre permite avaliar a localização exata, a causa e a extensão da lesão neural, bem como uma possível alteração nos tecidos circunvizinhos.[1]

Em relação ao estímulo e ação do nervo, motor e sensitivo, quatro parâmetros são estudados: morfologia, amplitude, duração e latência. Os valores de referência destes parâmetros variam, sabendo que a velocidade de condução do estímulo nas fibras motoras e sensitivas depende da idade do indivíduo, comprimento do nervo e temperatura corporal. Em geral, a velocidade é maior em crianças, nos nervos curtos e aquecidos.

A ENMG avalia também a velocidade de condução motora (VCM) e sensitiva (VCS). Estes parâmetros caracterizam e quantificam as funções sensitivas e motoras nas fibras mielinizadas dos nervos periféricos. Os valores de referência são usados para definir os limites de funcionamento normal, definir a presença de alguma forma de neuropatia e portanto, de grande auxílio para o correto diagnóstico e acompanhamento destes pacientes.[2]

Estudos utilizando ENMG e ultrassonografia apontam que a neuropatia hansênica é muito prevalente. Aproximadamente um terço dos casos com alterações na ENMG apresentou espessamento de nervos na clínica, sendo o nervo ulnar o mais acometido.[3] O espessamento neural, além de ser um dos sinais cardinais da hanseníase, tem cada vez mais sido detectado através do exame neurológico simplificado, com a execução correta da técnica de palpação de nervos podendo ser guiada pela ENMG ou por métodos de imagem (veja capítulo de alterações neurológicas na hanseníase).

Na hanseníase, a ENMG pode identificar alterações subclínicas nas funções nervosas em até 12 semanas antes de se tornarem clinicamente detectáveis através do exame com monofilamentos e teste muscular. A desmielinização e a degeneração axonal são mecanismos envolvidos na patogênese da lesão neural na hanseníase. Assim, alterações como redução na velocidade de condução motora (VCM) podem ser vistas nas neuropatias desmielinizantes, e uma redução da sensibilidade ou amplitudes de resposta motora são achados nas polineuropatias axonais.[4,5] A mononeuropatia múltipla (79%) é o tipo de neuropatia hansênica mais encontrada na ENMG, embora a mononeuropatia isolada (10,5%) ou polineuropatia distal (10,5%) também possam estar presentes.[6]

O estudo de condução nervosa pode avaliar os potenciais de ação motora composta dos nervos mediano, ulnar, radial, fibular comum e tibial posterior.[7] Pode ainda ser complementado utilizando técnicas de identificação de incapacidades focais em locais onde nervos possam sofrer compressão, como o nervo mediano no punho , o nervo ulnar no cotovelo, o nervo fibular na altura da cabeça do osso fibular, e nervo tibial no tornozelo.[5] Para o estudo da condução nervosa sensitiva, o potencial de ação do nervo sensitivo , em geral, pode ser medido nos nervos mediano, ulnar, radial, nervo sural e auricular maior.[5,7]

O diagnóstico tardio de neuropatia hansênica é uma das principais causas de incapacidades, momento em que o tratamento disponível atualmente é pouco eficaz para reverter estágios avançados de neuropatia.[4] Durante as reações hansênicas, a avaliação eletrofisiológica tem mostrado condução anormal com diminuição da VCM. Esta lentidão na condução motora tem sido atribuída à inflamação e ao edema dos nervos que levam à isquemia, e ocorre principalmente nas fibras de grande diâmetro. Após poucos dias do início do quadro de reação hansênica é possível demonstrar uma desaceleração da condução motora, atingindo seu máximo após uma semana. Achados histopatológicos de desmielinização mais acentuada durante as reações hansênicas do tipo 1 explicam a maior redução da VCM nesses pacientes. O uso de corticoides e a redução do edema no nervo se refletem em melhoria da VCM seguida de regeneração nervosa.[8]

Concluindo, a prevalência de alterações na ENMG reforça a importância da realização deste exame para diagnóstico do envolvimento dos nervos periféricos, mesmo nas fases iniciais da hanseníase, durante os quadros de reação hansênica, e no acompanhamento de contatos de pacientes diagnosticados com hanseníase.[9] Nenhum padrão da ENMG define o diagnóstico de hanseníase mas é de grande valia junto ao quadro clínico e a eventuais outros exames subsidiários, especialmente nos casos de hanseníase neural primária.

■ RADIOGRAFIA

Técnicas convencionais como a radiografia simples são utilizadas para avaliar alterações ósseas em deformidades de mãos e pés atribuídas à hanseníase.[10] Estas lesões são classificadas em alterações ósseas específicas e não-específicas (veja capítulo sobre as alterações osteoarticulares).

Alterações ósseas específicas são aquelas causadas pela invasão ou ação direta dos bacilos. Nas mãos e nos pés são observados edema fusiforme do dígito afetado, rarefação óssea, cistos únicos ou múltiplos localizados nas epífises ou diáfises, alargamento dos forames de nutrição, periostite, osteíte, osteomielite e necrose. Tardiamente, podem ocorrer fratura patológica e colapso epifisário. Periostite e osteíte podem ocorrer em ossos longos como na tíbia, fíbula e extremidade distal da ulna, sendo consideradas manifestações das reações agudas da hanseníase e, na radiografia, evidencia-se reação periosteal.

Embora a artrite específica pelo bacilo seja rara, o comprometimento articular pode causar destruição da articulação evidenciada por estreitamento do espaço articular ou mesmo fusão das falanges.

As lesões ósseas não-específicas são mais comuns. Elas resultam da perda de sensibilidade e alterações motoras pelo comprometimento dos nervos periféricos que, em combinação com alterações nas forças biomecânicas e osteoporose, podem causar danos ao esqueleto resultando eventualmente em neuro-osteoartropatia.

A osteoartropatia neuropática ("pé de Charcot ativo") é um pé neuropático, em que há perda de pelo menos uma das funções nervosas periféricas (motora, sensorial ou autonômica) com edema quente e difuso de todo ou parte do pé, além de alterações osteoporóticas, com ou sem fraturas na radiografia. É considerada um tipo de lesão óssea inespecífica da hanseníase. Este pé se não tratado pode evoluir para "deformidade de Charcot", cuja imagem radiológica observada é a desintegração dos ossos do tarso, do arco medial do pé, do arco lateral, do talo e do calcâneo. Radiograficamente também podem ser observados esclerose do osso subarticular, osteólise, fragmentação e progressiva reabsorção.[10,11]

As subluxações e fraturas espontâneas são muito comuns, assim como as infecções secundárias como a osteomielite e artrites sépticas agudas ou crônicas, em consequência de ulcerações.

Nas falanges, metacarpos e metatarsos, pode estar presente reabsorção óssea que gera o encurtamento e afilamento destes ossos (Figuras 23.1 e 23.2). A reabsorção distal diminui o comprimento ósseo, enquanto a reabsorção do osso trabecular, também chamada de atrofia óssea concêntrica, diminui a largura. A combinação de ambas dá ao osso uma aparência chamada *licked candy stick*. Nas mãos, a reabsorção óssea se inicia nas extremidades das falanges distais, locais mais sujeitos ao traumatismo. Caso o processo de trauma continue a ocorrer, há acometimento subsequente das falanges médias e proximais e, mais raramente, dos ossos metacarpianos.[11]

Radiologia convencional mostra a reabsorção óssea como uma perda parcial ou total de uma ou várias falanges (ambas proximais e distais) ou dos ossos metatarsos, eventualmente resultando no desaparecimento gradual de muitos ossos. Osteomielite crônica e fraturas patológicas podem aumentar ainda mais a absorção e o desaparecimento gradual do osso.

Exames Complementares na Hanseníase

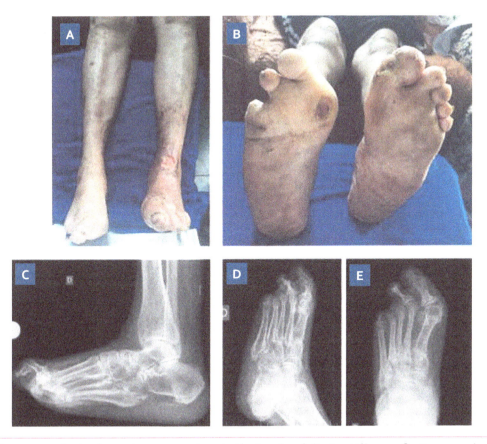

Figura 23.1. A. Ausência dos 3º, 4º e 5º pododáctilos do pé direito. Hálux em flexão em ambos os pés. Úlcera na região anterior do tornozelo. **B.** Úlcera plantar resultante de dano no nervo tibial posterior. **C.** Incidência radiográfica em perfil do pé direito. Observam-se rarefação óssea difusa, sinais de periostite na tíbia distal e na porção proximal do 5º metatarso e atitude em flexão dos pododáctilos. Nota-se, ainda, obliteração do coxim gorduroso de Kager. **D.** Incidência radiográfica oblíqua do pé direito. Evidencia-se rarefação óssea difusa. Houve amputação do 3º e 4º pododáctilos. No 5º pododáctilo, notam-se desintegração da falange distal e alteração morfológica das falanges proximal e média, configurando aspecto de "*pencil in cup*". Há também alteração morfológica das falanges dos 1º e 2º pododáctilos, com afilamento importante das falanges proximais por provável reabsorção de suas porções laterais, associada à redução dos espaços interfalangeanos e esclerose das superfícies articulares (caracterizando artrose), além de atitude em flexão desses dedos. Por fim, há redução do 1º espaço articular metatarso-falangeano e alterações hipertróficas da cabeça do metatarso correspondente. **E.** Incidência radiográfica anteroposterior do pé direito. Evidencia-se rarefação óssea difusa. Observa-se "hálux valgo", com alterações hipertróficas importantes da cabeça do 1º metatarso. Há redução dos espaços articulares tarso-metatarsais, com esclerose das superfícies articulares correspondentes, caracterizando artrose. Houve amputação do 3º e 4º pododáctilos. As alterações dos pododáctilos remanescentes foram melhor caracterizadas na incidência oblíqua (**D**).

325

23

Exames Complementares na Hanseníase

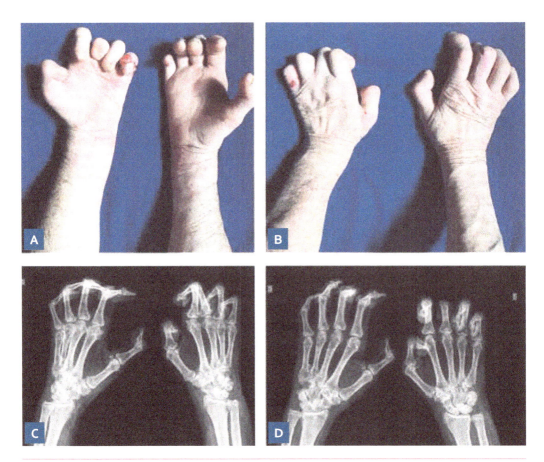

Figura 23.2. A e B. Garra rádio-ulnar-mediana nas mãos, ausência da falange distal do 3º quirodáctilo da mão direita. Úlceras no 5º quirodáctilo da mão esquerda. **C.** Incidências oblíquas das mãos direita e esquerda. Rarefação óssea difusa e erosão bilateral dos processos estiloides ulnares. Atitude em flexão das falanges médias e distais de ambas as mãos. Há também redução dos espaços carpo-metacárpicos da mão direita, com esclerose das superfícies articulares (caracterizando artrose), e alterações hipertróficas da cabeça do 2º metacarpo. Avaliação das falanges prejudicada pelo posicionamento dos quirodáctilos. **D.** Incidências posteroanteriores das mãos direita e esquerda. Rarefação óssea difusa e erosão bilateral dos processos estiloides ulnares. Atitude em flexão das falanges médias e distais de ambas as mãos. Redução dos espaços carpo-metacárpicos da mão direita. Avaliação das falanges prejudicada pelo posicionamento dos quirodáctilos.

Para os casos com pé neuropático, a primeira modalidade de escolha durante o seguimento dos pacientes é frequentemente a radiologia simples. No entanto, os problemas de diagnóstico começam quando um paciente com pé neuropático e uma úlcera começam a desenvolver sinais clínicos de infecção. Nestas situações, a ressonância nuclear magnética é o método de escolha para diferenciar entre infecção do tecido mole e a osteomielite em um pé neuropático com os sinais clínicos de inflamação.[10]

■ TOMOGRAFIA COMPUTADORIZADA

A deformação facial como sequela da hanseníase não se restringe apenas ao nariz em sela, mas também pode haver reabsorção da maxila.[12–14] Ambas alterações foram bem documentadas em observações paleopatológicas de restos de esqueletos escavados em cemitérios de antigas colônias. A síndrome rinomaxilar (SRM) descrita como um conjunto de alterações ósseas crânio-faciais, que foram sugeridas como sendo patognomônicas da hanseníase virchowiana, são classificadas como alterações ósseas específicas desencadeadas pelo *Mycobacterium leprae* e devem ser utilizada na prática clínica.[15]

Estas alterações ósseas faciais são melhor avaliadas utilizando a tomografia computadorizada (TC) de nariz e seios da face. Este é um exame mais sensível (92%) em comparação com a radiografia simples de seios paranasais. As imagens fornecidas pela TC são muito mais claras, na forma de cortes, sem sobreposição de estruturas, permitem reconstrução 3D, são melhores para identificar tecidos moles e variações anatômicas ósseas, porém a TC tem maior custo.[14]

Através da TC é possível avaliar as seguintes alterações ósseas crânio-faciais causadas pela hanseníase: osteíte dos ossos orbitais (frontal, zigomático e lacrimal); reabsorção e atrofia do osso nasal e espinha nasal anterior; perda de nitidez da abertura piriforme nasal; perfuração do septo nasal; atrofia dos cornetos nasais inferiores e médios; afinamento com descontinuidades do palato duro (compreendendo as superfícies nasal e oral dos processos palatinos da maxila); reabsorção do processo alveolar da maxila (regiões anterolateral e posterior).[13]

Estudos tomográficos da face de 38 pacientes (multibacilares e paucibacilares) demonstraram que os ossos próprios nasais estavam alterados em 23,6%, com a presença de reabsorção da espinha nasal anterior (parcial ou total) em 55,2% e perfuração septal em 13,2% (Figura 23.3).[14]

■ RESSONÂNCIA NUCLEAR MAGNÉTICA (RNM)

A RNM pode ser utilizada na avaliação do envolvimento dos nervos periféricos em pacientes recém-diagnosticados com hanseníase, durante as reações hansênicas e em casos de abscesso de nervos.[10] Ao comparar a eficácia das imagens de RNM e de

CAPÍTULO 23

Exames Complementares na Hanseníase

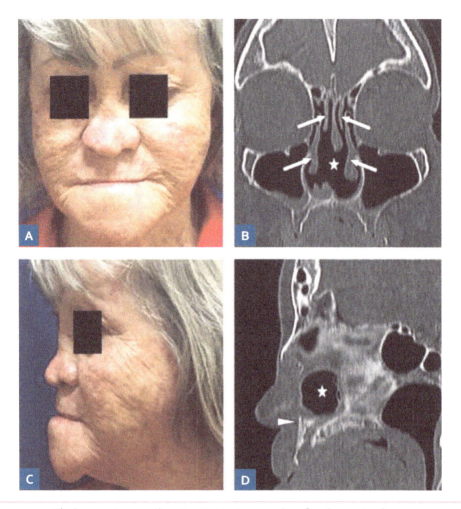

Figura 23.3. Síndrome rinomaxilar. **A** e **C.** Nariz em sela, afundamento do nariz e concavidade do terço médio da face, retrognatia maxilar e inversão do lábio superior; b) TC corte coronal da face: reabsorção dos cornetos médios e inferiores (setas) e perfuração do septo nasal (estrela). **D.** TC corte sagital: reabsorção da espinha nasal anterior (cabeça da seta) e perfuração do septo nasal (estrela).

ultrassonografia, a RNM alcançou uma sensibilidade de 92% para detecção de reação hansênica tipo 1 ativa, superiores aos 74% obtidos pela ultrassonografia. Embora a RNM ofereça imagens precisas de nervos e maior sensibilidade na detecção de neurites e abcessos de nervos, o exame ultrassonográfico é mais acessível e de menor custo.[10,16]

Exames de RNM dos pés neuropáticos de pacientes com hanseníase, que estão sem sintomas clínicos de neuro-ósteo-artropatia e com uma forma normal ou quase normal do pé, às vezes mostram alterações neuro-ósteo-artropáticas

Exames Complementares na Hanseníase

localizados no meio do pé.[17] A RNM também pode ser usada para diferenciar celulite da osteomielite. Pode detectar a inflamação em combinação com detalhes anatômicos finos e é superior à radiografia simples para diferenciar entre infecção do tecido mole, como celulite, abscesso e necrose.

■ DENSITOMETRIA MINERAL ÓSSEA

A osteoporose é um tipo de alteração óssea que também ocorre na hanseníase. A perda de massa óssea pode ser identificada como um evento precoce em pacientes com hanseníase e já estar presente no diagnóstico [18] sendo a densitometria mineral óssea (DMO) na coluna lombar, na diáfise do rádio e no colo do fêmur, o método de escolha para diagnóstico de osteoporose.[10]

Enquanto a osteoporose em mulheres é caracterizada por acentuada perda óssea após a menopausa, a osteoporose em homens é geralmente associada a doenças (hipogonadismo) e/ou ao abuso de álcool e medicamentos que comprometam a massa óssea (por exemplo, os corticosteroides). Na hanseníase, o hipogonadismo devido à atrofia testicular causado pelo *M. leprae* tem sido apontado como responsável pela ocorrência de osteoporose em homens.[19] A ocorrência da osteoporose em homens afetados pela hanseníase aumenta com a idade podendo estar presente em 75% do pacientes com mais de 80 anos de idade.[19-21]

As alterações osteoporóticas localizadas resultam da imobilização, mais frequentemente devido ao desuso associado a contraturas fixas dos dedos. A osteoporose causa principalmente fraturas vertebrais, fraturas intertrocantéricas e fraturas do terço distal do rádio (fratura de Colles).

Em pacientes acima de 50 anos com diagnóstico de hanseníase, é importante investigar precocemente a presença de osteoporose, possibilitando o início do tratamento para a prevenção de fraturas ósseas.[22]

Resumindo, os exames de imagem podem ser utilizados na hanseníase para avaliação de comprometimento ósseo, articular e de nervos periféricos. Prováveis alterações do SNC desencadeadas pelo *M. leprae* também têm sido detectadas em exames de imagem. A ultrassonografida (ecografia) dos nervos periféricos será abordada em capítulo separado.

Referências bibliográficas

1. Reni, L. Electrodiagnostic Studies. in *Leprosy* (eds. Nunzi, E. & Massone, C.) 191–195 (Springer Milan, 2012). doi:10.1007/978-88-470-2376-5_21.
2. Dorfman, L. J. & Robinson, L. R. AAEM minimonograph #47: normative data in electrodiagnostic medicine. ff. *Muscle Nerve* 20, 4–14 (1997).

3. Lima, P. O. de P. Eletroneuromiografia na hanseníase. (2014).

4. Lima, P. O. D. P. *et al.* Correlation between clinical tests and electroneuromyography for the diagnosis of leprosy neuropathy. *Lepr. Rev.* 87, 60–70 (2016).

5. dos Santos, D. F. *et al.* Molecular, immunological and neurophysiological evaluations for early diagnosis of neural impairment in seropositive leprosy household contacts. *PLoS Negl. Trop. Dis.* 12, e0006494 (2018).

6. Jardim, M. R. *et al.* Clinical, electroneuromyographic and morphological studies of pure neural leprosy in a Brazilian referral centre. *Lepr. Rev.* 75, 242–253 (2004).

7. Shukla, B. *et al.* Pathological, ultrasonographic, and electrophysiological characterization of clinically diagnosed cases of pure neuritic leprosy. *J. Peripher. Nerv. Syst.* 25, 191–203 (2020).

8. Thacker, A. K., Chandra, S., Mukhija, R. D. & Sarkari, N. B. Electro-physiological evaluation of nerves during reactions in leprosy. *J. Neurol.* 243, 530–535 (1996).

9. dos Santos, D. F. *et al.* Peripheral nerve biopsy: a tool still needed in the early diagnosis of neural leprosy? *Trans. R. Soc. Trop. Med. Hyg.* 114, 792–797 (2020).

10. Slim, F. J., Faber, W. R. & Maas, M. The role of radiology in nerve function impairment and its musculoskeletal complications in leprosy. *Lepr. Rev.* 80, 373–387 (2009).

11. Pereira, H. L. A., Ribeiro, S. L. E., Ciconelli, R. M. & Fernandes, A. da R. C. Avaliação por imagem do comprometimento osteoarticular e de nervos periféricos na hanseníase. *Rev. Bras. Reumatol.* 46, 30–35 (2006).

12. Kasai, N. *et al.* Quantitative evaluation of maxillary bone deformation by computed tomography in patients with leprosy. *PLoS Negl. Trop. Dis.* 12, e0006341 (2018).

13. Serafim, R. A., do Espírito Santo, R. B., de Mello, R. A. F., Collin, S. M. & Deps, P. D. Case Report: Nasal Myiasis in an Elderly Patient with Atrophic Rhinitis and Facial Sequelae of Leprosy. *Am. J. Trop. Med. Hyg.* 102, 448–450 (2020).

14. Serafim, R. A. Craniofacial and tomographic changes in leprosy patients from Leprosy control programme and leprosy colony Pedro Fontes, Cariacica (ES). Available at: http://doencasinfecciosas.ufes.br/pt-br/pos-graduacao/PPGDI/detalhes-da-tese?id=11989. (Universidade Federal do Espírito Santo, Vitória, Brasil, 2017).

15. Deps, P., do Espírito Santo, R. B., Charlier, P. & Collin, S. M. Rhinomaxillary syndrome in Hansen's disease: a clinical perspective. *Int. J. Dermatol.* (2020) doi:10.1111/ijd.15202.

16. Martinoli, C. *et al.* US and MR imaging of peripheral nerves in leprosy. *Skeletal Radiol.* 29, 142–150 (2000).

17. Maas, M., Slim, E. J., Akkerman, E. M. & Faber, W. R. MRI in clinically asymptomatic neuropathic leprosy feet: a baseline study. *Int. J. Lepr. Mycobact. Dis. Off. Organ Int. Lepr. Assoc.* 69, 219–224 (2001).

18. Ribeiro, F. B., Pereira, F. de A., Muller, E., Foss, N. T. & de Paula, F. J. A. Evaluation of bone and mineral metabolism in patients recently diagnosed with leprosy. *Am. J. Med. Sci.* 334, 322–326 (2007).

19. Ishikawa, S., Ishikawa, A., Yoh, K., Tanaka, H. & Fujiwara, M. Osteoporosis in male and female leprosy patients. *Calcif. Tissue Int.* 64, 144–147 (1999).

20. Trovas, G. P., Lyritis, G. P., Galanos, A., Raptou, P. & Constantelou, E. A randomized trial of nasal spray salmon calcitonin in men with idiopathic osteoporosis: effects on bone mineral density and bone markers. *J. Bone Miner. Res. Off. J. Am. Soc. Bone Miner. Res.* 17, 521–527 (2002).

21. Kanaji, A. *et al.* Effects of risedronate on lumbar bone mineral density, bone resorption, and incidence of vertebral fracture in elderly male patients with leprosy. *Lepr. Rev.* 77, 147–153 (2006).

22. Kanaji, A. *et al.* Trochanteric hip fracture in an elderly patient with leprosy during osteoporosis treatment with risedronate and alfacalcidol. *J. Bone Miner. Metab.* 23, 90–94 (2005).

24 CAPÍTULO

Ultrassonografia de Nervos Periféricos na Hanseníase

Glauber Voltan

A ultrassonografia (USG) pode ser utilizada como método de diagnóstico complementar da hanseníase pela identificação da neuropatia. A hanseníase é a única condição na qual a avaliação da hipertrofia neural é central para o diagnóstico,[1] sendo proposto pela Organização Mundial da Saúde como um dos três critérios para definição de caso da doença.[2] O exame físico neurológico simplificado, incluindo a palpação dos nervos periféricos, auxilia no diagnóstico do espessamento neural e da neurite, no entanto é subjetiva mesmo para profissionais bem treinados.[3] A hanseníase é uma doença neural podendo ter ou não manifestações cutâneas.[4-10] Por outro lado, casos de neuropatia periférica acompanhados de espessamento neural, com ou sem manifestações cutâneas, devem levar o clínico a suspeitar do diagnóstico da hanseníase.[11]

USG DE ALTA RESOLUÇÃO

A USG de alta resolução (HRUS), nos modos bidimensional e Doppler, possibilita:

- Avaliar toda extensão dos nervos periféricos superficiais e profundos;
- Aferir e quantificar a área seccional transversa (CSA) e o diâmetro do epineuro e perineuro em vários segmentos neurais;
- Caracterizar os padrões fasciculares e a ecogenicidade;
- Identificar presença ou não de vascularização endoneural ou perineural.[12]

HRUS é capaz de identificar um maior número de nervos alterados e uma maior extensão das alterações, mesmo nas áreas inacessíveis à palpação ou quando o exame clínico da palpação de nervos periféricos deixa o examinador com dúvida se há ou não espessamentos. Sendo preciso e objetivo, pode auxiliar trazendo novos parâmetros para o diagnóstico da hanseníase e o reconhecimento precoce das neurites, especialmente nas fases de reação da doença.[13-15] Comparando-se HRUS com estudo eletrofisiológico conclui-se que são métodos complementares. A HRUS tem melhor custo-benefício se comparada à ressonância nuclear magnética.[17]

ASPECTOS ANATÔMICOS DOS NERVOS PERIFÉRICOS

Os nervos periféricos são constituídos por axônios mantidos juntos por um fino endoneuro (camada interna), agrupados em fascículos cobertos pelo perineuro e reunidos no nervo, que é circundado pelo epineuro (camada externa) (Figura 24.1). As imagens ecográficas mostram os nervos como estruturas hipoecoicas com padrão fascicular fino. No eixo longitudinal aparece como estruturas tubulares hipoecoicas entremeadas por linhas hiperecoicas e revestidas externamente por uma linha hiperecoica (padrão em cabo ou corda) (Figura 24.1). No eixo transversal apresenta-se arredondado ou ovalado, com múltiplas imagens hipoecoicas arredondadas (fascículos neurais) no interior, localizadas em um fundo hiperecoico (epineuro + perineuro), aparência esta descrita como "favos de mel" ou fascicular conjuntivo (Figura 24.1).[18-20]

ASPECTOS MORFOLÓGICOS DA NEUROPATIA HANSÊNICA VISTOS PELA USG DE ALTA RESOLUÇÃO

A USG dos nervos periféricos deve verificar a CSA, analisar presença ou ausência de Doppler e ser feita bilateralmente. Este método apresenta alta sensibilidade

24

Exames Complementares na Hanseníase

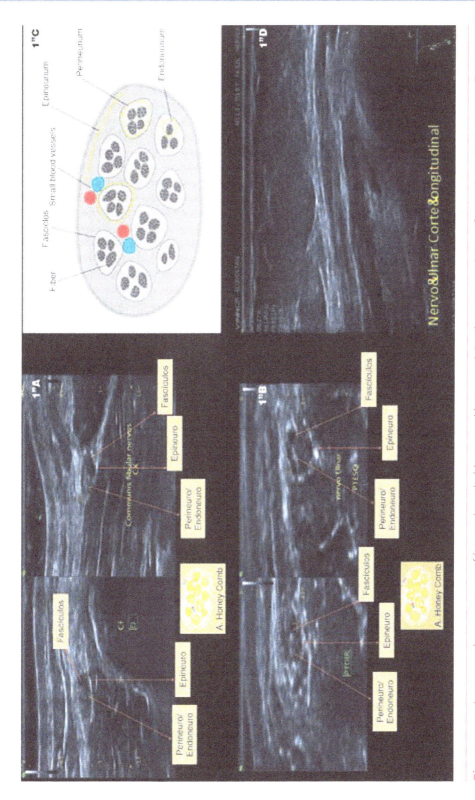

Figura 24.1. Imagens dos nervos periféricos de indivíduos saudáveis, padrão "honey-comb" ou "favos de mel". **A.** Nervo fibular comum direito, corte transversal na cabeça da fíbula e proximal. **B:** Nervo ulnar direito, corte transversal no túnel cubital e proximal. **C.** Representação esquemática do nervo periférico normal. **D.** nervo ulnar esquerdo, corte longitudinal.

333

e acurácia para diagnosticar, localizar e avaliar o espessamento dos nervos periféricos quando comparado com exame neurológico clínico e outros métodos de imagem. Em geral, é realizada nos seguintes nervos: medianos nos túneis carpais e no antebraço; ulnares nos túneis cubitais e proximal; fibulares comum na cabeça da fíbula e proximal; tibiais na fossa poplítea e no túnel tarsal; surais na perna e tornozelo; e radiais no sulco radial do braço (Groove).

Na hanseníase observamos maior espessamento dos nervos representado pelo aumento da CSA, além de mais alterações morfológicas de ecogenicidade, padrão fascicular, perineuro e vascularização nos nervos periféricos. Destacam-se os achados do nervo ulnar com espessamento mais severo acima do epicôndilo medial, do nervo mediano proximal ao túnel carpal, do nervo fibular comum na cabeça da fíbula e do nervo tibial no maléolo medial, pontos esses que devem estar na avaliação ultrassonográfica de rotina (Figuras 24.2 e 24.3).[9,13]

Além dos parâmetros dos valores absolutos das medidas das CSA, outros autores[9,15] sugerem o índice de assimetria [Δ CSA = (> CSA direito ou esquerdo) – (< CSA direito ou esquerdo)] na avaliação da neuropatia por hanseníase, demonstrando que o índice de assimetria entre os nervos periféricos direito e esquerdo tem alta sensibilidade e especificidade na diferenciação entre nervos de indivíduos saudáveis e nervos de pacientes com hanseníase. Conclui-se que a assimetria do espessamento de nervos periféricos é uma característica dos pacientes com hanseníase, independentemente de sua classificação em multibacilar ou paucibacilar.

O espessamento focal do nervo ulnar começa no sulco ulnar e atinge seu máximo quatro centímetros acima do epicôndilo medial,[15,21] e esse achado característico pode ajudar principalmente no diagnóstico da hanseníase neural primária ou pura (HNP), em que as lesões cutâneas estão ausentes, e também na diferenciação da hanseníase de outras neuropatias nas quais pode ocorrer aumento difuso dos nervos.

A ausência do espessamento neural ou outras alterações de nervos periféricos não exclui o diagnóstico de hanseníase, pois a lesão pode estar nos ramúsculos neurais e não nos nervos como um todo. Por outro lado, a identificação do espessamento neural não confirma o diagnóstico de hanseníase, sendo necessária uma ampla investigação dos aspectos clínicos, bacteriológicos e eletrofisiológicos da doença.

Exames Complementares na Hanseníase

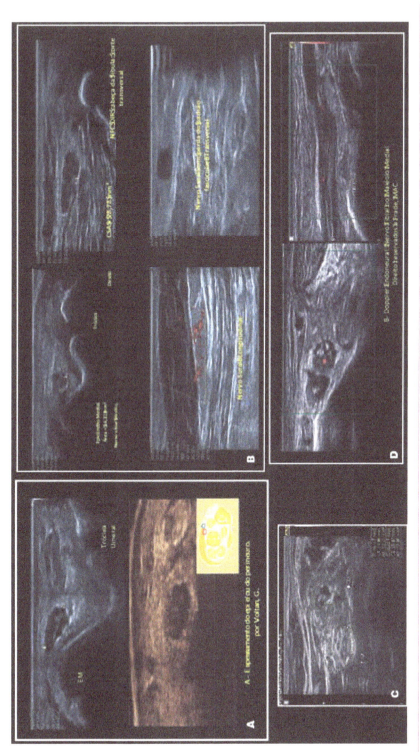

Figura 24.2. Imagens ultrassonográficas e esquemas representativos dos nervos periféricos em pacientes diagnosticados com hanseníase. **A.** Espessamento do epineuro, visto pela HRUS: superior = nervo ulnar, corte transversal, túnel cubital/inferior = nervo ulnar, corte transversal, pós-túnel cubital. **B.** diversos nervos com alteração do padrão morfológico – perda do padrão fascicular. **C.** hipertrofia neural e perda do padrão fascicular dos nervos tibial e fibular comum no terço distal da coxa. **D.** sinal Doppler positivo, endoneural ou neurite do nervo tibial no maléolo medial esquerdo.

Exames Complementares na Hanseníase

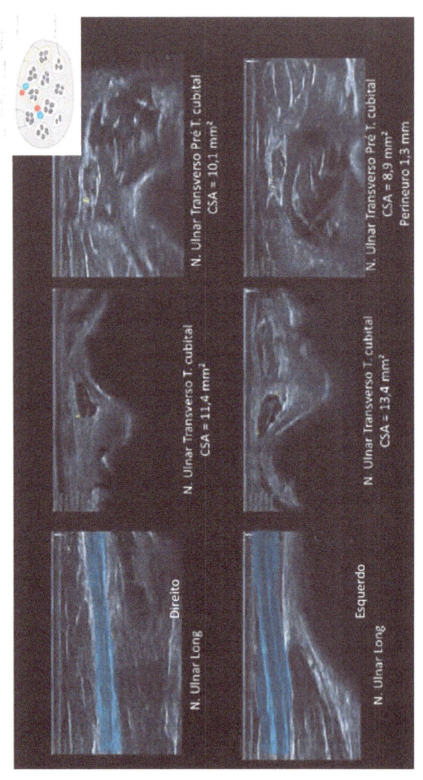

Figura 24.3. Imagens de ultrassom dos nervos periféricos bilaterais nos principais pontos neurais do mesmo paciente com diagnóstico de hanseníase evidenciando espessamento e alteração morfológica correspondendo à neuropatia dos ulnares tipo hipertrófica (CSA > normal), assimétrica (ΔCSA > normal) e focal (ΔTPT > normal).

Exames Complementares na Hanseníase

Referências bibliográficas

1. Donaghy, M. Enlarged Peripheral Nerves. *Pract. Neurol.* 3, 40 (2003).
2. WHO. Guidelines for the Diagnosis, Treatment and Prevention of Leprosy. (2017).
3. van Brakel, W. H. et al. International workshop on neuropathology in leprosy - Consensus report. *Lepr. Rev.* 78, 416–433 (2007).
4. Alemu Belachew, W. & Naafs, B. Position statement: LEPROSY: Diagnosis, treatment and follow-up. *J. Eur. Acad. Dermatol. Venereol.* 33, 1205–1213 (2019).
5. Scollard, D. M., Truman, R. W. & Ebenezer, G. J. Mechanisms of nerve injury in leprosy. *Clin. Dermatol.* 33, 46–54 (2015).
6. Garbino, J. A. et al. Primary neural leprosy: Systematic review | Hanseníase neural primária: Revisão sistemática. *Arq. Neuropsiquiatr.* 71, 397–404 (2013).
7. Filho, F. B. et al. Evidence of hidden leprosy in a supposedly low endemic area of Brazil. *Mem. Inst. Oswaldo Cruz* 112, 822–828 (2017).8.   Lugão, H. B., Frade, M. A. C., Marques-Jr, W., Foss, N. T. & Nogueira-Barbosa, M. H. Ultrasonography of Leprosy Neuropathy: A Longitudinal Prospective Study. *PLoS Negl. Trop. Dis.* 10, e0005111 (2016).
9. Frade, M. A. C. et al. New sonographic measures of peripheral nerves: a tool for the diagnosis of peripheral nerve involvement in leprosy. *Mem. Inst. Oswaldo Cruz* 108, 257–262 (2013).
10. Leprosy as a neurological disease. *Lancet Neurol.* 8, 217 (2009).
11. El Gency, H. I., Ghanema, M., Hussein, S. A., Almaghraby, O. S. & Rashad, W. Peripheral neuropathy is not the end but the beginning. *Lepr. Rev.* 88, 574–582 (2017).
12. Peer, S. & Gruber, H. *Atlas of peripheral nerve ultrasound: with anatomic and MRI correlation.* (Springer, 2013).
13. Jain, S. et al. High-Resolution Sonography : A New Technique to Detect Nerve Damage in Leprosy. *PLoS Negl. Trop. Dis.* 3, 1–7 (2009).
14. Gupta, S., Bhatt, S., Bhargava, S. K., Singal, A. & Bhargava, S. High resolution sonographic examination: a newer technique to study ulnar nerve neuropathy in leprosy. *Lepr. Rev.* 87, 464–475 (2016).
15. Lugão, H. B., Nogueira-Barbosa, M. H., Marques, W., Foss, N. T. & Frade, M. A. C. Asymmetric Nerve Enlargement: A Characteristic of Leprosy Neuropathy Demonstrated by Ultrasonography. *PLoS Negl. Trop. Dis.* 9, e0004276 (2015).
16. Elias, J. et al. Role of Ulnar Nerve Sonography in Leprosy Neuropathy With ENMG correlation. 1201–1209 (2009).
17. Martinoli, C. et al. US and MR imaging of peripheral nerves in leprosy. *Skeletal Radiol.* 29, 142–150 (2000).
18. Graif, M., Seton, A., Nerubai, J., Horoszowski, H. & Itzchak, Y. Sciatic nerve: sonographic evaluation and anatomic-pathologic considerations. *Radiology* 181, 405–408 (1991).
19. Martinoli, C. et al. Ultrasonography of peripheral nerves. *J. Peripher. Nerv. Syst. JPNS* 1, 169–178 (1996).
20. Wortsman, X. & Jemec, G. B. E. *Dermatologic ultrasound with clinical and histologic correlations.* (Springer, 2013).
21. Bathala, L. et al. Extensive sonographic ulnar nerve enlargement above the medial epicondyle is a characteristic sign in Hansen's neuropathy. *PLoS Negl. Trop. Dis.* 11, 1–10 (2017).

Casos Clínicos de Hanseníase

Andrea Maia Fernandes de Araújo Fonseca
Marcos Cesar Florian
Patrícia D. Deps

Neste capítulo serão apresentados *casos clínicos demonstrativos* de pessoas afetadas pela hanseníase em diferentes estágios da evolução da doença e do tratamento. Há casos de diagnóstico e manejo mais próximos das rotinas das Unidades Básicas de Saúde e outros que necessitaram de atendimento numa referência e que utilizaram exames subsidiários que não estão disponíveis em muitos serviços da rede. O objetivo é mostrar um pouco da diversidade clínica, dos modos de conduzir os processos diagnóstico e terapêutico, das dificuldades e dos desfechos em diferentes situações. Os pacientes receberam a PQT/OMS conforme diretrizes do Ministério da Saúde do Brasil vigentes à época em que foram tratados.[1]

Entretanto, é importante mencionar que não há consenso na literatura médica específica para avaliar critérios de cura em pacientes após a PQT-MB regular. Por exemplo, os

Casos Clínicos de Hanseníase

pacientes com alto índice bacilar (IB) no início do tratamento, e que permanecem sem melhora clínica e/ou diminuição significativa no IB após a conclusão do tempo do tratamento preconizado, devem estendê-lo por mais 12 doses, de acordo com as diretrizes vigentes do Ministério da Saúde do Brasil. Esta situação é considerada "insuficiência terapêutica". A situação se torna ainda mais complexa, se após as 24 doses de PQT-MB, os pacientes ainda permanecerem sem melhora ou recrudescerem. Nestes casos, são definidos como "falha terapêutica" e o teste de resistência às drogas (veja capítulo sobre agentes etiológicos e principais métodos para detecção do *Mycobacterium leprae*) deve ser realizado. Para esses casos, é necessária uma diretriz oficial de como continuar o tratamento. De toda forma, caso o teste de resistência aos medicamentos aponte resistência específica a um determinado componente do esquema terapêutico, este deverá ser substituído por outro que tenha ação micobactericida reconhecida.

Foi incluída a história epidemiológica da hanseníase, que consta de aspectos relacionados principalmente à procedência do paciente em relação à endemicidade da hanseníase; a existência de contatos com pessoas afetadas pela hanseníase, domiciliares, familiares, social/laboral; e em relação ao contato direto com tatu (ver capítulo sobre Hanseníase e Saúde Única). Finalmente, a conduta com relação aos contatos deverá seguir as orientações das diretrizes vigentes.

■ CASO 1

- **Identificação:** Mulher, 16 anos, estudante.
- **História da doença atual:** Paciente relata aparecimento de duas manchas esbranquiçadas na face e nas costas há aproximadamente seis meses. Relata dormência na lesão da face.
- **História epidemiológica para hanseníase:** Natural e procedente de área endêmica para hanseníase. Não relata contato conhecido com pessoas afetadas pela hanseníase.

Exame dermatoneurológico

- *Inspeção:* Duas máculas hipocrômicas na hemiface esquerda. Uma de aproximadamente 3 x 2 cm, limites pouco precisos; e a outra do mesmo tamanho, mais nítida e limites precisos. Ambas sem descamação (Figura 25.1).

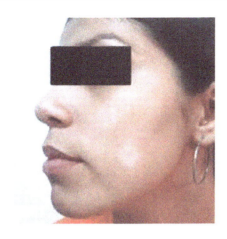

Figura 25.1. Hanseníase indeterminada.

- *Palpação de nervos:* Ausência de nervos periféricos espessados à palpação, ausência de dor à palpação dos nervos periféricos.
  - **Teste de sensibilidade:** Térmica alterada nas duas lesões. Dolorosa e tátil preservadas.
  - **Baciloscopia de raspado dérmico:** Negativa.
  - **Exame histopatológico de lesão cutânea:** Infiltrado inflamatório linfohistiocitário perivascular e perineural.
  - **Avaliação do grau de incapacidade:** Zero (GI 0).
  - **Escore OMP:** Zero.
  - **Diagnóstico:** *Hanseníase indeterminada*. Classificação Operacional: Paucibacilar (PB).
  - **Conduta:** Esquema de tratamento de PB com seis doses de PQT/MB. Solicitar que os contatos domiciliares e sociais compareçam para exames de contatos, e profilaxia com BCG se indicada.

Seguimento

6ª dose de PQT/MB

- Melhora clínica da lesão e normalização da sensibilidade térmica.
- Avó materna examinada durante a avaliação dos contatos. Presença de lesões cutâneas na face e no tronco, IB de raspado dérmico de 4+. Diagnóstico de hanseníase virchowiana e iniciou tratamento com PQT/MB.
- Alta por cura.
- Orientada a retornar ao serviço de saúde se novas lesões cutâneas ou outros sintomas (parestesias, dores nos trajetos de nervos periféricos) surgirem.

- **CASO 2**
  - **Identificação:** Mulher, 66 anos, doméstica.
  - **História da doença atual:** Relata que há um ano surgiu pequena mancha pruriginosa no braço esquerdo que aumentou progressivamente de tamanho. Atualmente, a lesão é assintomática.
  - **História patológica pregressa:** Hipertensão arterial sistêmica.
  - **Uso medicamentos:** Uso contínuo de captopril 25 mg/dia e hidroclorotiazida 25 mg/dia.
  - **História epidemiológica para hanseníase:** Pai faleceu há 15 anos, e teve hanseníase, provavelmente MB, pois tratou por mais de um ano. Nega contato domiciliar com pessoas afetadas pela doença. Ausência de contato com tatu.

Exame dermatoneurológico

- *Inspeção:* Placa eritêmato-violácea, com formato irregular, de aspecto sarcoídico, bordas bem definidas e áreas hipocrômicas, com aproximadamente 2 cm de diâmetro de diâmetro, localizada na face lateral de braço esquerdo (Figura 25.2).
- *Palpação de nervos periféricos:* Nervo ulnar direito espessado.
  - **Teste de sensibilidade:** Térmica alterada na lesão cutânea, entretanto, dolorosa e tátil sem alterações.
  - **Avaliação do grau de incapacidade (OMP):** Zero (GI 0).

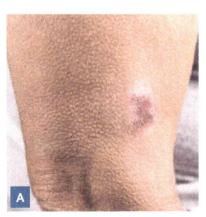
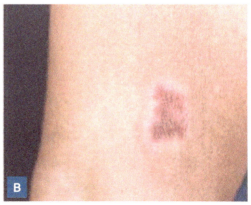

Figura 25.2. A. Placa eritêmato-violácea de hanseníase tuberculoide. **B.** Mácula residual de hanseníase tuberculoide curada.

- **Baciloscopia de raspado dérmico:** Negativa.
- **Exame histopatológico da lesão cutânea:** Dermatite granulomatosa do tipo tuberculoide comprometendo filetes nervosos e músculo piloeretor. A pesquisa de BAAR resultou negativa.
- **Diagnóstico:** *Hanseníase tuberculoide ou dimorfa-tuberculoide.* Classificação operacional paucibacilar (PB).
- **Conduta:** Esquema de tratamento de PB com seis doses de PQT/MB. Solicitar que os contatos domiciliares (esposo e filha) e sociais compareçam para exames de contatos, e profilaxia com BCG se indicada.

Seguimento

2ª - 6ª dose de PQT/PB

- Ausência de efeitos colaterais e de reações hansênicas.
- Exame de contatos: Esposo e filha não apresentaram alterações cutâneas e neurais compatíveis com hanseníase. Filha tinha uma cicatriz de BCG, Esposo não tinha cicatriz de BCG. Ambos receberam uma dose de BCG intradérmica.
- Redução lenta da lesão cutânea, com mácula residual no momento da alta (Figura 1B).
- Alta por cura.
- Orientada a retornar ao serviço de saúde se novas lesões cutâneas ou outros sintomas (parestesias, dores nos trajetos de nervos periféricos) surgirem.

■ CASO 3

- **Identificação:** Homem, 77 anos, paisagista aposentado.
- **História da doença atual:** Há 6 anos iniciou "dormência" em mãos e pés, progressiva, com alterações importantes da sensibilidade, incluindo a tátil (sic). Fez investigação à época tendo realizado VDRL + no sangue e no líquor. Há 2 anos fez tratamento com penicilina G-benzatina e há 11 meses fez tratamento com penicilina G-cristalina por 14 dias. Mesmo após tratamento manteve VDRL + 1/16 no sangue e negativo no líquor. Refere ter

feito baciloscopia de raspado dérmico com resultado negativo há um ano. Atualmente apresenta também queixa de dores nas mãos e pés.
- **História patológica pregressa:** Hipertensão arterial sistêmica. Ex-tabagista.
- **Uso medicamentos:** Uso contínuo de losartana, hidroclorotiazida, pregabalina, duloxetina, ácido acetil salicílico e colecalciferol.
- **História epidemiológica para hanseníase:** Natural e procedente de área endêmica para hanseníase. Filho tratado por 6 meses para hanseníase há 10 anos. Não morava junto com este filho. Frequenta área rural onde tem tatu, mas não relatou contato direto (consumo e/ou caça).

Exame dermatoneurológico

- *Inspeção:* Placa ceratósica na base do hálux direito e na face lateral dos pés bilateralmente. Úlcera com base granulosa na face lateral da planta do pé direito. Sem outras lesões cutâneas. Espessamento do nervo sural e do fibular superficial direito (Figura 25.3).
- *Palpação:* Espessamento simétrico dos nervos ulnares e fibulares bilateralmente.
  - **Teste de sensibilidade:** Térmica, dolorosa e tátil alteradas. Anestesia em "bota e luva" bilateralmente. Sensibilidade térmica: ausente até raiz de coxas nos membros inferiores e até cotovelos nos membros superiores. Sensibilidades dolorosa e tátil: ausentes até terço médio das pernas e preservadas nos membros superiores.
    Força motora reduzida em pés e mãos.

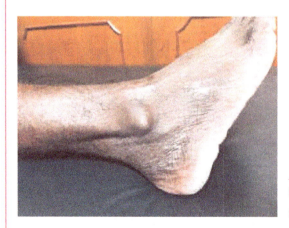

Figura 25.3. Espessamento de nervo sural e fibular superficial direito.

Casos Clínicos de Hanseníase

- **Baciloscopia de raspado dérmico:** Negativa
- **Exame histopatológico de área cutânea anestésica:** Ausência de alterações histológicas significativas. Pesquisa de BAAR: negativa.
- **Exame imunohistoquímico da pele** com anticorpo anti-BCG: Negativo.

Outros exames laboratoriais

- Hemograma, reticulócitos, VHS, dosagens séricas de sódio, potássio, ureia, creatinina, AST, ALT, gama-GT, fosfatase alcalina, glicemia de jejum, hemoglobina glicada, vitamina B12, TSH, T4 livre, amilase, lipase: sem alterações.
- Proteína C-reativa: 6,90 mg/L (ref: até 1,00).
- Anticorpos Anti-células Hep-2 (FAN): negativo; Anticorpos Anti-DNA nativo: negativo; Anti-RNP: negativo; Anti-Sm: negativo; Anti-Ro: negativo; Anti-La: negativo.
- Fator reumatóide: negativo
- Sorologia anti-HCV: negativa
- HBsAg: não reagente; Anti-HBs: não reagente; Anti-HBc total: não reagente
- Sorologia anti-HIV: não reagente

Eletroneuromiografia dos 4 membros superiores e inferiores (há 5 anos):

Processo neuropático periférico crônico, caracterizado por:

- Acometimento sensitivo simétrico mielínico axonal, predominantemente distal de natureza leve nos membros superiores e inferiores
- Acometimento motor simétrico mielínico distal, predominantemente distal de natureza leve nos membros inferiores

Eletroneuromiografia dos 4 membros superiores e inferiores (após a consulta atual):

Sinais de comprometimento difuso das fibras nervosas periféricas sensitivo--motoras de múltiplos nervos (tibiais, fibulares, ulnares, medianos e radiais), de forma assimétrica, de natureza axonal, de evolução crônica e de grau acentuado, com predomínio distal e em membros inferiores, com presença de atividade espontânea apenas em músculos mais distais de membros inferiores, não sendo observados bloqueios de condução motor e/ou dispersão temporal anormal no presente estudo.

Obs.: tais achados podem ser encontrados no contexto clínico de mononeuropatia múltipla confluente. Dentre as etiologias possíveis, sugere-se considerar a possibilidade de neuropatia infecciosa (hanseníase), neuropatia vasculítica, dentre outras.

- **Biópsia de nervo sural:** PCR para *M. leprae* positivo.
- **Diagnóstico:** *Hanseníase neural primária.* Classificação operacional multibacilar: (múltiplos nervos periféricos acometidos).
- **Avaliação do grau de incapacidade (OMP):** GI 2.
- **Conduta:** Doze doses de PQT/MB. Solicitar que os contatos domiciliares e sociais compareçam para exames de contatos, e profilaxia com BCG se indicada.

Seguimento
2ª a 12ª dose de PQT/MB.

- Paciente relata melhora da dormência das mãos e pés.
- Pequena diminuição do espessamento dos nervos ulnares e fibulares bilateralmente. Ausência de dor à palpação dos nervos periféricos.
- Alta por cura.
- Orientado a retornar ao serviço de saúde se novas lesões cutâneas ou outros sintomas (parestesias, dores nos trajetos de nervos periféricos) surgirem.

■ CASO 4

- **Identificação:** Mulher, 11 anos de idade.
- **História da doença atual:** Criança previamente saudável apresenta lesão na face, inicialmente semelhante a seropápula pós-picadura de inseto, com crescimento rápido há dois meses.
- **História epidemiológica para hanseníase:** Natural e procedente de área endêmica para hanseníase. Avó foi diagnosticada com hanseníase há mais de 10 anos, mas não sabe dizer a classificação. Mãe refere que o pai da criança caçava tatus e os levava para casa para o consumo da família.

Exame dermatoneurológico

- *Inspeção:* Duas placas eritêmato-violáceas edematosas, uma com aspecto foveolar, e pápulas eritematosas satélites localizadas na região malar direita (Figura 25.4).

- *Palpação de nervos periféricos:* Ausência de nervos periféricos espessados ou dolorosos à palpação.
  - **Teste de sensibilidade:** Térmica alterada nas lesões cutâneas.
  - **Baciloscopia de raspado dérmico:** Negativa.
  - **Exame histopatológico da lesão:** Presença de granulomas sem células gigantes de Langhans, nervos danificados e infiltrados pelo processo inflamatório, raros BAAR. Baciloscopia na biópsia: positiva. IB: 1+.
  - **Diagnóstico:** *Hanseníase dimorfa-tuberculoide.* Classificação operacional multibacilar. Considera-se o diagnóstico de reação tipo 1.
  - **Conduta:** Doze doses de PQT/MB, albendazol, sulfato ferroso e ácido fólico. Solicitar que os contatos domiciliares e sociais compareçam para exames de contatos, e profilaxia com BCG se indicada.

Seguimento

2ª - 12ª dose de PQT/MB

- Prednisona 0,7 mg/Kg via oral. Houve melhora gradual do edema e da coloração das lesões com hipercromia e descamação residual, e desaparecimento das lesões satélites (Figura 4 B). Retirada gradual da prednisona.
- Melhora clínica com leve hipercromia residual (Figura 4C).
- Alta por cura.
- Orientada a retornar ao serviço de saúde se novas lesões cutâneas ou outros sintomas (parestesias, dores nos trajetos de nervos periféricos) surgirem.

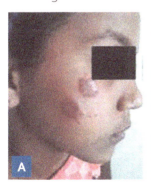
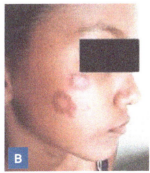
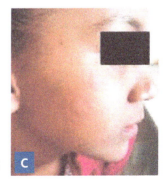

Figura 25.4. A. Placas eritêmato-violáceas edematosas, uma com aspecto foveolar, com pápulas eritêmato-violáceas satélites. **B.** Redução do edema e hipercromia residual nas pápulas satélites. **C.** Desaparecimento das lesões e hipercromia residual leve.

CASO 5

- **Identificação:** Mulher de 58 anos de idade, agente comunitária e professora.
- **História da doença atual:** Paciente relata que há 6 anos tratou uma mancha com PQT/PB resultando em desaparecimento total da lesão ao término do tratamento. Há 2 anos foi examinada durante um treinamento para agentes comunitários de saúde, quando foram encontradas novas manchas nas costas, e espessamento do nervo fibular esquerdo (Figura 25.5).
- **História patológica pregressa:** Diabetes tipo 2, hipertensão arterial sistêmica.
- **Uso de medicamentos:** losartana e metformina.
- **História epidemiológica para hanseníase:** Paciente natural e procedente de área endêmica de hanseníase. Não refere contatos domiciliares, familiares ou sociais com pessoas afetadas pela hanseníase. Nega contato direto com tatu.

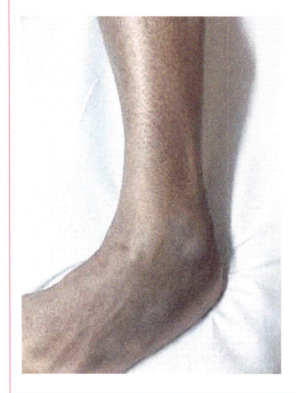

Figura 25.5. Espessamento do nervo fibular superficial esquerdo.

- *Inspeção:* Apresenta duas máculas eritematosas na região dorsal, de 2 e 3 cm de diâmetro.
- *Palpação de nervos periféricos:* Nervo fibular superficial espesso e doloroso à palpação (Figura 25.5). Dor à palpação nos nervos ulnares e radiais.
  - **Teste de sensibilidade**: Térmica, dolorosa e tátil alteradas nas duas lesões.
  - **Avaliação de grau de incapacidade (OMP):** 1 (GI 1).
  - **Baciloscopia de raspado dérmico:** Negativa.
  - **Exame histopatológico de pele da lesão:** Infiltrado inflamatório linfohistiocitário perivascular.
  - **Resultado da ultrassonografia de nervos periféricos:** No tornozelo, recesso anterior, profundo aos tendões comum dos extensores, o nervo fibular superficial está muito espessado, com aspecto fusiforme, heterogeneidade com perda do padrão fascicular, hipoecoico, com sinal Doppler interno presente; chega a medir até 20,0 mm^2. Assimétrico em relação ao contralateral que mede 2,0 mm^2 (Figuras 25.6 a 25.8).

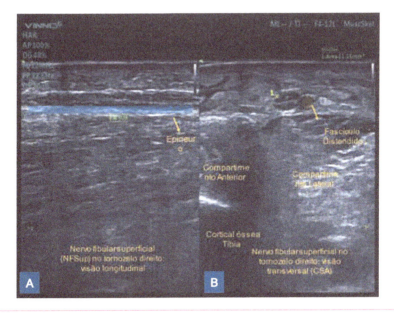

Figura 25.6. A. Nervo fibular superficial com espessamento do perineuro, perda do padrão fascicular (*honeycomb*). **B.** Nervo fibular superficial espessado com perda do padrão fascicular devido distensão hipoecoica dos fascículos e traves ecogênicas (Cortesia do Dr. G. Voltan).

Casos Clínicos de Hanseníase

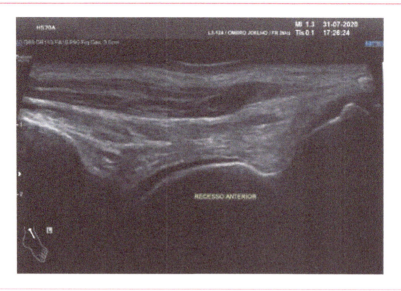

Figura 25.7. Nervo fibular superficial: corte longitudinal com perda do padrão fascicular devido distensão hipoecoica dos fascículos e traves ecogênicas. (Cortesia do Dr. G. Voltan).

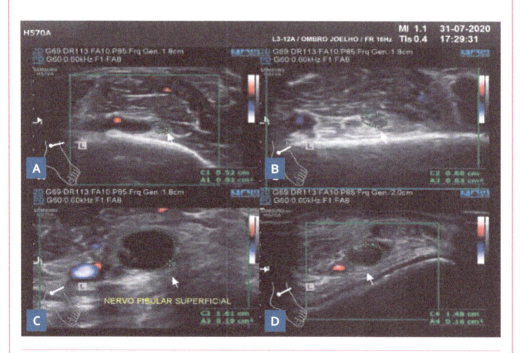

Figura 25.8. A-D. Corte transversal demonstrando CSA (área de secção transversa) do nervo fibular superficial, de distal para proximal, no tornozelo. (Cortesia do Dr. G. Voltan).

- **Pesquisa de resistência medicamentosa:** fragmento de pele biopsiada.
  - PCR para *M. leprae* positiva.
  - Ausência de mutação para os genes rpoB (rifampicina), folP (dapsona) e gyrA (ofloxacina).
  - Interpretação: ausência de resistência medicamentosa nos genes testados.
- **Diagnóstico:** Hanseníase dimorfa-tuberculoide e neurite silenciosa. Classificação operacional multibacilar.
- **Conduta:** Doze doses de PQT/MB. Restringir movimentos para evitar progressão da neurite. Solicitar que os contatos domiciliares e sociais compareçam para exame de contatos, profilaxia com BCG se indicada.

Seguimento

2ª a 12ª dose de PQT/MB

- Exame de contatos domiciliares (filhas e companheiro) e sociais (colega de trabalho e sua irmã): ausência de sinais clínicos sugestivos de hanseníase (lesões cutâneas e nervos periféricas). Realizadas profilaxias com BCG.
- Intolerância gastrointestinal (vômito) na 2ª dose supervisionada.
- Dor no braço direito, aumento da dor à palpação dos nervos ulnar e tibial posterior direitos.
- Prednisona 40 mg / dia, redução lenta e programada para 15 dias.
- Mantém espessamento e dor à palpação dos nervos tibial posterior e cubital.
- PCR para *M. leprae* de fragmento de pele retirada do cotovelo (após a 12ª dose): Positivo.
- Realizados novos exames dos contatos após as 12 doses (um ano após o primeiro exame): ausência de sinais clínicos sugestivos de hanseníase.
- Diagnóstico de insuficiência terapêutica após 12 doses de PQT/MB.
- Conduta: Completar 24 doses de PQT/MB.

13ª a 24ª dose de PQT/MB

- Ausência de dor neural no final da 24ª dose de PQT/MB, porém mantém espessamento.
- Alta por cura.
- Orientado a retornar ao serviço de saúde se novas lesões cutâneas ou outros sintomas (parestesias, dores nos trajetos de nervos periféricos) surgirem.

Casos Clínicos de Hanseníase

- **CASO 6**
  - **Identificação:** Homem de 36 anos, vendedor autônomo.
  - **História da doença atual:** Paciente relata que há um ano procurou unidade de saúde local com queixa de lesões cutâneas anestésicas no tronco, nos braços e nas pernas. Após o exame dermatoneurológico, foi diagnosticado com hanseníase dimorfa e iniciado PQT/MB. Não foi realizada a baciloscopia nesta ocasião do diagnóstico. Hoje, encontra-se na 12ª dose de PQT/MB e vem à consulta apresentando exacerbação das lesões cutâneas pré-existentes e dor à palpação do nervo ulnar direito.
  - **História epidemiológica para hanseníase:** Paciente é natural e procedente de área endêmica para hanseníase. Nenhum contato domiciliar, social ou familiar conhecido com hanseníase. Relata ter caçado tatu, manipulado e consumido carne de tatu antes desde a sua adolescência.

Exame dermatoneurológico

- *Inspeção:* Placas e nódulos eritêmato-violáceos com descamação localizados na face e orelhas (Figura 25.9), no tronco (Figura 25.10). Áreas de pele com ressecamento intenso e aspecto craquelado (ictiosiforme) nos braços e nas pernas (Figura 25.11). À inspeção, verificou-se espessamento dos nervos auriculares e dos nervos cervicais transversos bilateralmente (Figura 25.12).
- *Palpação de nervos periféricos:* Nervos auriculares, cervicais transversos, ulnares, fibulares comuns e tibiais posteriores espessados e indolores à palpação.
- **Teste de sensibilidade:** Térmica, dolorosa e tátil alteradas nas lesões cutâneas.
- **Diagnóstico:** *Hanseníase dimorfa-virchowiana*, reação hansênica tipo 1, neurite silenciosa, e insuficiência terapêutica com 12 doses de PQT/MB.
- **Conduta:** Completar 24 doses de PQT/MB. Prednisona 40mg/dia com redução lenta e programada para 30 dias. Solicitar que os contatos domiciliares e sociais compareçam para exame de contatos, profilaxia com BCG, se indicada.

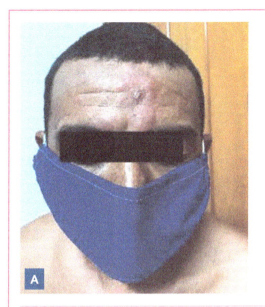
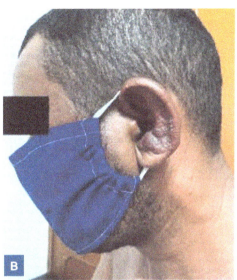

Figura 25.9. A. Placa eritêmato-edematosa na fronte. Descamação e crosta no centro da lesão. **B.** Placa e nódulos eritêmato-violáceos na orelha esquerda. Nervo auricular esquerdo espessado.

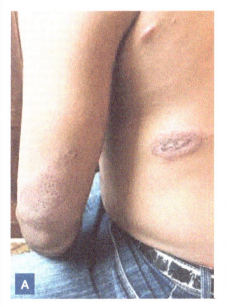
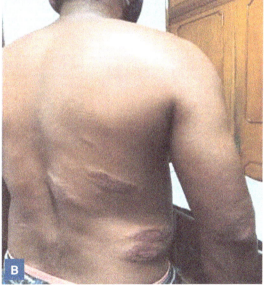

Figura 25.10. A. Placa eritêmato-ovalada com aspecto foveolar, descamação e crosta no centro da lesão localizada na lateral do tronco. Placa eritêmato-ictiosiforme no braço. **B.** Múltiplas placas eritêmato-edematosas com aspecto foveolar no tronco.

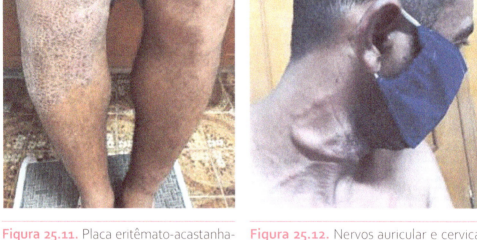

Figura 25.11. Placa eritêmato-acastanhada de aspecto ictiosiforme no joelho e perna direitos.

Figura 25.12. Nervos auricular e cervical transverso.

Seguimento

13ª a 24ª dose de PQT/MB

- Melhora do quadro clínico das lesões cutâneas e do espessamento dos nervos periféricos.
- Alta por cura.
- Orientado a retornar ao serviço de saúde se novas lesões cutâneas ou outros sintomas (parestesias, dores nos trajetos de nervos periféricos) surgirem.

■ CASO 7

- **Identificação:** Homem de 37 anos, agricultor.
- **História da doença atual:** Paciente relata que há quatro meses apresentou quadro de múltiplos nódulos pelo corpo (Figura 25.13).
- **História epidemiológica para hanseníase:** Paciente natural e procedente de área endêmica. Relata contato social com pessoas afetadas pela hanseníase. Nega contato direto com tatus.
- **História patológica pregressa:** Hipercolesterolemia.

Exame dermatoneurológico
- *Inspeção:* Máculas hipo e hipercrômicas, pápulas e nódulos eritêmato-violáceos no tronco (Figura 25.13), braços e pernas.
- *Palpação:* Nervos ulnares, fibulares superficiais e tibiais posteriores espessados, e indolores à palpação.

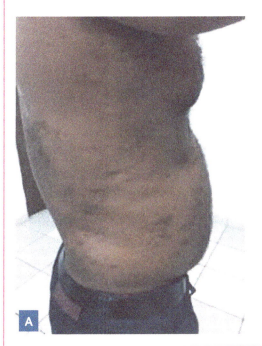
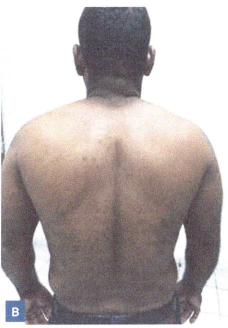

Figura 25.13. Hanseníase virchowiana no 4º mês de PQT e em uso de prednisona.

- **Teste de sensibilidade:** Térmica, dolorosa e tátil alteradas nas lesões cutâneas.
- **Baciloscopia de raspado dérmico:** IB 3,75 (bacilos íntegros e globias).
- **Exame histopatológico de pele da lesão:** compatível com o diagnóstico de hanseníase virchowiana e eritema nodoso hansênico (ENH).
- **Diagnóstico:** *Hanseníase virchowiana* e ENH.
- **Conduta:** Doze doses de PQT/MB, talidomida 100 mg/dia, prednisona 20 mg/dia, ácido acetil salicílico 100mg/dia. Redução lenta e programada da prednisona para 15 dias após reavaliação clínica. Sinvastatina, sulfato ferroso, albendazol.

Exame de contatos domiciliares e sociais: ausência de alterações dermato-neurológicas sugestivas de hanseníase. Realizada profilaxia com BCG nos contatos examinados.

Seguimento
9ª - 12ª dose de PQT/MB.

- Reação hansênica tipo 2: ENH, orquite, espessamento de vários nervos periféricos, dormência nos pés, alteração do sono, artralgia, dor intensa na perna direita, neurite nos nervos fibulares.
- Lesões cutâneas persistentes (Figura 25.14).
- Baciloscopia de raspado dérmico: IB 3,0 (raros bacilos íntegros).
- Realizados novos exames dos contatos após as 12 doses (um ano após o primeiro exame): ausência de sinais clínicos sugestivos de hanseníase.

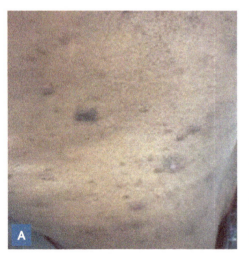
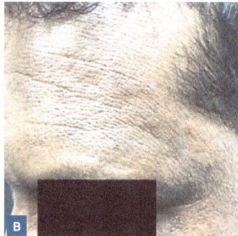

Figura 25.14. Hanseníase virchowiana na 12ª dose supervisionada de PQT/MB. A) Presença de pápulas e nódulos eritêmato-violáceos no tronco. B) Máculas hipercrômicas na face.

- **Diagnóstico:** Insuficiência terapêutica após 12 doses de PQT/MB.
- **Conduta:** Completar 24 doses de PQT/MB, amitriptilina, prednisona 60 mg/dia, alendronato de sódio e vitamina D.

Seguimento

13ª a 20ª dose de PQT/MB:

- ENH moderado com mal estar geral, dor no corpo, febre e vômitos. Mantém orquite, espessamento e dor nos nervos radiais, ulnares, fibulares superficiais e tibiais posteriores. Ictiose e rarefação de pelos em áreas das pernas. Lesões cutâneas hipercrômicas residuais na face e tronco (Figura 25.15). Foram prescritos talidomida 200mg/dia e dimenidrinato para vômitos.
- Exame histopatológico de pele do braço e da lesão no dorso do tronco: hanseníase virchowiana em regressão. IB: 1+.

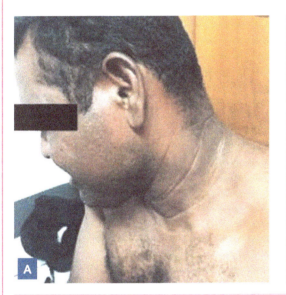 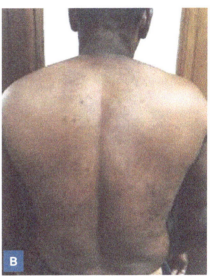

Figura 25.15. Após 24 doses de PQT/MB. A e B) Intensa hiperpigmentação pela clofazimina.

24ª dose de PQT/MB:

- Melhora do quadro clínico neural, mantém leve dor nas pernas e pés, sem outras intercorrências.
- Baciloscopia de raspado dérmico: Negativa.
- Alta por cura.
- Orientado a retornar ao serviço de saúde se novas lesões cutâneas ou outros sintomas (parestesias, dores nos trajetos de nervos periféricos) surgirem.

Casos Clínicos de Hanseníase

■ CASO 8

- **Identificação:** Homem de 43 anos de idade.
- **História da doença atual:** Há 5 anos relata ter apresentado nódulos e manchas eritematosas na pele do tronco, dor nas pernas e dormência nas mãos e nos pés, relatando que as sandálias caíam de seus pés.
- **História epidemiológica para hanseníase:** Paciente é natural e procedente de área endêmica para hanseníase. Não refere caso de hanseníase na família nem convívio social. Relata ter caçado e consumido carne de tatu há mais de 15 anos.

Exame dermatoneurológico

- *Inspeção:* Presença de pápulas, nódulos e máculas eritêmato-violáceas localizadas em face e lábio (Figura 25.16A), tronco e membros.
- *Palpação:* Espessamento e dor à palpação dos nervos fibulares superficiais e supraorbitário esquerdo (Figura 25.16B).

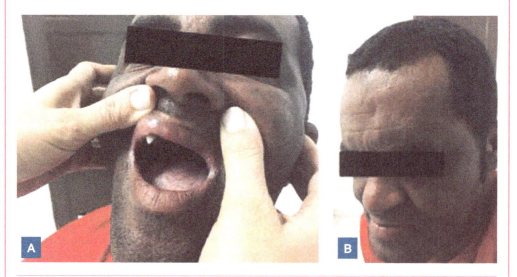

Figura 25.16. A. Pápulas eritematosas no lábio superior. **B.** Nervo supraorbitário esquerdo espessado.

- **Testes de sensibilidade:** Térmica, dolorosa e tátil alteradas.
- **Baciloscopia de raspado dérmico (1):** Positiva. IB 4,5.
- **Exame histopatológico de pele (1):** Presença de granuloma do tipo histio-monocitário. Presença de células de Virchow. O quadro é composto ainda por poucos linfócitos, numerosos bacilos nos nervos, mínima infiltração celular intraneural, e zona subepidérmica poupada.
- **Diagnóstico:** *Hanseníase virchowiana* com neurite dos fibulares comuns.
- **Conduta:** Doze doses de PQT/MB, prednisona 40 mg/dia com redução lenta e programada para cada 30 dias. Vitaminas do complexo B. Solicitar que os contatos domiciliares e sociais compareçam para exame de contatos, profilaxia com BCG, se indicada.
- **Exame de contatos domiciliares:** Esposa e filhas diagnosticadas com hanseníase e tratadas com doze doses de PQT/MB.

Seguimento

12ª dose de PQT/MB.

- Eritema nodoso hansênico (ENH). GI 1.
- Baciloscopia de raspado dérmico (2): Positiva. IB 3,25 (presença de pequenas globias).
- Acroedema, nódulos na face, neurite dolorosa, sem mobilidade dos dedos dos pés, porém realiza dorsiflexão do pé esquerdo.
- Exame histopatológico de pele (2): hanseníase virchowiana, presença de bacilos íntegros (IB 4,0).
- Realizados novos exames dos contatos após as 12 doses (um ano após o primeiro exame): ausência de sinais clínicos sugestivos de hanseníase. Esposa e filhas em tratamento com PQT/MB.
- Diagnóstico: Insuficiência terapêutica após 12 doses de PQT/MB.
- Conduta: Completar 24 doses de PQT/MB, talidomida 200 mg/dia.

13ª a 24ª dose de PQT/MB

- Mantém lesões de ENH, e queixas de dor e dormência nos pés.
- Perda de força na perna esquerda, incapaz de fazer dorsiflexão do pé esquerdo.

Casos Clínicos de Hanseníase

Após 24 doses de PQT/MB foi realizado:

- Pesquisa de resistência medicamentosa: fragmento de pele.
  - PCR para *M. leprae* positiva.
  - Ausência de mutação para os genes rpoB (rifampicina), folP (dapsona) e gyrA (ofloxacina).
  - Interpretação: ausência de resistência medicamentosa nos genes testados.
- Baciloscopia de raspado dérmico (3): Positiva. IB 3,5 (presença de pequenas globias).
- Exame histopatológico de pele (3): hanseníase virchowiana, bacilos íntegros (IB 4,0).
- Técnica de Shepard: positivo (multiplicação bacilar em coxim da pata de camundongo).

Diagnóstico: Falência terapêutica após 24 doses de PQT/MB

- *Conduta:* Optado pelo esquema alternativo rifampicina 600 mg/dia, claritromicina 400 mg/dia e minociclina 100 mg/dia por 12 meses (RiClaMi). Prednisona 60 mg/dia, com redução lenta e programada para 15 dias.

1ª a 12ª dose do novo esquema alternativo (RiClaMi)

- Melhora do ENH e da avaliação neurológica nos primeiros 5 meses desse esquema terapêutico.
- Regressão gradual da dose da prednisona.
- Refere pigmentação enegrecida na face após o início desse esquema terapêutico (Figura 25.19).
- Baciloscopia de raspado dérmico (4) após 12 meses: IB 0 (zero).
- Alta por cura ao final da 12ª dose.
- Orientado a retornar ao serviço de saúde se novas lesões cutâneas ou outros sintomas (parestesias, dores nos trajetos de nervos periféricos) surgirem.

A seguir, a avaliação sensitiva com monofilamentos no início e no final do tratamento com o esquema RiClaMi (Figuras 25.17 e 25.18).

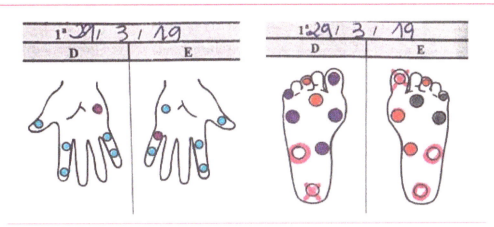

Figura 25.17. Teste com monofilamentos. Mãos pouco alteradas, pés com alterações importantes da sensibilidade. Mão direita: nos pontos 1-5 mostram sensibilidade diminuída na palma com dificuldade para discriminação fina (0,2 gf); e em 6 a sensibilidade protetora para a mão diminuída, suficiente para prevenir lesões; dificuldade com a discriminação de forma e temperatura (2,0 gf). Mão esquerda: aspecto semelhante à mão direita. Pé direito: pontos 1 (calcanhar) (10 gf) e 8 (lateral distal) (300 gf) com perda da sensação protetora ainda podendo sentir pressão profunda e dor. Pé esquerdo: mais comprometido que o direito, principalmente em 3 (hálux) (10 gf), 1 e 8 (300 gf).

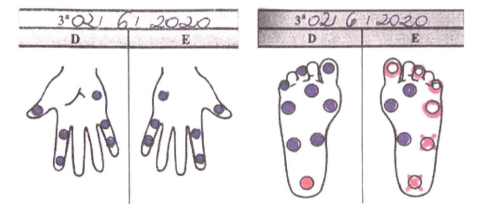

Figura 25.18. Teste com monofilamentos. Mãos com sensibilidade alterada, pés com alterações importantes da sensibilidade. Mãos: nos pontos 1-6 mostram sensibilidade protetora para a mão diminuída, suficiente para prevenir lesões; dificuldade com a discriminação de forma e temperatura (2,0 gf). Pé direito: todos os pontos com sensibilidade protetora suficiente para prevenir lesões, exceto 1 (calcanhar) com algum risco. Pé esquerdo: mais áreas comprometidas, 1, 3, 5, 6, 7 e 8 (10 gf ou 300 gf) com perda da sensação protetora ainda podendo sentir pressão profunda e dor.

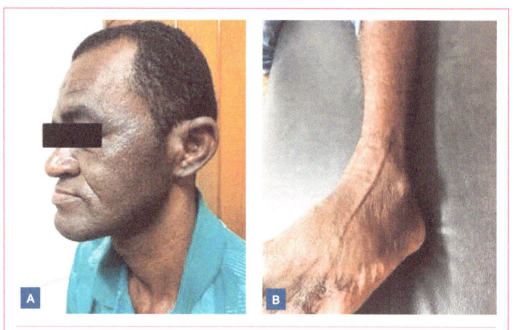

Figura 25.19. A. Hiperpigmentação, provavelmente pela minociclina, em área fotoexposta na face **B.** Nervo fibular superficial espessado.

■ CASO 9

- **Identificação:** Mulher, 38 anos, trabalha com pintura e serviços gerais.
- **História da doença atual:** Paciente relata o aparecimento de lesões ("caroços") avermelhados na região dorsal (local prévio de herpes zoster) há 2 meses, um mês após o início da terapia antirretroviral (TARV). As lesões são assintomáticas e apresentam rápido crescimento em tamanho e aumento no número de lesões. Após 20 dias do início do quadro, apresentou edema nos membros inferiores.

  Ainda, relata parestesia e dor intensa de quinto quirodáctilo esquerdo e no quinto pododáctilo direito, e dor intermitente no antebraço esquerdo.

- **História patológica pregressa:** HIV diagnosticado há 16 anos, sem tratamento adequado. Foi internada há 3 meses por toxoplasmose no sistema nervoso central. Nessa internação iniciou a TARV. Refere que teve reação cutânea ao co-trimoxazol.

- **Uso de medicamentos:** Clindamicina 600mg 3/3h; Pirimetamina 50 mg/dia; Ácido folínico 10 mg/dia; Tenofovir + Lamivudina + Atazanavir + Ritonavir; Fenitoina 100mg 8/8h; Omeprazol 20 mg/dia.
- **História epidemiológica para hanseníase:** Nega casos de hanseníase entre os contatos domiciliares e sociais. Morava em área geográfica no Brasil mais endêmica para hanseníase há 16 anos. Não foi perguntado sobre contato com tatus.

Exame dermatoneurológico

- *Inspeção:* Pápulas e placas eritematosas, algumas eritêmato-violáceas, algumas edemaciadas, na face, orelhas, tronco, abdome, membros superiores (uma em palma da mão esquerda) e inferiores (Figura 25.20). Edema nos membros inferiores 3+/4+.
- *Palpação:* Espessamento dos nervos radial direito e ulnar esquerdo. Dor à palpação do nervo ulnar esquerdo.
- **Teste de sensibilidade:** Térmica alterada (hipoestesia) em algumas lesões cutâneas, nas palmas das mãos e nas plantas dos pés. Sensibilidades dolorosa e tátil preservadas.
Força muscular preservada globalmente

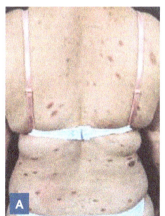 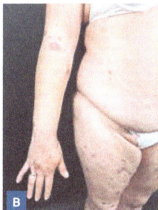 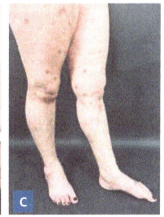

Figura 25.20. Pápulas e placas eritematosas, algumas eritêmato-violáceas, edemaciadas, no tronco, abdome, membros superiores e inferiores.

Casos Clínicos de Hanseníase

- **Baciloscopia de raspado dérmico:** Positiva (IB 2).
- **Exame histopatológico de lesões cutâneas anestésicas:**
  - *Fragmento de pele 1:* Acantose e paraqueratose da epiderme. Na derme superficial e profunda, observa-se infiltrado inflamatório perivascular, constituído por linfócitos e histiócitos espumosos, além do variado contingente de histiócitos epitelioides, que esboçam granulomas e compõem eventuais células gigantes de Langhans. BAAR (Fite-Faraco) 1+/4+. O quadro é compatível com hanseníase dimorfa.
  - *Fragmento de pele 2:* Dermatite granulomatosa do tipo tuberculoide, comprometendo músculo piloeretor, glândula écrina e filete nervoso. NOTA: O quadro histológico pode corresponder ao da hanseníase tuberculoide. A pesquisa de BAAR resultou negativa neste material.

Outros exames laboratoriais

Anterior (3 meses antes do início deste quadro clínico):

- Carga viral do HIV: 334.201 cópias/ml
- Contagem de linfócitos CD4: 135/mm³

Atual:

- Carga viral do HIV: 1.471 cópias/ml
- Contagem de linfócitos CD4: 227/mm³
- Hemograma: leucocitose 13.570/µl (Referência: 3.500 – 10.500). Restante do hemograma: normal
- Proteína C-reativa: 20,0 mg/dL (Referência: até 3,0)
- Na, K, Albumina sérica, U, C, AST, ALT, DHL, tempo de protrombina, gama GT, fosfatase alcalina: normais

- **Diagnóstico:** *Hanseníase dimorfa-dimorfa* + Reação hansênica tipo 1 + Síndrome de Reconstituição Imunológica tipo 1 (Classificação Deps & Lockwood, veja capítulo "Hanseníase, coinfecção e imunossupressão") (Figura 25.21).

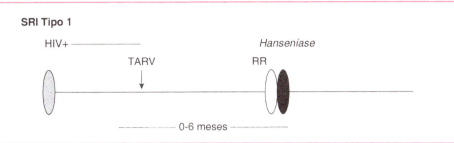

Figura 25.21. Síndrome de Reconstituição Imunológica tipo 1.

- **Avaliação do grau de incapacidade (OMP):** 1 (GI 1)
- **Conduta:** PQT/MB 12 doses, prednisona 60mg/dia (0,8 mg/Kg/dia) com redução lenta e programada para 30 dias.

Seguimento

1ª a 12ª dose de PQT/MB

- Houve melhora da RT1 muito lenta.
- Na 11ª dose de PQT/MB.
  - Carga viral do HIV: 206 cópias/ml
  - Contagem de linfócitos CD4: 480/mm³
  - Baciloscopia de raspado dérmico: negativa.
  - Mantém poucas lesões de RT1 nas pernas.
- Alta por cura. Prednisona 20 mg/dia. Retorno em 30 dias.

■ CASO 10

- **Identificação:** Homem, 22 anos, estudante.
- **História da doença atual:** Há cerca de 2 anos vem apresentando alguns episódios recorrentes de lesões cutâneas dolorosas, acompanhadas de febre baixa e mal-estar. Há regressão das lesões com o uso de talidomida e prednisona oral, resultando manchas hipercrômicas. O episódio atual começou há 1 semana.
- **História patológica pregressa:** Fez tratamento para hanseníase virchowiana no estado de origem (Amazonas) há 6 anos com PQT-MB 12 doses supervisionadas (terminou há 5 anos). Na época, também apresentou

episódios de ENH necrotizante sendo tratado com talidomida e prednisona oral. Ao término das 12 doses de PQT, teve alta por cura.
- **História epidemiológica para hanseníase:** Nega contato domiciliar com pessoa com hanseníase. Ausência de contato com tatu.

Exame dermatoneurológico

- *Inspeção:* Múltiplas pápulas placas eritêmato-edematosas, de tamanhos diversos, algumas confluentes, localizadas na face, tronco e membros (Figura 25.22).
- *Palpação de nervos periféricos:* Nervos ulnares, nervo radial direito, nervo fibular comum direito e nervos tibiais posteriores espessados. Ausência de dor à palpação dos nervos.

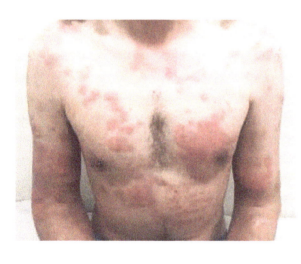

Figura 25.22. Múltiplas pápulas e placas eritêmato-edematosas.

- **Teste de sensibilidade:** Térmica alterada nos joelhos. Térmica, dolorosa e tátil alteradas nos pés. Sensibilidades preservadas nas lesões cutâneas.
- **Baciloscopia de raspado dérmico:**
  - Há 2 anos: Negativa
  - Atual: Negativa.
- **Exame histopatológico da lesão cutânea**
- Há 2 anos: Dermatite granulomatosa residual. Pesquisa de BAAR resultou negativa.
- Atual: Hanseníase virchowiana residual. A pesquisa de BAAR resultou positiva (1+/4+, com raros bacilos íntegros).

Casos Clínicos de Hanseníase

- **Pesquisa de resistência medicamentosa:** fragmento de pele biopsiada.
  - PCR para *M. leprae* positiva.
  - Ausência de mutação para os genes rpoB (rifampicina), folP (dapsona) e gyrA (ofloxacina).
  - Interpretação: ausência de resistência medicamentosa nos genes testados.
- **Diagnóstico:** *Hanseníase virchowiana recidivada* + reação tipo 2 (5 anos após a alta do tratamento com PQT/MB)
- **Avaliação do grau de incapacidade (OMP):** 1. (GI 1)
- **Conduta:** PQT/MB. Convocar contatos domiciliares e sociais para exames de contatos, e profilaxia com BCG se indicada.

Seguimento

1ª a 12ª dose de PQT/MB

- Ausência de efeitos colaterais. Melhora das lesões cutâneas. Atualmente com manchas hipercrômicas de aspecto residual. Apresentou alguns novos episódios de reação tipo 2, mas em menor frequência. Atualmente sem reação hansênica.
- Alta por cura.
- Orientado a retornar ao serviço de saúde se novas lesões cutâneas ou outros sintomas (parestesias, dores nos trajetos de nervos periféricos) surgirem.

Referências bibliográficas

1. Ministério da Saúde. *Diretrizes para vigilância, atenção e eliminação da hanseníase como problema de saúde pública: manual técnico-operacional.* https://portalarquivos2.saude.gov.br/images/pdf/2016/fevereiro/04/diretrizes-eliminacao-hanseniase-4fev16-web.pdf (2016).

26
CAPÍTULO

Paleopatologia da Hanseníase: O que Revelam os Esqueletos

Vitor M. J. Matos
Ana Luisa Santos
Patrícia D. Deps

A paleopatologia humana é a ciência que estuda o binômio saúde/doença nas populações do passado numa perspetiva evolutiva e biocultural.[1] Os esqueletos humanos, que constituem a fonte primária de informação paleopatológica, são estudados por especialistas de várias áreas – medicina, odontologia, antropologia, arqueologia, biologia, história, entre outras.

Dois nomes se destacaram nas pesquisas paleopatológicas no Brasil, Peter Lund (1801–1880), cientista de origem dinamarquesa, e o médico João Baptista de Lacerda (1846–1915) que trabalhava no Museu Real do Rio de Janeiro. Desde então muitos investigadores realizaram, e realizam, estudos em sítios arqueológicos, pré e pós-coloniais, com a paleopatologia a manter uma forte ligação com o campo biomédico.[2]

Paleopatologia da Hanseníase: O que Revelam os Esqueletos

O médico Albert S. Ashmead (1895) estudou esqueletos provenientes de vários sítios arqueológicos americanos e concluiu que não existiam evidências suficientes para afirmar a presença da hanseníase em populações pré-Colombianas.[3]

Na Europa, destacaram-se os trabalhos pioneiros de Vilhelm Møller-Christensen, médico, historiador de medicina e paleopatologista dinamarquês.

■ CRITÉRIOS PARA O DIAGNÓSTICO PALEOPATOLÓGICO DA HANSENÍASE

Møller-Christensen identificou, pela primeira vez, um conjunto de alterações cranianas que denominou *facies leprosa*, assim como deformidades típicas em ossos de mãos e pés, bem conhecidas na hanseníase virchowiana, mas desconhecidas noutras doenças.[4,5]

Os médicos Johs Andersen e Keith Manchester propuseram a designação alternativa de síndrome rinomaxilar em substituição a *facies leprosa*, caracterizada pelas seguintes alterações:[6]

- Absorção do processo alveolar do maxilar, que se inicia no *prosthion* e se pode estender, bilateral e simetricamente, até aos caninos. Nas fases mais avançadas, devido à progressiva retração e constrição do alvéolo, o maxilar pode ficar em forma de meia-lua e levar à perda precoce da dentição anterior;
- Porosidade e absorção progressiva da espinha nasal anterior, inicialmente com rarefação cortical e eventual exposição trabecular;
- Absorção e remodelação bilateral e simétrica das margens laterais e inferiores da abertura piriforme, tendo ao toque um contorno suave ao invés da superfície aguçada habitual nesta área;
- Na superfície nasal do processo alveolar do maxilar podem existir, isolada ou simultaneamente, dois tipos de alterações: poros de pequeno diâmetro (*fine pitting*), sobretudo ao longo da linha média e, posteriormente, ocorre deposição de osso novo em placas, cuja superfície inicial apresenta um aspeto "agressivo" que pode remodelar tornando-se liso e "inativo" e impossível de detetar. O segundo tipo corresponde a "lesões erosivas", circulares, únicas ou múltiplas, normalmente de diâmetro inferior a 0,5 cm;
- Nas estruturas intranasais podem observar-se os seguintes fenômenos: a) porosidade (*pitting*) de ambos os lados do septo nasal, sobretudo na parte inferior, podendo levar à perfuração e absorção total; b) porosidade grosseira

(*coarse pitting*) dos cornetos, sobretudo no inferior, com absorção progressiva e, em última instância, com o seu total desaparecimento; c) destruição das estruturas intranasais e "remodelação" das margens da abertura nasal dando a aparência de uma cavidade vazia (*empty cavity*);

- Na superfície oral do processo palatino do maxilar surgem pequenos poros erosivos e discretos (*small discrete erosive pits*), nem sempre fáceis de distinguir da porosidade normalmente presente no palato. Todavia, os poros patológicos (*pathological pits*) concentram-se na região média do palato junto à sutura palatina. A progressão da doença pode conduzir à coalescência destas lesões que, se concomitantes com as da superfície nasal, causam perfuração do palato duro; a formação de osso novo é rara nesta superfície.

Andersen e Manchester consideraram a presença simultânea (e não isoladamente) destas lesões (Figura 26.1) como "patognomônica da hanseníase virchowiana".[6] No entanto, este caráter patognomônico da síndrome rinomaxilar não é consensual já que várias doenças com relevância paleopatológica, como por exemplo, as treponematoses (ex. sífilis adquirida), a tuberculose (ex. *lupus vulgaris*), a leishmaniose mucocutânea, os tumores malignos, entre outras, podem induzir lesões ósseas nesta região.[7,8] Odontodisplasia leprogênica é uma alteração dentária rara na paleopatologia, ocorrendo sempre associada a outras evidências esqueléticas relacionadas com a hanseníase.[9] A sua origem pode estar relacionada com a interrupção abrupta do crescimento das raízes dentárias dos incisivos superiores decorrente da atrofia da porção anterior do processo alveolar do maxilar em crianças afetadas com a hanseníase virchowiana.

Contrariamente às lesões rinomaxilares, as perturbações ósseas pós-cranianas, decorrentes da hanseníase foram pormenorizadamente descritas em contextos clínicos, através de exames radiográficos, mormente das mãos e pés (veja também o Capítulo 15 Alterações Osteoarticulares na Hanseníase e o Capítulo 23 Exames Complementares na Hanseníase).

As lesões esqueléticas pós-cranianas mais relevantes para o diagnóstico paleopatológico da hanseníase ocorrem nos ossos tubulares das mãos e dos pés (Figura 26.2) e manifestam-se através de fenômenos de acroosteólise e de remodelação destrutiva das diáfises, quer nas falanges, quer nos metacarpianos e metatarsianos, respetivamente.[10–13] A deformação a que alguns destes ossos estão sujeitos, à medida que a doença progride, manifesta-se através de configurações típicas,

Paleopatologia da Hanseníase: O que Revelam os Esqueletos

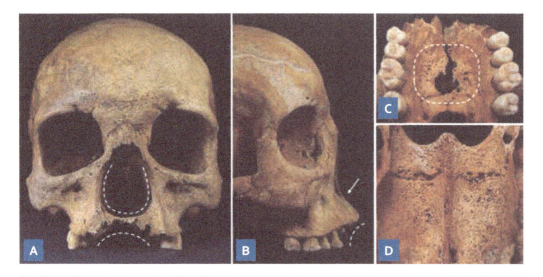

Figura 26.1. Tipologia das alterações rinomaxilares comummente associadas à hanseníase. **A.** Absorção e remodelação bilateral e simétrica das margens laterais e inferiores da abertura piriforme, destruição de estruturas ósseas intranasais e reabsorção alveolar. **A** e **B.** Absorção da espinha nasal anterior, absorção do *prosthion* e da restante região anterior do processo alveolar do maxilar. **C.** Porosidade e lesões osteolíticas no palato, com perfuração. **D.** Proliferação óssea e porosidade, confluente nalgumas áreas, conferindo um aspeto crivado à superfície nasal do processo palatino. Fonte: Vitor M. J. Matos.

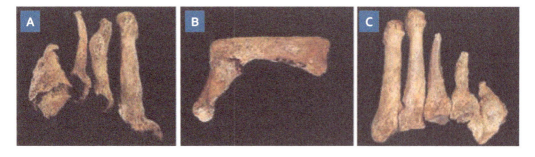

Figura 26.2. Tipologia das alterações associadas à hanseníase nos ossos das mãos e dos pés: **A.** Lesões de caráter intensamente proliferativo e destrutivo em metatarsianos direitos (norma anterior/dorsal), com alteração da forma, compatíveis com infecção secundária; **B.** Anquilose entre as falanges proximal e média da mão esquerda, possivelmente decorrente de dedos em garra. **C.** Remodelação destrutiva, acroosteólise e proliferação óssea da diáfise do 1°, 2° e 3° metatarsianos esquerdos (da direita para a esquerda). Fotos: Vitor M. J. Matos.

facilmente identificáveis quer em radiografias quer em osso seco, denominadas pelos radiologistas em função do objeto representado na nova configuração adquirida pelo osso, como por exemplo: bico de lápis, forma de haltere, deformação em ponta de faca, dente de tubarão e boina basca.

A etiologia da remodelação destrutiva das diáfises dos ossos das mãos e dos pés é ambígua, no entanto, Andersen e co-autores sugerem que na sua gênese poderão estar as disfunções neurovasculares resultantes da neuropatia motora periférica provocada pela hanseníase.[14] A lesão dos nervos periféricos conduz à anestesia – térmica, tátil e dolorosa – das regiões que se encontram no seu domínio, sendo este fenômeno especialmente relevante nas superfícies plantar e palmar.[14,15] Por um lado, a insensibilidade térmica constitui um risco acrescido do doente vir a sofrer queimaduras nas regiões anestésicas, por outro, a ausência de sensibilidade dolorosa face, por exemplo, aos traumatismos resultantes das atividades diárias, determina o aparecimento de úlceras crônicas.[15] Essas agressões repetem-se caso o doente não adote um comportamento preventivo. As úlceras instaladas em zonas onde a pele é mais seca – devido à ausência de sudação e de secreção sebácea – perpetuam-se e podem ser sede de infecções secundárias.[15] O agravamento destas infecções, bem como a sua extensão para os tecidos em planos mais profundos, conduz ao envolvimento ósseo, sobretudo à sua destruição.[14,15] Esta sequência de eventos pode ainda advir de outro fenômeno intimamente relacionado com o anterior mas resultante da destruição das fibras nervosas motoras o que provoca a atrofia e a paralisia dos músculos por elas controlados – fenômeno responsável, por exemplo, pela flexão forçada, e irreversível caso não seja travada, dos dedos (dedos em garra, detectáveis em contexto paleopatológico), principalmente das mãos.[15,16] Nestas circunstâncias, o evento que conduz à formação de úlceras é, principalmente, o aparecimento de fissuras decorrentes da pele se encontrar atrófica.[15] Em qualquer uma das circunstâncias o resultado final é a acrosteólise dos ossos das extremidades afetadas.

Outras lesões ósseas frequentemente observadas em doentes acometidos pela hanseníase, embora por si só mais inespecíficas quanto à etiologia, são, a osteomielite, as fusões interfalângicas, a desintegração do tarso, as fraturas secundárias, as lesões proliferativas na tíbia e fíbula, entre outras.[7,17,18]

Com base em método de estudo misto, em esqueletos e documentos médicos antigos, Matos demonstrou que a hanseníase tuberculoide pode ser diagnosticada através de esqueleto[18], contrariamente à ideia enraizada na literatura paleopatológica, e identificou, pela primeira vez, possíveis casos de hanseníase tuberculoide em esqueletos medievais (Figura 26.3).

Paleopatologia da Hanseníase: O que Revelam os Esqueletos

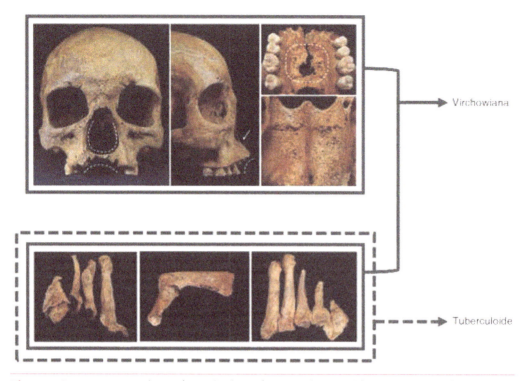

Figura 26.3. Proposta de critérios de diagnóstico paleopatológico da hanseníase virchowiana e tuberculoide. Para descrição de cada imagem consultar as legendas das Figuras 26.1 e 26.2. Fotos: Vitor M. J. Matos.

■ IDENTIFICAÇÃO DO *M. LEPRAE* EM ESQUELETOS ATRAVÉS DE TÉCNICAS DE BIOLOGIA MOLECULAR

A maioria dos agentes patogênicos não invadem a estrutura óssea e têm uma parede celular fraca. Em contrapartida, o *M. leprae* é conhecido por sua capacidade de invadir os macrófagos do hospedeiro, além de possuir um revestimento espesso e ceroso de ácidos micólicos. Foi sugerido que este componente tem um papel protetor, aumentando a sobrevivência do ADN micobacteriano em amostras arqueológicas.[19,20]

Desde 1994 que o isolamento de *M. leprae* pela sequência de ADN (RLEP) de amostras arqueológicas vem sendo realizado através de PCR (*Polymerase Chain Reaction*, Reação em Cadeia da Polimerase).[21] Recentemente, com a inclusão da análise de repetição de nucleotídeo variável tandem, VNTR (*Variable Nucleotide Tandem Repeat*, Número variável de repetições em tandem) e SNPs (*Single Nucleotide Polymorphism*, Polimorfismos de nucleotídeo único) foi possível avançar nos estudos de biodiversidade genômica do *M. leprae*,[22,23] auxiliando na compreensão da susceptibilidade à doença, a localização do *locus* real envolvido no desenvolvimento da doença, a transmissão de hanseníase em todo o mundo e a epidemiologia da hanseníase.

A reconstrução de paleogenomas completos, fruto dos avanços no sequenciamento (*Whole Genome Sequencing*), permitiu constatar a grande diversidade de estirpes de *M. leprae* existentes no período Medieval Europeu e trouxe novas estimativas relativas à idade do ancestral comum mais recente do *M. leprae* (4515 BP).[24]

A cromatografia líquida de alta eficiência (HPLC - High Performance Liquid Chromatography) também tem sido aplicada na identificação de ácidos micólicos da parede da bactéria *M. leprae* em esqueletos humanos.[25]

■ DISTRIBUIÇÃO GEOGRÁFICA E CRONOLÓGICA DOS CASOS PALEOPATOLÓGICOS

No continente asiático a doença foi identificada num esqueleto datado de há cerca de 2000 a.C na Índia,[26] no Usbequistão (1º milénio a.C.),[27] Armênia (II-I a.C.),[28] China (206 a.C.-200 d.C.),[29] e Tailândia (300 a.C.-500 d.C).[30]

Na África, o Egito detém o maior número de casos,[31] e na África do Sul foi identificado um indivíduo com lesões compatíveis com hanseníase datado do século XX.[32]

Na Europa, o caso mais antigo do mundo foi identificado na Hungria (3780-3650 a.C),[33] e o segundo mais antigo na Itália (IV-III a.C.).[34] No entanto, só após o século IV d.C. surgem casos pontuais em vários países (p. ex. Reino Unido, França e Itália), sendo que o grande número de esqueletos com lesões atribuíveis à hanseníase foi exumado de cemitérios associados aos hospitais colônias medievais no Reino Unido (St. James e St. Mary Magdalene situado em Chichester)[35] e na Dinamarca (St. Jørgen's de Naestved)[36] e de Odense.[37]

Existem casos identificados no Oriente Médio, no deserto da Judeia,[38] na Oceânia,[39] no Japão,[40] e na Ilha da Páscoa (Rapa Nui).[41]

Nas Américas não há evidências de hanseníase anteriores ao século XV, ou seja, teria chegado com os europeus e os africanos. Os escassos possíveis casos provenientes do cemitério do lazareto de Santo Eustáquio nas Antilhas Holandesas datam dos séculos XIX-XX.[42]

■ COMENTÁRIOS FINAIS

Fruto das pesquisas paleopatológicas sabe-se que a hanseníase estaria presente na Europa e na Ásia há mais de quatro mil anos, no Egito há cerca de dois mil anos, enquanto nas Américas e na Oceânia teria chegado com o contacto com os europeus.

Paleopatologia da Hanseníase: O que Revelam os Esqueletos

A identificação da doença por observação do esqueleto implica a preservação dos ossos da face, mãos e pés, regiões anatômicas muito frágeis. A aplicação das novas técnicas biomoleculares está a aportar novos dados e a clarificar a paleoepidemiologia da hanseníase.

Referências bibliográficas

1. Jurmain, R., Kilgore, L., Trevathan, W., Ciochon, R. L. & Bartelink, E. *Introduction to Physical Anthropology*. (Cengage Learning, 2017).
2. Souza, S. M. F. M. & Guichon, R. A. Paleopathology in Argentina and Brazil. in *The Global History of Paleopathology: Pioneers and Prospects* (eds. Buikstra, J., Buikstra, J. E. & Roberts, C.) (OUP USA, 2012).
3. Ashmead, A. S. *Pre-Columbian leprosy*. (American Medical Association, 1895).
4. Møller-Christensen, V. Location and excavation of the first Danish leper graveyard from the Middle Ages; St. Jørgens Farm, Naestved. *Bull. Hist. Med.* 27, 112–123 (1953).
5. Møller-Christensen, V. Changes in the maxillary bone in leprosy. in *Memória del VI Congreso Internacional de Leprologia* 743–746 (Governo de España y Asociacion Internacional de la Lepra, 1953).
6. Andersen, J. G. & Manchester, K. The rhinomaxillary syndrome in leprosy: A clinical, radiological and palaeopathological study. *Int. J. Osteoarchaeol.* 2, 121–129 (1992).
7. Ortner, D. J. *Identification of Pathological Conditions in Human Skeletal Remains*. (Academic Press, 2003).
8. Roberts, C. A. & Buikstra, J. E. Bacterial infections. in *Ortner's Identification of Pathological Conditions in Human Skeletal Remains* (ed. Buikstra, J. E.) (Academic Press, 2003).
9. Matos, V. M. J. & Santos, A. L. Leprogenic odontodysplasia: new evidence from the St. Jørgen's medieval leprosarium cemetery (Odense, Denmark). *Anthropol. Sci.* 121, 43–47 (2013).
10. Møller-Christensen, V. *Bone Changes in Leprosy*. (Munksgaard, 1961).
11. Møller-Christensen, V. Evidence of leprosy in earlier peoples. in *Diseases in Antiquity: A Survey of the Diseases, Injuries, and Surgery of Early Populations* (eds. Brothwell, D. R. & Sandison, A. T.) (C.C. Thomas, 1967).
12. Andersen, J. G. Studies in the mediaeval diagnosis of leprosy in Denmark; an osteoarchaeological, historical, and clinical study,. (Costers Bogtrykkeri, 1969).
13. Rothschild, B. M. & Rothschild, C. Skeletal manifestations of leprosy: analysis of 137 patients from different clinical settings in the pre- and post-modern treatment eras. *J. Clin. Rheumatol. Pract. Rep. Rheum. Musculoskelet. Dis.* 7, 228–237 (2001).
14. Andersen, J. G., Manchester, K. & Ali, R. S. Diaphyseal remodelling in leprosy: A radiological and palaeopathological study. *Int. J. Osteoarchaeol.* 2, 211–219 (1992).
15. Yawalkar, S. J. & Novartis Foundation for Sustainable Development. *Leprosy for medical practitioners and paramedical workers*. (Novartis Foundation for Sustainable Development, 2009).
16. Riordan, D. C. The hand in leprosy. A seven-year clinical study. *J. Bone Joint Surg. Am.* 42-A, 661–682 (1960).

Paleopatologia da Hanseníase: O que Revelam os Esqueletos

17. Weston, D. A. Investigating the specificity of periosteal reactions in pathology museum specimens. *Am. J. Phys. Anthropol.* 137, 48–59 (2008).

18. Matos, de V. M. J. O diagnóstico retrospectivo da lepra: complementaridade clínica e paleopatológica no arquivo médico do Hospital-Colónia Rovisco Pais (século XX, Tocha, Portugal) e na colecção de esqueletos da leprosaria medieval de St. Jorgen's (Odense, Dinamarca). (Tese Doutoramento, Univ. Coimbra, 2010).

19. Donoghue, H. D. *et al.* Tuberculosis: from prehistory to Robert Koch, as revealed by ancient DNA. *Lancet Infect. Dis.* 4, 584–592 (2004).

20. Zink, A. R., Reischl, U., Wolf, H. & Nerlich, A. G. Molecular analysis of ancient microbial infections. *FEMS Microbiol. Lett.* 213, 141–147 (2002).

21. Spigelman, M. & Lemma, E. The use of the polymerase chain reaction (PCR) to detect Mycobacterium tuberculosis in ancient skeletons. *Int. J. Osteoarchaeol.* 3, 137–143 (1993).

22. Taylor, G., Watson, C. L., Bouwman, A. S., Lockwood, D. N. J. & Mays, S. Variable nucleotide tandem repeat (VNTR) typing of two palaeopathological cases of lepromatous leprosy from Mediaeval England. *J Archaeol Sci.* 33, 1569-1579 (2006)..

23. Monot, M. *et al.* On the origin of leprosy. *Science* 308, 1040–1042 (2005).

24. Schuenemann, V. J. *et al.* Ancient genomes reveal a high diversity of Mycobacterium leprae in medieval Europe. *PLoS Pathog.* 14, e1006997 (2018).

25. Donoghue, H. *et al.* Positive Diagnosis of Ancient Leprosy and Tuberculosis Using Ancient DNA and Lipid Biomarkers. *Diversity* 9, 46 (2017).

26. Robbins, G. *et al.* Ancient skeletal evidence for leprosy in India (2000 B.C.). *PLoS One* 4, e5669 (2009).

27. Blau, S. & Yagodin, V. Osteoarchaeological evidence for leprosy from western Central Asia. *Am. J. Phys. Anthropol.* 126, 150–158 (2005).

28. Khudaverdyan, A. Pattern of disease in 2nd–1st Millenium BC Necropolis from Lchasen, Armenia. *Anthropol.* 48, 239–254 (2010).

29. Zhenbiao, Z. The skeletal evidence of human leprosy and syphilis in ancient China. *Acta Anthropol. Sin.* 13, 294–299 (1994).

30. Tayles, N. & Buckley, H. R. Leprosy and tuberculosis in Iron Age Southeast Asia? *Am. J. Phys. Anthropol.* 125, 239–256 (2004).

31. Dzierzykray-Rogalski, T. Paleopathology of the Ptolemaic inhabitants of Dakhleh Oasis (Egypt). *J. Hum. Evol.* 9, 71–74 (1980).

32. L'Abbé, E. N. & Steyn, M. Health status of the Venda, a post-antibiotic community in rural South Africa. *Int. J. Osteoarchaeol.* 17, 492–503 (2007).

33. Köhler, K. *et al.* Possible cases of leprosy from the Late Copper Age (3780-3650 cal BC) in Hungary. *PLoS ONE* 12, e0185966 (2017).

34. Mariotti, V., Dutour, O., Belcastro, M. G., Facchini, F. & Brasili, P. Probable early presence of leprosy in Europe in a Celtic skeleton of the 4th–3rd century BC (Casalecchio di Reno, Bologna, Italy). *Int. J. Osteoarchaeol.* 15, 311–325 (2005).

35. Magilton, J., Lee, F. & Boylston, A. *'Lepers outside the gate': excavations at the cemetery of the hospital of St. James and St. Mary Magdalene, Chichester, 1986-87 and 1993.* (Council for British Archaeology, 2008).

36. Møller-Christensen, V. *Leprosy changes of the skull.* (Odense Universitetsforlaget, 1978).

37. Arentoft, E. & Odense Bys Museer. *De spedalskes hospital: udgravninger af Sankt Jørgensgården i Odense.* (Odense Bys Museer : I kommission hos Odense Universitetsforlag, 1999).
38. Zias, J. Leprosy and tuberculosis in the Byzantine monasteries of the Judean Desert. in *Human paleopathology: Current syntheses and future options.* (eds. Ortner, D. J. & Aufderheide, A. C.) (Smithsonian Institution Press, 1991).
39. Trembly, D. L. On the antiquity of leprosy in western Micronesia. *Int. J. Osteoarchaeol.* 5, 377–384 (1995).
40. Suzuki, K. *et al.* Detection of Mycobacterium leprae DNA from Archaeological Skeletal Remains in Japan Using Whole Genome Amplification and Polymerase Chain Reaction. *PLoS ONE* 5, e12422 (2010).
41. Fischer, S. R. *Island at the end of the world: the turbulent history of Easter Island.* (Reaktion, 2005).
42. Gilmore, J. K. Leprosy at the Lazaretto on St Eustatius, Netherlands Antilles. *Int. J. Osteoarchaeol.* 18, 72–84 (2008).

Índice Remissivo

A

abcesso de nervo 110

Abrahão Rotberg 20

ação

    inflamatória 73

    micobactericida 340

    sanitária 17

achados histopatológicos 90, 93, 95, 98, 100, 106

acometimento

    da sensibilidade 161

    nervoso 160

    neurológico 131, 146, 148

    ocular 161, 199

acuidade visual 161

acúmulo micobacteriano 73

aferição da força muscular 167

afinamento da maxila 101

afundamento nasal 101

agente

    anti-TNF-alfa 246

    causador 4

    etiológico 3, 4, 5, 23, 54, 63, 67, 112, 145, 298, 340

    infeccioso 127

    patogênico 6

    zoonótico 67

alterações

    cutâneas 128, 131, 134, 343

    de sensibilidade 86, 106

    histopatológicas 110, 111

    neuro-ósteo-artropáticas 329

    neuropáticas 3

    ósseas 329

    osteoarticulares 3

    osteoporóticas 324, 329

    parenquimatosas 3

    sistêmicas 136

    tróficas 167

amiloidose 101, 272

amputações 167

análise

    filogenética 4

    genômica 24

anorexia 131, 137, 303

ansiedade 160, 300, 318

anticorpos anti-PGL-1 5, 112

antígeno 72, 73, 74, 75, 76, 77, 78, 79, 127,
128, 242
de Mitsuda 7
leucocitário humano 56
microbiano 72

apoptose celular 79

área
corporal afetada 88
endêmica 7, 85, 93, 340, 344, 346, 348, 352,
354, 358
hiperendêmica 33

articulação interfalângica 152

artrite 136, 140, 212, 222, 223, 246, 324

aspecto
biopsicossocial 174
clínico 77, 79, 86, 88, 94, 140, 172, 240, 334
histopatológico 26, 87, 266

atividade
antimicrobicida 73
microbicida 73

atrofia 180, 182, 184, 185, 186, 189, 190
de íris 206
dos músculos interósseos 154
óssea 217, 218
concêntrica 324

avaliação
física neurológica 150
neural 172
neurológica 131, 145, 167, 168, 170, 171, 172,
173, 175, 293, 299, 360
simplificada 131, 167, 168, 170, 171,
172, 173, 175, 293, 299

pupilar 167

sensitiva 167, 169, 171, 360

B

bacilo 73, 87, 88, 90, 93, 95, 96, 98, 100, 107,
109, 110, 111, 127, 128, 138, 146, 178, 180,
188, 189, 190, 191, 192, 198, 200, 205,
212, 217, 222, 229, 244, 269, 298, 323,
355, 356, 359, 360, 366
de Hansen 24, 63, 211, 231

baciloscopia 24, 87, 88, 90, 93, 94, 98, 106,
110, 111, 188, 189, 273, 344, 352
de raspado dérmico 9, 88, 90, 93, 98, 106,
110, 344
positiva 86

biofilme dentário 177

biomarcadores 9, 80

biópsia 9, 32, 33, 91, 111, 265, 273, 274, 347
da pele 33
de lesões 189, 191

bolhas flácidas hemorrágicas 139

bolsas periodontais 182

bulbo
ocular 201, 202, 203, 206
olfatório 238

C

calazar 127, 266, 268

campo do espectro 146

carga bacilar 27, 30, 76, 111, 146, 221

carrapatos 66, 261

casos detectados 3, 117

catalecidinas 73

causas neurogênicas 167

cavidade oral 177, 178, 180

Índice Remissivo

cegueira 165, 197, 198, 200, 201, 203, 204

células

de Langerhan 74

dendrítica 72

de Schwann 9, 23, 74, 79, 111, 145, 146, 211

de Virchow 106, 359

endoteliais 137

epitelióides 93, 98, 100, 133, 191

espumosas 100

gigantes

de Langhans 93, 347, 364

multinucleadas 133, 134

inatas 72

Tregs 80

cepa FJ924 4

ceratite puntata 204

Chakravartti e Vogel 54

Charles Shepard 31

cicatrizes corneanas 200

cílios 199, 201, 202, 203

cirurgias reconstrutivas 10

citocinas 72, 73, 74, 76, 160, 238

citoplasma 73, 191, 192

classificação

de Madri 87

de Ridley-Jopling 87, 88, 90

coloração

de Ziehl-Neelsen 24

eritematosa 101

combate à doença 166

comorbidades 126, 137, 300

complexo de proteínas 72

complicações

corneanas 201

inflamatórias 80

comprometimento

da função neural 2, 131

ocular 197

condições imunológicas 117

condução nervosa 321, 322, 323

consequências neurológicas 146

contágio acidental 6

contaminação ambiental 6, 281

contrações dos quirodáctilos 165

controle da doença 46, 115, 307, 309

córnea 198, 200, 201, 203, 204, 207

cromatografia líquida de alta eficiência 375

crostas serosanguinolentas 109

D

dacriocistite 208

dactilite 136

dano

corneano 203

irreversível 3

neural 2, 9, 10, 27, 74, 79, 94, 126, 147, 149, 167, 173, 200, 211, 212, 219, 281

ocular 198, 203

testicular 101

defensinas 73

déficit

sensitivo 167

sensório-motor 147

deformação 101, 327, 371, 373

deformidades 2, 10, 80, 90, 94, 116, 165, 166, 180, 184, 212, 222, 323, 370

degeneração axonal 322

degradação

dos tecidos moles 182

psicossocial 126

Índice Remissivo

depressão 136, 160, 317, 318

dermatofitose 93, 258

dermatologista 20

derrames articulares 101

descamação 106, 129, 130, 133, 140,
252, 253, 254, 258, 259, 263, 340, 347,
352, 353

descompensação 154

desmielinização 322, 323

detecção

de casos novos 42, 44, 45, 122

precoce 10, 118

diabetes mellitus 272, 279

diagnóstico 4, 133, 177

etiológico 110, 273

precoce 48, 148, 160, 208, 308, 317

diminuição da sensibilidade 88

dimorfa 94, 352, 364

dimorfa 87, 98, 100

tuberculoide 87

virchowiana 4, 79, 87, 100, 231

discriminação 3, 116, 117, 170, 316, 317,
318, 361

disfonia 109, 234

disfunção

neurológica 277

neurovasculares 373

distribuição

assimétrica 146

simétrica 134, 146, 179, 256, 265

doença

bacteriana 71

comum 20

curável 20

de Crohn 56, 270

de Hirayama 285

de notificação compulsória 18

de Parkinson 55, 56

dermatológica 9

do neurônio motor 272

hiperendêmica 90

infecciosa 7, 16, 53, 54, 55, 63, 237, 244

infectocontagiosa crônica 2, 116

localizada 2

negligenciada 3

neural 331

neurodegenerativa 55

oral 177

periodontal 177

redução 2

sistêmica 177, 265

dor

crônica 148

espontânea 131, 140, 150, 160

neuropática 10, 160, 279, 280, 281, 283, 286

dormência 88

drogas

anti-inflamatórias 2

ofloxacino 295

E

ectrópio 203

edema 146

de extremidades 136

dérmico 133

educação 122, 174

efeitos primários 3

eletromicroscopia 191

eletroneuromiografia 111, 131, 281, 321

emergência neurológica 132

Índice Remissivo

endemia oculta 43, 46

endêmica 1, 7, 61, 65, 85, 90, 93, 166, 178, 244, 246, 340, 344, 346, 348, 352, 354, 358, 363

endemicidade 67, 116, 118, 340

endógenos 73

endotélio 4

enfermidade imunomediada 87

enzimas 79, 146

eosina 25

epineuro 332, 335

episódios reacionais 71, 78, 80, 118, 126, 127, 132, 140, 141, 197, 199, 205, 238

epistaxe 101, 213, 231

equilíbrio ecológico 65

era pré-microbiológica 53

eritema
multiforme 134, 269
nodoso 4, 79, 134, 135, 136, 178, 191, 252, 260, 268, 270, 299, 355
hansênico 4, 79, 134, 178, 191, 252, 268, 299, 355
necrosante 135, 136
reflexo 90, 91

eritêmato-hipocrômicas 129

eritematosa 101

escoriações 89

especialistas 3

espectro
clínico 110, 146, 160
instável 111
religioso 17

espessamento de nervo 86, 89, 157

esplenite 136

esquema

poliquimioterápico 19
terapêutico 340, 360

estado reacional 128, 243

esterilidade 101

esteroides sistêmicos 201

estigma 3, 20, 116, 126, 174, 316, 317, 318, 319
social 198

estigmatização 165, 317, 318

estratégia
de comunicação 122
Global da Hanseníase 166

estreptococcia 135

estresse emocional 126

estudos genéticos 57

exacerbações imunoinflamatória 126

exame
anatomopatológico 9
de imagem 111, 329
dermatoneurológico 116, 293, 340, 342, 344, 346, 348, 352, 355, 358, 363, 366
físico 121, 146, 151, 157, 168, 273, 331
histopatológico da lesão 343, 347, 366
laboratorial 345, 364
neurológico 298

F

fagocitose 73, 93

falência terapêutica 30, 31, 298

fármacos 46, 308, 310

febre 131, 136, 261, 265, 268, 303, 357, 365

fenômeno de Lúcio 4, 67, 109, 139, 140

fibras nervosas 147, 148, 207, 212, 273, 277, 279, 345, 373

fibrose extensa 157

Índice Remissivo

filariose 127

fontes zoonóticas 67

força da endemia 118

forma
  dimorfa 79, 85, 128, 148, 212
  generalizada 85, 257
  virchowiana 72, 87, 115, 148, 160, 166, 178

formigamento 88, 251, 268, 278, 280

fraturas ósseas 221

função neural 2, 131, 150, 167

G

gene da parquina 57

genética 54, 58, 72, 283, 309
  de infecção 53

gengiva 179, 186, 189

gengivite 182, 186

genodermatose 266

genoma 53, 54, 55, 58

genotipagem 55

G. H. Armauer Hansen 17, 53

ginecomastia 101

glândula salivar 189

globalização 61

glomerulonefrite 101

granuloma 73, 75, 76, 78, 79, 87, 93, 94, 96, 98, 100, 106, 107, 110, 133, 134, 140, 189, 190, 191, 261, 347, 359, 364

grânulos de queratohialina 191

grau de morbidade 145

grupos
  polares 87
  tuberculoides 87
  virchowianos 87

H

habitat do animal 67

hanseníase 166
  bonita 108
  Brasil 16, 18, 19, 20, 21, 24, 31, 37, 42, 43, 44, 45, 46, 47, 48, 49, 57, 62, 63, 64, 65, 67, 87, 117, 122, 150, 161, 166, 167, 174, 179, 188, 233, 244, 261, 268, 271, 294, 301, 310, 316, 317, 319, 339, 340, 363, 369
    em Minas Gerais 19
    em São Paulo 19
    em Tocantins 43
    na Amazônia 43
    no Acre 43
    no Amapá 43
    no Amazonas 43
    no Distrito Federal 43
    no Espírito Santo 46
    no Maranhão 46, 122
    no Mato Grosso 43, 46
    no Pará 43, 47
    no Paraná 43
    no Piauí 43
    no Rio de Janeiro 16, 64
    no Rio Grande do Sul 43, 46
    no Tocantins 46
  DT 88, 94
  e a Igreja Católica 17
  em Bangladesh 41
  em Madagascar 43
  em Mianmar 43, 67, 310
  em Moçambique 43
  indeterminada 89, 90, 118, 119, 252, 257
  latente 9

384

multibacilar 5, 27, 134, 146

na África 24

na África Ocidental 16

na América Latina 16

na Ásia 24

na Ásia Central 15

na Bíblia 15

na China 16

na Etiópia 43

na Europa 16, 67, 178, 375

na França 17

na Grã-Bretanha 67

na Hungria 15

na Índia 15, 43, 47, 230, 268, 292, 309, 310, 375

na Indonésia 43, 310

na Irlanda 67

na Nigéria 43, 292

na Noruega 17

na República Democrática do Congo 41

nas Américas 17

nas Filipinas 43, 67

na Somália 43

na Tanzânia 43, 310

neural 273, 274
 primária 29, 109, 110, 148, 273, 323, 334

no Havaí 18

no Leste da África 15

no México 24, 67

no Nepal 43, 57, 87, 88, 113, 310

no Sri Lanka 43, 310

no Sudão do Sul 43

origem 15, 16

paucibacilar 27, 77, 146

prevenção 2, 7, 48, 113, 122, 161, 162, 170, 171, 175, 223, 293, 308, 309, 312, 329

tuberculoide 74, 75, 76, 91, 93, 95, 98, 100, 106, 119, 257, 263, 276, 342, 364, 373

virchowiana 4, 7, 75, 76, 101, 106, 108, 139, 180, 187, 188, 212, 223, 231, 233, 234, 263, 265, 327, 341, 355, 357, 359, 360, 365, 370, 371, 374
 difusa 4, 24, 108

hansenólogos 87

hansenomas 73, 101, 107, 180, 182

hematoxilina 25

hemorragias 109

hepatite 101, 136, 234, 244, 302

hipercromia 347

hipertrofia neural 331, 335

hipoalgesia 148

hipoderme 137

histamina exógena 90

histiócitos 90, 98, 100, 107, 189, 364

histocompatibilidade 56, 74

histologia 137

histopatologia 25, 88, 107, 110, 111, 118, 133, 137, 139, 189, 261, 266, 268

história epidemiológica 340

HIV/AIDS 246

hospedeiro 71, 72, 82, 146, 177, 198, 243, 245, 251, 308, 374

humoral 74, 76, 78, 79, 128, 142

I

Idade Média 16, 17, 101, 165, 178

impotência 101

imunidade

adaptativa 74, 75, 77

inata 71

imunocomplexos circulantes 79

imunodeficiência 127

imunoprofilaxia 308, 309, 310, 312

imunossupressão 127, 237, 239, 243, 244,
246, 364

incapacidade

física 27, 42, 43, 44, 45, 46, 118, 141,
168, 170, 171, 172, 173, 175,
293, 299

permanente 116

incapacidades

físicas 71, 78, 126, 141, 166, 172, 174,
307, 318

primárias 167

secundárias 167

incubação 6

indicadores epidemiológicos 41, 42, 43,
44, 45, 93, 173

índice baciloscópico 24

inervação autonômica 148

infância 48, 93, 115, 116, 118, 120,
266, 308

infecção 161, 167

da pele 126

dentária 126

experimental 62

por vírus 127

pré-clínica 9

subclínica 5, 48, 112

infiltração 80, 101, 103, 105, 106, 108, 165,
180, 182, 184, 186, 190, 200, 204, 213,
230, 266, 282, 359

neutrofílica 80

infiltrado

inflamatório 79, 90, 189, 190, 364

inflamação 182

crônica 3

extensa 80

intraneural 167

perineural 167

inflamossoma 72

inquéritos sorológicos 48

insensibilidade nas mãos e pés 101

insetos 66

insônia 136, 140, 318

inspeção do tônus muscular 151

internação compulsória 19

interpolar dimorfa 87

intoxicação 279, 281, 286

intracelular 73

iridociclite 199, 205, 299

íris 198, 199, 204, 205, 206

irite 136, 140, 205, 299

isolamento compulsório 18

K

Koichi Suzuki 48

L

lábio 179, 183, 184

lagoftalmo 161, 172, 199, 200, 201, 203, 207

laringite 136

lei

discriminatória 19, 20

federal 9.010 20

leishmaniose

cutâneo-mucosa 233

tegumentar 93

Índice Remissivo

lepra xxix, 15, 20, 21, 317

lepromatosa 205

lesões

bacteriológicos 86

cutâneas 29, 31, 32, 85, 86, 87, 88, 90,
93, 110, 111, 118, 128, 132, 133, 134, 135,
140, 147, 148, 150, 231, 265, 266, 273,
294, 334, 341, 342, 343, 344, 346, 347,
351, 352, 354, 355, 357, 360, 363, 364, 365,
366, 367

infiltração 86

manchas 86, 88

nódulos 86

placas 86

da pele 79, 80, 106, 109, 189, 273, 293

dermatológicas 24

do nervo mediano 152

esqueléticas pós-cranianas 371

histológicos 86

imunológicos 86

maculosas 251, 252, 265

nasais 215

necróticas 109

nervosas 146, 282, 321

neurais 112, 126

oculares 197

orais 178, 179, 180, 188, 189, 190, 191, 233

ósseas 211, 212

otorrinolaringológicas 229

pápulo-nodulares 165

teciduais 79

traumáticas 106, 161, 167

ulceradas 268

limites imprecisos 86, 89

linfadenomegalia 136, 137, 157

linfócitos 72, 73, 74, 75, 76, 77, 78, 79, 80, 90,
98, 100, 106, 107, 111, 133, 134, 140, 242,
261, 266, 359, 364, 365

linfotoxina 76

língua 178, 179, 182, 185, 186, 187, 189, 190,
191, 192

linguagem discriminatória 317

lipoproteínas 72, 73

lóbulo da orelha 230

Louis Pasteur 53

lubrificação ocular 203

lúpus eritematoso 261, 266

M

macrófagos 72, 73, 76, 79, 94, 96, 98, 100,
107, 134, 137, 138, 139, 145, 189, 192, 212,
265, 374

mácula 89, 101, 118, 129, 139, 186, 190, 259,
260, 266, 268, 340, 349, 358

hipocrômica 89, 118, 129, 254, 340

madarose 101, 103, 108, 165, 203

malária 127

mal-estar 131, 133, 136, 140, 265, 365

manchas 186

hipocrômicas 88, 90

violáceas 108

manifestação

cutânea 254

neurocutânea 134

neurológica 145, 146, 148, 272

neuropsiquiátrica 318

otorrinolaringológica 229

sistêmica 134, 137

margens das lesões 85

massa óssea 329

mastócitos 26

mecanismos

    fisiopatológicos 167

    imunopatológicos 80

medicamento

    anti-inflamatória 2, 136

    claritromicina 2, 33, 297, 298, 310, 360

    clofazimina 2, 19, 33, 207, 222, 292, 293, 294, 296, 297, 300, 301, 302, 303, 318, 357

    colírios 204, 205

    corticoides 2

    corticosteróides orais 118

    dapsona 2, 18, 19, 30, 31, 33, 47, 222, 275, 292, 293, 294, 295, 296, 298, 301, 302, 303, 308, 309, 310, 318, 351, 360, 367

    droga anti-inflamatória 2

    levofloxacina 2, 298

    minociclina 2, 33, 295, 296, 297, 298, 310, 360, 362

    moxifloxacina 2, 298

    ofloxacina 2, 31, 33, 298, 310, 351, 360, 367

    pomadas antibióticas 204

    psicotrópico 318

    resistência a 2, 4, 33

    rifampicina 2, 19, 31, 33, 47, 222, 292, 293, 294, 296, 297, 298, 302, 308, 309, 310, 311, 312, 351, 360, 367

    sulfona 18, 291, 292, 301

medidas

    de prevenção 122

    preventivas 173

    terapêuticas 173

medula óssea 211

megalóbulo 230

meio ambiente 61, 63, 64, 65, 67

melanófagos 26

métodos genômicos 28, 67

mialgia 136, 140, 261, 265

micobactéria 9, 72, 146, 301

microrganismo patogênico 64

Ministério da Educação e Saúde Pública 18

mixedematoide 108

mobilidade articular 167

molécula

    CD64 79

    coestimuladora 79

monofilamentos de Semmes Weinstein 162, 163

mononeuropatias

    isoladas 147, 148, 274, 275

    múltiplas 147, 148

mosquitos 66

motricidade 151, 161, 198, 200, 274

mucosa

    jugal 179, 182, 186, 190, 191

    oral 121, 178, 179, 184, 185, 186, 189, 190, 191

mudanças climáticas 61

multibacilares 48, 72, 74, 88, 101, 117, 141, 185, 205, 207, 214, 239, 266, 278, 294, 327, 334

multiplicação bacilar 75, 360

musculatura

    extensora 155, 156

    tenar 152

mutações genotípicas 2

mutilações 165

Mycobacterium

    indicum pranii 8

Índice Remissivo

leprae 2, 3, 7, 9, 10, 11, 12, 13, 15, 20, 21, 23, 36, 37, 38, 39, 50, 58, 59, 61, 63, 64, 65, 66, 68, 69, 70, 80, 81, 82, 114, 126, 164, 211, 213, 238, 298, 308, 309, 327, 340

lepromatosis 4, 10, 11, 12, 24, 37, 38, 39, 67, 69, 70, 109, 146

tuberculosis 6, 28, 126

N

não contagiosa 85

necrose 212, 217

central 139

nervo

óptico 206

radial 155

tibial posterior 156

ulnar 154, 322, 323

nervos periféricos 2, 23, 78, 96, 111, 116, 131, 132, 133, 145, 146, 147, 211, 217, 229, 274, 278, 280, 299, 321, 322, 323, 324, 327, 329, 331, 332, 333, 334, 335, 336, 341, 342, 343, 346, 347, 349, 351, 352, 354, 356, 357, 360, 366, 367, 373

neurite 126, 131, 140, 212, 244, 299, 300, 331, 335, 351, 352, 356, 359

silenciosa 150

neurítica primária 109

neuropatia 110, 147, 150, 160, 162, 167, 212, 220, 222, 230, 271, 272, 273, 274, 275, 276, 277, 279, 280, 281, 282, 283, 285, 321, 322, 323, 331, 332, 334, 336, 346, 373

desmielinizante 322

periférica 147

neurotoxicidade 281

neurotropismo 145, 198

neutrófilos 78, 79, 80, 138, 238

nevo

acrômico 90, 252, 257

anêmico 90, 252

níveis plasmáticos 80

nódulo 88, 99, 101, 102, 103, 107, 134, 135, 136, 137, 140, 180, 181, 182, 198, 204, 232, 233, 234, 251, 252, 260, 265, 266, 270, 352, 353, 354, 355, 356, 358, 359

anestésico 93

multibacilar da medula óssea 101

O

obstrução nasal 101, 213, 231, 233

oclusão palpebral 201

óculos 204

oficinas terapêuticas 318

olho 197, 198, 200, 202, 203, 204, 205, 206, 207

orquiepididimite 136, 140

osteíte 136, 212, 216, 217, 323, 327

osteoarticulares 3

osteoartropatia neuropática 324

osteomielite 212, 217, 220, 221

osteoporose 219, 221, 222, 223, 324, 329

P

pacientes

multibacilares 72, 74, 185, 205, 214

virchowianos 73, 77, 188, 189, 191, 233, 234

países endêmicos 3

palato 178, 179, 180, 181, 182, 184, 186, 189, 190, 191, 192

paleoepidemiologia 376

pálpebras 199, 200

Índice Remissivo

papel da genética 54

pápulas 86, 101, 107, 129, 180, 182, 184, 186, 190, 233, 254, 259, 260, 263, 269, 346, 347, 355, 356, 358, 366
   nódulo 7

paralisia 184
   da musculatura extensora 156
   neural 140

parasitose intestina 126

patogênese molecular 55

patógenos intracelulares 55

paucibacilares 72, 88, 117, 274, 294, 327, 334

pavilhão auricular 230

percevejo hematófago 66

perda
   dentária 101, 177, 180
   de pelos 101
   de peso 136, 140, 303
   de segmento ósseo 162
   de sensibilidade 111, 162, 180, 203, 212, 285, 324

perfuração do septo nasal 101, 109, 233, 327, 328

perineuro 332, 334

periostite 323

pesquisa
   de BAAR 34, 345, 366
   de resistência 35, 36

Pettit & Rees 18

piodermites 16

piolhos 66

pitiríase
   alba 90, 118
   versicolor 90

placas
   eritêmato-purpúricas 135
   eritematosas 91, 94, 260, 269, 363

polar tuberculoide 73

poliartrite simétrica crônica 222

polineuropatias distais 147, 148, 278

poliquimioterapia 2, 19, 30, 46, 118, 125, 133, 142, 167, 178, 197, 222, 229, 234, 238, 268, 292, 294, 295, 307, 308, 310, 318

políticas
   de saúde pública 2
   públicas 20

polo
   tuberculoide 76, 78, 85, 125, 127, 128, 146
   virchowiano 73, 75, 78, 79, 85, 125, 128, 146, 237

população infantil 115

PQT 19, 30, 31, 46, 118, 125, 127, 128, 132, 133, 134, 137, 142, 168, 173, 178, 185, 191, 197, 207, 238, 239, 240, 292, 293, 294, 295, 296, 297, 298, 299, 300, 301, 303, 308, 318, 339, 340, 341, 343, 346, 347, 348, 351, 352, 354, 355, 356, 357, 359, 360, 365, 366, 367

práticas discriminatórias 317

preconceito 165, 315, 316

presbiopia 205

preservação ambiental 65

principais disseminadores 6

privações socioeconômicas 48

processo
   de recuperação 10
   inflamatório 79, 80, 93, 95, 134, 139, 146, 160, 199, 205, 206, 207, 231, 233, 254, 347
   mecânico traumático 167

Índice Remissivo

profissionais da saúde 43, 65, 121, 141, 311, 318
proliferação bacilar 76
proliferação endotelial 109
propagação crescente 16
propedêutica neurológica 150
protozoário 66, 245
psoríase 16, 246, 262
pulgas 66
pupila 199

Q

quadro
  debilitante 126
  infeccioso 54
qualidade de vida 126, 141, 160, 174, 175, 198, 281, 283, 315, 316, 318, 319
queimaduras 89, 148, 161, 165, 373
  indolores 89
quimiocinas 72
quimioprofilaxia 7, 308, 309, 310, 311, 312

R

radiografia 323, 324, 327, 329
ramo
  neural 98, 100, 107, 147
  zigomático do nervo facial 161
raspado dérmico 9, 29, 33, 87, 88, 90, 93, 94, 98, 106, 110, 111, 298, 341, 343, 344, 345, 347, 349, 355, 356, 357, 359, 360, 364, 365, 366
reação
  da polimerase em cadeia 111
  de hipersensibilidade tardia 79, 128
  de Mitsuda 7

hansênica grave 4
hansênica tipo 1 110, 128
reações hansênicas 2, 4, 48, 57, 79, 80, 82, 94, 109, 110, 112, 118, 125, 126, 127, 128, 129, 130, 132, 133, 134, 136, 140, 141, 166, 167, 173, 178, 185, 199, 207, 212, 221, 222, 230, 233, 237, 238, 239, 242, 243, 244, 246, 251, 252, 268, 298, 299, 300, 301, 303, 318, 323, 327, 328, 343, 352, 367
reativação da doença 31
receptores 72, 233
reconstituição imunológica 127, 239
reinserção social 10
relações anatômicas 148
reservatório animal 67
resistência
  antimicrobiana 31, 39
  primária 31, 47, 292
  secundária 30, 31, 292
resposta
  imune 7, 48, 55, 56, 71, 74, 75, 76, 77, 78, 82, 85, 94, 146, 198, 242, 243, 244, 245
    celular 78
  imunológica 27, 71, 73, 76, 126, 238, 243, 245, 308
  inflamatória 2, 74, 78, 79, 127, 167, 197
    aguda sistêmica 79
  linfoproliferativa 76
  pró-inflamatória 77
ressecamento 96, 106, 161, 204, 212, 231, 303, 352
  da pele 96, 97, 106, 107, 212
ressonância nuclear magnética 131, 327, 332
restrição de imigração 20
retrações 167

391

Ridley 24

rinite 136, 230, 231, 233

rotas de transmissão 65

Rudolf Virchow 61

S

sarcoidose 261, 266, 270

saúde mental 141, 316, 317, 318, 319

saúde pública 42, 46, 49, 113, 142, 164,
167, 175, 239, 268, 293

Saúde Única 61, 340

segmento corporal 137, 147

seio maxilar 214

Semmes-Weinstein 161

sensibilidade corneana 150, 161, 198,
203, 207

Shields 54

sífilis 263, 266

sinais semiológicos 151

síndrome
autoinflamatória 127
de Sweet-símile 134, 135
do escaleno 275, 278
do túnel ulnar 274
nefrótica 101
rinomaxilar 101, 180, 231, 327, 370, 371

sinovite 136, 223

síntese de açúcares 27

sintomas da doença 46, 122

sintomatologia 137, 251, 258

siringomielia 272, 283, 285

sistema
complemento 74, 75
de vigilância 3
imune 73, 74, 125, 277, 308

imunológico 127
nervoso periférico 271, 273, 280, 281

solução milisemal 90

subluxações 324

substância amilóide 136

suicídio 318

superfícies mucosas 73

surtos epidêmicos 18

T

talidomida 299, 300, 301

tatu 63, 64, 340, 342, 344, 348, 352,
358, 366

taxa de detecção 43, 118

técnica
de Shepard 31, 32, 360
dos monofilamentos 161
sorológica 27

telangiectasias 109

teste
da histamina endógena 90
de força motora 151
de histamina 118
de histamina completo 90
de Mitsuda 7
de resistência 33
de sensibilidade 116, 170, 171, 341, 342, 344,
347, 349, 352, 355, 363, 366

tifo 127

transmissão 1, 3, 5, 6, 33, 41, 42, 44, 46, 47,
48, 54, 63, 65, 66, 112, 115, 116, 121, 122,
191, 213, 239, 261, 293, 307, 309, 310, 375
transplacentária 6
zoonótica 3, 63, 65

transmissibilidade 85

Índice Remissivo

tratamento
- antimicobacteriano 79
- da doença 292
- da hanseníase 291, 292, 302
- fisioterápico 10
- precoce da doença 174

trato uveal 200, 205

traumas 148, 165, 220, 283

Tregs 75, 77, 80, 82

tripanossomíases 245

triquíase 172, 202, 203

tromboembolia pulmonar 136

tromboses 109, 140

troncos nervosos acometidos 110

tuberculoide 73, 74, 75, 76, 77, 78, 85, 87, 88, 91, 92, 93, 94, 95, 96, 98, 100, 106, 119, 120, 121, 125, 127, 128, 131, 134, 146, 147, 148, 160, 184, 213, 230, 239, 240, 242, 243, 257, 261, 263, 276, 342, 343, 347, 351, 364, 373, 374

tuberculose 7, 8, 184, 244, 245, 266, 270, 308, 312, 371

U

úlcera 109, 139, 149, 162, 179, 180, 182, 184, 185, 221, 231, 233, 251, 373

ulceração 109, 134, 136, 139, 148, 161, 180, 184, 203, 204, 220, 268

ultrassonografia de nervos 10, 111, 131, 349

ultrassonografida 329

uveíte 136, 140, 198, 205, 206

V

vacina 7, 8, 126, 308, 309
- BCG 7

vacinação 6

variações clínicas 85

variantes genéticas 53, 54, 56

vasculite 109, 139, 160, 272, 275, 276

velocidade de condução motora 322

vigilância
- da resistência 47
- epidemiológica 118

virchowiana 72, 74, 75, 76, 77, 87, 99, 100, 101, 102, 103, 104, 105, 106, 107, 108, 115, 121, 128, 134, 138, 139, 147, 148, 160, 166, 178, 180, 187, 188, 212, 213, 214, 223, 230, 231, 233, 234, 263, 265, 327, 341, 352, 355, 356, 357, 359, 360, 365, 366, 367, 370, 371, 374

visão 197, 198, 204, 205, 206

vitamina D 73, 356

vitiligo 90, 256, 257

W

Wade e Fite-Faraco 25

Z

Zhang 56

zoonose 63, 64